中國近代中醫藥期刊彙編
第一輯
33

中西醫學報

上海辭書出版社

目録

西曆一千九百十六年五月出版

中西醫學報

第六年第十期

本期之目錄

本報全年十二冊本埠洋八角四分中國境內洋九角六分日本臺灣洋一元零八分香港南洋各島洋一元三角二分零售每冊洋一角上海英大馬路泥城橋西首龍飛馬車行西間壁二十九號丁福保醫寓發行

散拿吐瑾(Sanatogen)延年益壽粉爲近代最純良之補劑內含蛋白質燐質二種滋養要素一以補助體腦一以培養腦系凡癆病血薄心悸健忘消化不良陽痿陰虛神經衰弱產後病後等服之均有奇效絕無激刺品及熱冷性質之原料在內故無論何人何時均可服用爲衞生唯一之良劑中西名人醫士來書證明此藥之神驗者已達二萬餘通又一九一三年英京倫敦開萬國醫藥會時此藥得最榮譽之獎品名剛伯利(Grand prix)者亦可見此藥之價值矣

福美明達(Formamint)藥片爲環球著名醫治喉痛獨一無上之品其治法又極簡便但將藥片含納口中而已且能脫免最危險之喉症如喉棚發炎喉痧及最劇之熱病紅疹瘄子肺癆等凡有喉患者每次用一片含納口中迨含至數片自不致再有痛苦矣且此藥片味極甘美以治嬰孩尤較他藥便利

愛蘭百利代乳粉

育嬰之道。首在食品精良。哺養得法。每見世之乳母。因乳汁稀少。多飼嬰兒以新鮮牛乳、罐頭牛乳等者。不知牛乳雖極精良。其原質與人乳不同。非製鍊適當。難免無欲益反損之弊。蓋新鮮牛乳。內含酪質太多。油質、蛋白質、及糖質太少。罐頭牛乳。則油質較新鮮牛乳尤少。且多雜不淨之糖類。難保其質不變。夫酪質重。則難於消化。難消化。故多嘔吐。甜滯物重。則多虛肥。虛肥。故易感疾病。至若捨牛乳而僱奶娘。固甚得計。然各人稟賦不同。奶娘又多不潔。易傳染疾病於嬰兒。本公司有鑒於此。是以不惜工本。悉心研究。精製各種代乳粉。專爲育嬰之用。其滋養之富。消化之易。與人乳無所軒輊。用以哺兒。定必日臻强健。茲將種類功用用法。詳列於左。願世之欲其嬰兒强健者。各留意焉。

種類　愛蘭百利代乳粉。共分三號。第一號代乳粉。專以喂初生嬰孩至三閱月者。第二號代乳粉。專以喂嬰孩之已過六月者。第三號麥液粉。專以喂嬰孩之已過六月者。

功用　第一號代乳粉。係用新鮮牛乳精鍊而成。原質中之酪質過多者。剔除之。油質、蛋白質、糖質之過少者。補足之。較之人乳。有過無不及。且入口味佳。又易消化。雖嬰孩體質最弱者。亦能容納。無反胃嘔吐之虞。 第二號代乳粉。除所有第一號之質外。另配入麥液燐糖等質。益精補血之物。嬰孩服之。必能日加長大。 第三號麥液粉。全用麥液製成。其中之小粉質。半已用法消化。另加純潔麥液等物。專供已滿六月之小孩服用。蓋嬰兒至六月以後。胃力漸足。已能消化米麥等品。故此號全用麥液。使臟腑略操工作。而工作又不致過勞。故凡平常病人。或病後新痊。年老胃弱之人。均宜服食。

用法 詳說明書內。此書隨粉附送。

英京 上海 愛蘭百利西藥行謹啓

愛蘭百利代乳粉。發行已二百餘年。爲各國醫士所稱許。內含酪質、油質、蛋白質及糖品。質純良。功用確實。實爲寰球獨一無二之上品。欲購者。請直向上海靜安寺路三十九號購買可也。又該行印有代乳粉保證書。欲索者。請通函上海廣東路四十號。該公司卽有寄贈。

醫學書局謹啓

吸烟成癖精力就衰記憶不敏

韋廉士大醫生紅色補丸如何治愈汪利生兒科醫生之煙癖

世業推拿幼科汪利生醫士自幼隨父來申行醫已歷三十餘年汪醫生亦效其餘諸大名醫深信韋廉士大醫生紅色補丸爲可靠之要藥因此丸曾經治愈彼之虧症且亦藉此戒絕煙癮其來函如左云

余素來吸煙成癮因而面黃肌瘦且逐日行醫事甚繁瑣胃口甚劣夜難安睡腰背酸痛眼目暈花虛汗淋漓心跳氣促悶煩健忘醫藥遍嘗轍未奏功適遇余友李子琴兒力勸余購服韋廉士大醫生紅色補丸服後卽覺少瘥胃口全進精神稍振肝陽亦平於是耐心連服數瓶腰痛眼花頭暈諸恙悉去精力驟增絕不再思吸煙從此得脫黑籍且精神爽適面色紅潤心甚快愉也

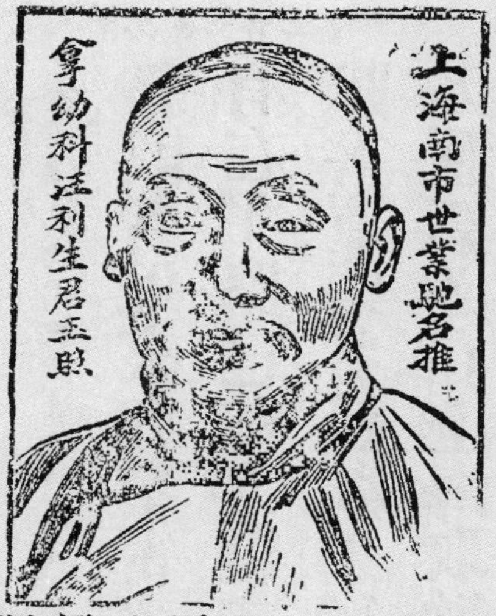

韋廉士大醫生紅色補丸之奇功往往先由醫生自已服用見效之後施及病人故竭力代爲介紹也凡由血氣軟弱血液淡薄腦筋衰殘所致各症莫不奏功專治　血薄氣衰　諸虛百損　少年斵傷　胃不消化　瘋溼骨痛　山嵐瘴瘧等症以及婦科各症尤著神效凡經售西藥者均有出售或直向上海四川路九十六號韋廉士醫生藥局函購其價每一瓶英洋一元五角每六瓶英洋八元郵力在內

謹啟者。近來外埠寄來掛號信件。信內郵票鈔票每有在半路已被人竊去者。敝處亦無從追究。以後凡購書買藥者。該欵乞從郵局買滙票寄下。最爲穩妥。因滙票必在上海取欵。又須用敝局圖章方能取到。所以寄來時在中途無人竊取。因竊取此票亦不能收到此欵也。特此謹告。

醫學書局謹啟

各省買書買藥者該欵請買郵局滙票寄下郵票鈔票敝局一概不收

論病者延醫當持忍耐心

劉毓生

疾病爲人生最可苦可悶可慘可憂之事。康健爲人生最可樂可愛可寶可貴之事也。非康則疾。不疾卽康。生理之情形大都如是。惟康則如是其樂。疾則如是其苦。無怪夫延醫者之汲汲於獲效。且汲汲於獲大效。一若非立刻足以起死還生者無以稍償其願也。雖然病之種類不一。奏效之遲速因之。人之强弱不同。奏效之遲速又因之。卽同此病。同此人。若藥力未足以敵其病。或飲食居處之各等衞生。偶不得其法。該病之轉歸亦每因之而延緩。所謂當忍耐者此其一。治病之法。雖種種不同。究其大要。不外治原與治標二者。治原則見效緩而全癒速。治標則見效速而全癒緩。病者不察。每以速效爲一主義。若施以治原之法。鮮不目爲庸醫。故醫者逼得改其方針。專以治標之法博病者之歡娛。因之病勢遷延。終不如治原之速癒。非醫者不知治原。實病者不容其治原。非醫者之咎。實病者之罪也。所謂當忍耐者此其二。方今醫學大興。治療之術。莫不徹底研究。又知凡病自起至止。必經過一定之時期。卽由初發期至進期。由進期至極期。由極期至退期。由退期至恢復期。縮其期以助病之早癒者。醫者之能力所及也。躐其期以催速病之急癒者。非醫者之能力所及也。猶登梯然。必經初級方得達末級。

論病者延醫當持忍耐心　二

未有不見初級。即能達末級者。所謂當忍耐者此其三。準此以談。病者之確不應求速效也明矣。奈何惡習相沿。罔知戒懼。偶延一醫。即亟亟於惟效是期。稍或未見端倪。即置於淘汰之列。就令略來小效。詎能厭其希冀之心。（注意）於是夫親朋交集。議論紛紛。主寒主熱。無非速效之為。某醫良。某醫不良。俱是憑空臆度。吾見夫一日之間。更延數醫者有之。甚或數十醫者有之矣。試問其確能知某醫之益如何。某醫之損如何。抑不知也。何乃無主見若是。姑勿論其所易之醫良歹如何。第以受病者之精神。一日而經多醫之騷擾。以一人之臟腑。一日而備嘗多種之藥材。雖病之淺者。亦必至於危。危者殆難免於死。噫。豈造物之好貽人以夭壽耶。抑亦禍由自取耳。又況當我國未及取締醫生之時代。市上懸牌方脈者。其流品不一而足。若多易一醫。適足多生一敗。非謂醫不當易。若確知該醫生由某處畢業。實領有文憑者。必較勝於市井不學無術之流。由此觀之。非特不當易。且亦不必易。書曰。必有忍而後有濟。孔曰欲速則不達。吾願延醫者。三復斯言。庶幾亦保全生命之一法。

病屢易醫及病求速愈之害。　國朝徐靈胎先生言之最詳。且最為痛切。其言散見於先生所著醫學源流論及慎疾芻言中。今撮錄如左。以資參攷。

天下有治法不誤而始終無效者此乃病氣深痼非泛然之方藥所能愈也病家不知屢易醫家醫者見其不效雜藥亂投病日深而元氣日敗遂至不救不知此病非一二尋常之方所能愈也(病深非淺藥能治論)

治病之法自當欲其速愈世之論者皆以爲治早而藥中病則愈速治緩而藥不中病則愈遲此常理也然亦有不論治之遲早而愈期有一定者此宜靜養以待之不可亂投藥石若以其不愈或多方以取效或更用重劑以希功卽使不誤藥力勝而元氣反傷更或有不對症之藥不惟無益反有大害(病愈有日期論)

至於外科則起發成膿生肌收口亦如痘證有一定之日期若欲强之速效則如揠苗助長乃醫者投藥不效自疑爲未當又以別方試之不知前方實無所害特時未至耳乃反誤試諸藥而病愈重病家以醫者久不效更換他醫他醫偏閱前方知其不效亦復更換他藥愈治愈遠雖有不死之病亦不救矣(仝上)

又或病勢方轉未收全功病者正疑見效太遲忽然讒言蠭起中道變更又換他醫遂至危篤反咎前醫(病家論)

又或偶聽人言卽求一試藥未盡劑又易一醫或一日而請數人各自立說茫無主

論病者延醫當持忍耐心　四

張此時卽有高明之人豈能違衆力爭以遭謗忌亦惟隨人唯諾而已要之病有傳變各有定期方之更換各有次第藥石亂投終歸不治（延醫）　援菴

日本漢蘭折衷派之言

永富獨嘯菴

和蘭之醫。善汗吐下。寶歷壬午（乾隆二十七）春余西遊到長崎。就譯師吉雄氏。得聞彼醫法。其治術峻劇纖巧難遽用於邦人然而汗吐下之機用則一一與吾古醫道符矣夫中華聖人之邦失其道一千年特於蠻貊得之者不亦異乎且其國不禁解人屍其民亦不屑屠腸筋之慘是以人病死其病源不明則刳剔視之以爲後圖者數千年於今其書鬱然存焉。有志之士。考證玩索。可以獎助志業矣。

論今日宜速取締醫業

司徒焯

中國醫學發明最早。操術至精。積數千年之經驗。經千百人之傳授。以遞於今。宜乎技臻乎神妙。進其極乃環顧世界。吾國醫學渺無足稱。果何故乎。豈今人之心思才力遠遜古人乎。無他。輕視醫學之過耳。

惟其輕視。故官廳無提倡之意。士夫生鄙賤之心。視爲小工。目爲賤業。祇有無學識之徒。讀書不成。謀生乏術。借此一道。以爲糊口之方。稍讀湯頭一訣。竟爾肆設街衢。家傳古方數條。居然壺掛市上。以病症爲嘗試。以人命爲兒戲。而官廳如秦越人之視肥瘠。未嘗從而過問焉。又何怪醫學之品流愈趨愈下哉。

今者歐風東行。新理灌入。創醫院。興醫校。於我國黑暗之醫界。乍開綺麗燦爛之奇觀。漪歟休哉。我國同胞。從此出於水火之中。而登於仁壽之域。我國醫學從此改絃易轍。其銳進無彊乎。

然售僞之店。猶是星羅棊布也。射利之徒。猶是其門如市也。根荄不去。無以植嘉禾。醫蠹不除。無以興眞學。然則欲去其弊則用何法耶。曰宜速取締醫業。

東西各國。素重醫業。習醫有校。行醫有律。非醫學專門畢業者。不給以行醫證劵。無證劵者。不准操醫業。故其國之醫師資格非常鄭重名譽非常尊榮非若我國擲人命於不學無術之徒而寄以死生之權也惟其鄭重尊榮故令全國人皆知醫學之重大實力研究期精益求精而醫學之進步一日千里究亦醫律執行之效耳今我國不求種强則已欲求種强醫業之取締其可緩耶

但我國醫術陳陳相因沿習已久勢未易除若盡行陶汰未免不教而誅無已惟有變通仿外國醫律行之無論其學爲中爲西除在醫學堂畢業經已得有證劵者概須考驗確有醫師之資格之學識給以證劵方准其行世如此則良莠可判無粗工誤命之虞黜陟有章與士夫研究之志醫學之進步於是乎有賴

伍廷芳演說靈魂

前尚賢堂。請通神社。伍廷芳君。演說人之靈魂。與身體之關係。到者數百人。伍君之言曰。人之靈魂永遠不死無始無終此即上天所造特人之身體如衣服然不可過於看重須時加磨鍊乃能進化若磨鍊數世改過變爲完全善人便可得有極樂境界語云人生七十古來稀余夙講衛生自詡可活二百歲然終有一死死後靈魂猶在如人夜睡不過休息身體而靈魂並不睡猶能出去作事如誠心欲見一人無論遠邇夢中皆

可會面倘日間有事不能決斷睡時謹記胸中醒來即可定奪天下不少奧妙之學大都視之無形不知考究蓋有形者爲陽無形者爲陰陰在先而陽在後人知地球爲世界不知地球外尚有無數世界凡人喜怒哀樂之氣不但發於一已且可感觸他人大抵毆鬭者必先一人動手受毆者受其怒氣所觸始與對毆善氣亦然昔余在前清使美多年回國後每念外國强而我國弱頗覺熱心國事奏請政府於文教武備逐一改良無如在朝大小諸臣有謂此項須緩辦此項不宜於中國者如李文忠請辦鐵路余極力贊成請先辦一小鐵路以爲榜樣奈各大臣有謂若辦鐵路一不可近海疆二不可近畿輔誠恐外人長驅直入余素抱開通日居京邸受其種種腐敗習氣而心亦漸餒乃知國事不可爲始引疾來滬可見氣之感人深也今西人著有一書係用攝影法照人之氣各圖詳列請諸君一覽焉（伍君將書展開逐頁指與在坐同閱共有五十餘圖）凡人慈善險惡圖中皆有形色爲分列末圖係向賭博場中所照中心現圓形蓋賭者一心爲利已也可不懼哉世人皆昧無形之理要知身爲塵身塵身之外包有依達身約厚二尺與塵身一線相連但隱而不現凡人將死靈魂帶依達身脫離塵體其線始斷特依達身初尚不能遠離常常護其屍體如人初死生人偶見黑影疑爲鬼

其實卽依達身也。惟不能言。及葬。猶常繞其墓旁。久則依達身亦化去。其靈魂則早至陰間矣。居數十年。或數百年。不定。如人致祭。祖宗不忘木本水源。孝心實堪敬佩。但其祖宗或早已投胎。或至別界。未能必其來享耳。人生無知識者。死後亦鮮知識。可知陰間與陽間無異。特善者復樂。惡者受苦。陰間無煙酒。凡嗜煙酒者死後不能過癮。則靈魂受苦。若害人之人死後。良心發現。追悔無及。其苦更不勝言。西國結婚俗尚自由。昔有甲乙二人與一女。咸有愛情。皆思娶之爲室。特一女不能嫁兩夫。甲私將乙害死。未幾甲亦死。此女仍嫁他人。甲乙相會陰間。乙不知爲甲所害死也。仍以爲良友。欲與接談。而甲便遁去。蓋此時良心發現耳。其愧怍困苦情形。較受官刑尤爲難堪。如人心存慈善。靈魂永遠安樂。願諸君仔細思之。善保靈魂。永無苦惱。莫以爲虛無而置之腦後也。余日望之。

論養腦之方法

汪希文

智慧過人之聖賢豪傑人也智慧缺乏之野蠻愚夫亦人也人之才能性質所以有天壤之差者視乎腦髓之發育與否腦髓發育者可爲洵世之偉人腦髓不發育者則爲至賤之愚夫而所以有發育不發育之分者則視乎人事之變遷特爲變至微其遷極漸故智者知之愚者忽焉要其消長之故實皆確切可憑腦髓之發育人自爲之腦髓之不發育亦人自爲之其發育也非又恃天命以俾致其不發育也亦非可諉諸天命以自恕要之改良腦質之至妙方法與夫敗壞腦質之至酷手段皆在日積月累之逐漸變遷知此者庶可與言養腦之方法

養腦之方法極多今請陳十則於左

第一須知腦不可不使用腦身上之重要器也金屬之機械不用則銹壞臟腑之屬不用則衰朽腦之重要過於臟腑而其作用無異機器故使用於適宜之學問則腦之容積增加力量强壯若不使用則容積減損精神與感覺隨而鈍遲緩慢禁錮別室所以爲極重之刑者蓋由用腦之運動缺少而腦之作用被壓抑而摧衰也中人以上之家安居坐食者往往生憂鬱之病蓋由精神懶惰神經中觀樂之質悉被廢所淘汰故也

勤於事務之人一旦閒散反生疾病者蓋由腦髓不用生活力衰弱故也故憚於用腦之人與自求禁錮無異苟欲令無能遲鈍者變爲康健活潑有氣力之人當使之處置種種不得已之事務

第二須知用腦過夥過頻其害甚多精神之作用過度則腦髓生劇性興奮而隨以疲勞不特不能思慮而已且有不省人事者腦髓過勞之狀與眼力過勞同用眼之時過長則眼必疲勞疼痛所以疲勞疼痛者因血管及神經之作用增進故也精神興奮則腦之血行增進其狀相同當此之時莫善於休息所以自覺疲勞者卽係欲求休息之意所以有自求休息之知覺者卽自能保護之良能也善護其腦者當利用此良能不能利用此良能則腦必因此而大受損害詩人及算術家音樂家多患神經病者因精神久注於一事用腦過度故也有情意易激動常懷憂悶生不眠病遂至自殺者因使用腦時無適當之休息故也幼年及中年之人發腦髓不和病者徹夜勤學使用精神過劇故也故幼年之人每日授課之時決不可多若或過多必生大害若欲令幼年之人多獲實益莫如多設運動學科令得活潑於開豁空氣之中此學界中人所不可不知者也

又有一事。爲吾人所亟宜注意者。瘰癧質之小兒。其腦常患早熟。此等小兒。不宜頻頻用腦。而尋常人家之爲父母者。適犯此病。蓋由此等小兒才智銳敏。爲父母者往往誤認爲神童。而不知係病性之現狀。見其聰穎也。乃增加功課。獎勵備至。小兒得父母之獎勵。用腦愈勤。於是腦更大傷。有因此而殞命者。卽不殞命。其進步亦必遲鈍。有向時所謂神童。反不逮尋常童子者。若欲合於腦之結構。則與尋常處置小兒之法適相反對。世俗謬見。往往使才智早熟之小兒。早學諸種科學。而才智遲鈍之小兒。反令遲遲入學。此大誤也。須知才智早熟者。其腦力易激動而達於極度。當以鎭靜爲善法。才智遲鈍者。當早施適當之教育。振起其腦力之怠惰。故聰穎之兒。當制限其腦之作用。不可增其勢力。此吾人所亟宜注意者也。

第三。須知腦與空氣有密切之關係。腦之用血。較他步爲多。所用之血。以清潔爲貴。空氣中多炭養二氣者。爲濁空氣。空氣中少炭養二氣者。爲清空氣。凡吸清空氣者。血常清潔。血清潔則腦精靈。吸濁空氣者。血不清潔。血不清潔則精神倦怠。神經不振。且有患頭痛眩暈及子宮病者。故護腦之法。以常吸清空氣爲至要。凡衆人聚集之堂室。空氣最易污穢。會塲之內有患頭痛眩暈病者。由污血侵腦故也。學堂大考時。有勤學生。

論養腦之方法　四

徒。因倦怠而考績減色者。由教室之換氣不良故也。別無致病原因。而身體柔弱。患神經病者。由腦中不得清血故也。故閉人於炭氣室中。可比之以毒殺人。而昧者不知。好閉窓戶。阻塞空氣之出入。此大謬也。此等濁空氣。別有一種臭味。苟留心察之。甚易辨別。苟能避之。終以避之爲善。凡建造學堂會塲者。尤不可不知此理也。

第四須知攻苦之學問。宜在日中。用功之生徒。與方發育之小兒。其要睡眠。多於懶惰人及大人。睡眠者。體中諸器天然休息也。故腦及他機器使用愈多。則愈要此休息。故强劇之使用精神。宜在日中。臨臥前數時。宜隨意讀書。或弄音樂。如此則學問自能由腦中生出。

第五須知用腦。宜有適當之休息。凡慣於用腦者。其用腦之時。可較長於常人。故使年歲懸絕之人。在一學堂中肄業。最戾生理學之規則。大約年長生徒。每三點鐘內。須歇十分鐘。或休息一次。或休息二次。中年生徒。每二點鐘內休息一次。其休息時須十分鐘。更幼生徒。則一點鐘受業。可休息一點半鐘。最幼生徒。其休息時宜最長。晚年始爲學問者。最初祗能每日三四點鐘。以後每加五分鐘。加至六點鐘或八點鐘爲止。最爲適宜。乃時過後學之人。每日讀書時。多至有十二點以上者。此腦力所以愈鈍也。用腦之良法。決不如此。

第六須知用腦當持反復主義。反復者。日日練習是也。體操乘馬等運動。苟常常演習。則筋肉作用。敏捷而調和。腦之於學問亦然。一次之感動。斷不能加易腦質。一次之善感動。斷不敵逐日之惡感動。故學語學及他科學。如六個月無間斷。將所學者。浸潤於腦中。其獲效最巨。比之時時曠課者。省卻二倍三倍工夫。凡爲一種學問而時時曠課者。不特卒業之期必遠。且其勞加倍。成效反少。此吾人所宜警戒者也。

第七須知用腦當持整齊主義。於一定時刻。爲一種作用性。謂之定期性。此神經系固有之性質也。凡爲勞働之舉者。每日有一定時刻。則不甚覺勞。學問亦然。每日有一定時刻。爲一種功課。則成爲習慣。習慣之妙用。能令性質敏捷。而用力節省。故常習之課。比之偶爲之事。容易加倍。此吾人所不知者也。

腦力被壓迫時。思慮混亂。雖爲讀書等事。其實不能知覺。不能思想。不能記憶。故修深奧之學後。以修稍易之學爲佳。如此變換。則腦髓蘇復。此等證據。可於生徒中見之。生徒苦心解過長過劇之算學題。一時不能解。經夜中一睡。遂能解之。自能在夢中算出此等事甚多。蓋由睡後。將虛脫之腦力蘇復。故生出活潑有效之思慮也。

第八。頭知腦之靈鈍。與房室有密切之關係。凡工人爲職業。與學者爲學問。皆須令身體位置適宜。若腦有不快之感覺。則不能用全力於所爲之事。影響甚捷。有無從勉强者。故機械師之製造場。其位置光線溫度等。皆須適宜。若不適宜。則腦中不安。筋力易覺疲勞而作工之成效不減。學室亦然。學室之位置。換氣之方。光線溫度。桌椅之排列。皆與生徒精神相關。排列適宜。則生徒之精神聚。排列不適宜。則生徒之精神散。假使建一學校於樹木大園之旁。建築精緻。布置咸宜。則生徒之功課。忽生一大進步。有心者。盍潛心體驗之乎。

第九。雖知腦髓不可震蕩。若打。撲。頭蓋。骨而被震動。所攪擾。則生。不佳之感覺。或發眩暈。或記憶缺亡。或不省人事。而頭痛腦腫。故爲父兄者。不可將小孩之體猛然搖蕩。且頭蓋骨易被打撲所破裂。左右耳之上前部。尤爲薄脆易破。爲人師者。決不可打小孩之頭部以爲罰。

第十。須知鍛鍊善心。及使用身體。爲養腦之重要主義。恐怖。及憂慮。最易傷腦。因腦之動作。被恐怖等所壓抑故也。所謂善心者。希望之熱誠是也。有希望之熱誠者。常有一種。快活之情。隨之而來。能感動消化器。及呼吸器。而感動神經系。更强不特正品行而開幸福之源。且可輔翼才智之發達。故煆鍊善心。爲養腦之重要主義。精神力之分量。視乎全身之徤否。身體諸部。與腦之關係甚密。身體不徤。則精神作用。亦微弱。故使用身體。爲養腦之重要主義。最善之法。無論大人小兒。均宜每日費一分工夫於使用身體。費一分工夫於煆鍊善心。而後費一分工夫於增進科學。如此用腦。比於僅用腦於一種科學者。少生疾病。此又吾人所不可不知也。

以上十則。皆本乎生理衞生學養腦之方。可謂畧備矣。然察諸我國現情。猶有不可不注意者二事。一爲煙酒之壞腦。一爲溺情花柳之壞腦。此二事之害。影響於社會者甚大。雖謂我國致弱之源在此。可也。當別立專篇論之。雖然。此二事之來源。皆從懶惰而生。而懶惰之習慣。又從不講體育而來。是以講求體育。實爲我國今日救弱之一急務也。

間接之衞生

梁德文

某甲名通天曉。凡舉目所有之事物。有利有害。鮮不識者。有目不識丁某乙。素居村落。凡城中所有之事。俱無所見聞。某日出城。與通天曉同行。及抵河堤。乙狀忽有喜色。甲詰其故。乙曰。古之所謂天羅地網者。我知之矣。甲不解。乙曰。汝不觀乎街中所設之鐵柱。上圖以鐵絲狀若蛛網者。無處無之。而地中亦藏有鐵條。沿地而行。此豈非天羅地網乎。吾喜居鄉。不爲此物所縛。可云幸矣。甲捧腹大笑曰。子之所謂天羅者。乃電燈相連之線也。此線以樹膠裹之。此膠有壞。人每不愼。以手觸之。則立斃。故不可不愼也。地網者乃自來水管也。此水受化學師之驗。用壓力沿大管而小管。人吸食之。較井泉河泉爲潔淨。有因吸食不潔之水而生各種疾病者。居多霍亂流行時。尤爲注意。故潔淨食水。爲却病延年之一。汝子可不注意乎。乙乃悟。

無何有乘自轉車者。其行如飛。瞬息不見。乙謂甲曰。吾觀封神傳。有謂哪吒風火輪能日行千里。今乘輪而過者。莫非哪吒復生耶。甲曰。否。此輪卽俗所謂單車也。此車能代步。人每乘之而至遠。又能令週身肌肉發達。及改換肺氣。亦爲衛生之一法也。甲與乙復行不數里。有一少年。耳掛有金絲眼鏡。狀若擺擺者。乙謂甲曰。吾鄉造麵用牛。每以物掩其眼。今城中掩眼者。豈吾所謂造麵之類乎。甲笑曰。不然。用眼鏡而視物者。或因有近視遠視之弊。而致視物不明。帶鏡以挽救之。若因眼無病而帶眼鏡。日久變成目疾。眼鏡一物。不得已而帶之則可。無病而帶之則不可。子宜記之。乙曰諾。

健康上之勝利術（錄進步）

任夫

人也者血肉性與靈德性之化合品也惟其成分各各不同故其現象至非一律彼角力稱勇之武士最毗乎血肉性而修德敦品之道學家則得靈德性爲特多然無論如何萬無完全血肉性者亦萬無完全靈德性而人生之大問題亦初非企求其一種之滅絕乃進取其二種之發達者也

顧普通思想則不然每尊崇靈德性而忽視血肉性甚且有希望完全靈德性而脫離血肉性者是則道德家之遺毒而大悖乎常理者也是故偶有天眞爛漫之人欲復太古倮身之風俗一切所行尤純任自然不事造作夫是固脗合乎健康之原理也而普通之人咸必非之笑之目爲風狂報紙旣喧騰其譏嘲之論調警吏又實行其取締之職權設非改易而隨時卽當離境遠颺而後已嗚呼天然習慣之久亡正當衞生之不究以不怪爲怪庸知所謂怪者乃本乎天然而有衞生上絕大之價値者乎

吾人自矜其衣履爲有合乎文明態度然而於科學與衞生適相反也吾人又自患其具有血肉性然而血肉性者人類之所當具所患者不能發達之也全世界人類爲求其健康之故耗費金錢動輒數千百萬顧其所行途徑舍本而逐末其結果惟有深陷

於沙海而不可自拔耳欲挽狂瀾必改變一切不合天然之思想與情性使一一回復其本能而後可

是故以有秩序之作用訓練天然之本能者爲吾人求致健康之本而家庭學校咸當於此注意者也惟是天然本能其大部分滅沒已久故不可不由山林之動物調查而得之夫動物之舉動實含有健康之原則一般道學家雖詆諆其野賤顧以健康言則道學家之不如動物類固遠甚也或疑今世醫學進步一切病症十九咸有適當之治療法則子之所言不其傎乎余敢以淺顯之語明之夫人因有疾病而建造醫院以療治其重要是否甚於防止病之發生乎抑以醫學日進之故不妨任其新病之日增月盛乎健康問題之本末倒置也久矣人第知以百金爲療病之需而不知以一金防病之易競務治標不知清本而猶自詡進步是適所以證其退步而已在美國每歲之費於病者計美金十五萬萬圓夫此鉅欵而設能用之於防病則得半而已足且無庸更受當病時之一切痛苦吾人果何愚乃僅知逐末而舍本乎

現世號稱文明之國其最普通最大之病根曰懷安耽逸自矜其安逸爲文明之表示而輕視草味時代之一切勞動習慣庸知此習慣者健康之本也彼洞房煖室錦衣繡

嘗於觀瞻上固遠勝上古之草率然健康問題初不在觀瞻觀瞻雖佳無與已身也奈何人莫不以觀瞻為重安逸為樂而視健康之根本為可輕可忽哉世人愈富則操作愈少彼第知不操作則逸而樂詎知疾病之來必乘其軀體中有所滯塞則何怪富人之多病也故欲求卻病其秘方非他曰減除僕從躬自操作可矣

普通所謂上流之人物大抵皆驕惰而不衛生其臥室必甚和暖牕戶必緊密而空氣不流通其晨起也實已日影半牕而不得謂之晨惟其不能及晨而起故日晝中之光陰恒苦其短於是應付各事匆忙迫促毫無舒泰之趣即其沐浴亦以敷衍之心理了之故終日所事無一足以激其腦筋而振其精神且也早餐之際各物亦急遽下嚥雖未必餓而以強納為佳甚以所食者多油膩與酸性之果品足使其胃敗壞而失功用迨夫早餐既竟惘惘而出乘車赴其事務所道中則購新聞紙而讀之然新聞紙中所有類多世界之慘劇外此則瑣屑之雜事慘劇與瑣事何與其職業者無非擾亂情懷令感慨不怡而已既抵事務所以胃中腦中咸感不快也而辦事時所需之耳目與腦不能有充分之功用稍或思慮則立覺腦痛而不適於此急宜療之以休養顧乃不然赴藥肆中購頭痛藥以治之非徒無益且有害矣操作時之衣當取其適體然多數注

意於適觀窄狹而不寬博體若被縛全體各部之運動無不窒礙至休息時間初無科學的休息法而悉浪費之迨午餐時居按例赴飯堂進過量之食是時以胸中滿儲憂思與一切疑難問題胃之消化力不能有完全之作用飯竟飲咖啡吸雪茄已不合乎衞生有時又同其朋儕以其業務爲譚話資料則於心理學與生理學又大非所宜一日之光陰既去則一日之事畢矣晚餐時又狂吞浪嚥以爲惟一之樂事食畢赴各等俱樂部行樂其臥也恒在夜半十二時於其最佳之睡眠時間消耗者殆半夫此等人物之生活如是其違背天然作用已處於絕對的地位而謂其能免於生機憔悴何可得哉嗚呼其反乎勝利術亦已遠矣

上述之生活其所以種種違反健康之眞理者以其未明文化之眞義也文化之眞義奈何曰發達腦與力而已若而人者每得其偏於腦一方面則知活動而磨勵之使競勝而進步於力之一方面則淡焉不措意其結果乃至體力薄弱中道夭亡而猶自詡其文化之日進吁、可嘆也抑腦之方面單獨的進步而力之方面每況愈下必致腦之進步亦因窒礙而毀壞譬如一人其心思才力迥過常人顧以衞生之不善青年而等於耄老而軀體既衰則一切心思才力亦無所附麗而偕亡欲求其有所建樹於世難矣故欲求眞文化非破除今世道學家之謬理想謬文化固無一而可也人類發達之階級有四第一人世與動物平等之時代第二崇尚異端迷信神權之時代第三人物之間判然不蒙而人爲智力或藝術的機械第四人類完全發達而成自由之靈物智德體三方面各造其極能駕馭之而不爲所役以吾人今日之狀況言則方在第三時代中此時代乃最不健全而最無價値者以既無第一時代軀體上之能力又無第二時代信仰心上之快樂徒役役焉受智力藝術之驅使苟不急求其進入第四時代則非常危險也

今試一考彼動物所具之天性與習慣果有若何適當之作用出於純任自然外哉夫自然者健康之原素也近世種種衞生上之發明初不能及此自然二字之價値且亦無非以種種方法補助之使返其自然而已故藥劑也外科術也心理學也其與健康誠不無關係然其對於健康之位置則末而非本也求本之何在要法彼動物之自然動作而擷其精華取爲法則下列數端幸注意於健康者加之意焉

（一）飲食自然　各類動物其食也以其饑也所食之物絕簡單而草率初無品味之價値人類則不然一日三餐未必其饑而强納之且又必烹調五味務令美腴適口然

後進之若是則食也者爲味耳獻媚於舌耳無養生療饑之意存也夫饑者云何體中缺乏滋養料而胃中所起之要求作用也故眞饑時無論若何平淡之物卽乾麪包一方亦對之而垂涎口角其於味無所擇也乃常人恒情每非爲飢而爲味爲味則不問胃之能納與否能消化與否一概强嚥之而種種疾病於此生矣是故釀成疾病之地點庖厨與食堂也凡富貴之家肴饌必求其豐食前方丈而後可以下箸其欵客也尤必求其品類之繁多滋味之濃厚反是者以爲可耻而慢客其實如是之敬敬之直以害之彼客享其饌胃中必大受損害也故就理想言適當之餐麪包一方乳油少許鷄子一枚鮮牛乳一杯蘋果一枚此外無庸多具顧世有何人乃能備此數者而稱足且以之享客而無慚乎人之所需於食物者至少而所進者則至夥徒自苦耳何益之有而階級尤高者其自苦尤甚酬酢之間無不以筵宴交懽夫交際貴以情孚飲食徵逐抑亦末矣矧飲食之結果將危及健康哉著者深願普世界人其於欵客勿事張筵設席而以一杯清水代之冬溫而夏涼則受者獲益實多其交誼之摯勝於飲食交懽者萬萬也

(二)睡眠自然　一切動物日入而息日出而作人也不然有深夜而睡者有俾晝作

夜。者。其睡。也。多不。能。暢適。於是。多。有。事。冗。者。咸置警鐘。於枕畔。以催。其醒。不特。此。也。睡之。前有關。於。家庭。之。憂思有關。於。職務。之。愁慮。憧憧。擾擾。使其。魂夢。不。能。恬。安。夫若。是。其。神經。之。痛。苦。亦甚。矣。而軀。體。之。健。康亦不。可。得。按各。國。衛。生。學。者。之。說。睡眠。時。間。以晚。十。時。至。晨。六。七。時。爲。最。佳。此。雖。不。妨。稍。稍。更。易。而其。要。素。則。在。持。之。有。恒。常。見。有。人。犯。神。經。病。者。攷。其。原。因。多。爲。睡。眠。之。不。足。其。可。悲。已。至。於。睡。眠。之。具。亦。有。討。論。之。價。値。

按。今。日。歐。美。之。習。慣。牀。必。取。其。狹。者。顧。狹。則。不。能。轉。輾。自。如。而。阻。礙。人。之。天。然。的。運。動。故。牀。之。狹。在。三。尺。以。內。者。無。論。何。人。決。不。能。睡。之。而。舒。泰。也。又。其。墊。褥。當。求。柔。輭。而。能。保。持。平。面。者。被。則。長。能。罩。足。睡。衣。則。寬。博。而。多。孔。而。尤。以。頸。項。一。部。分。爲。尤。要。枕。之。厚。不。過。六。寸。以。質。硬。適。膚。者。爲。宜。柔。而。厚。反。能。傷。腦。此。外。猶。有。一。要。事。睡。時。當。使。足。暖。而。首。涼。果。能。一。一。遵。此。又。能。使。其。睡。眠。時。間。充。足。而。有。恒。則。健。康。之。得。有。如。操。券。矣。

（三）運動自然　動物之運動也大抵爲求食然亦有出以游戲者人諦觀之每覺其趣。味。盎。然。弗。可。以。言。語。形。容。足。徵。運。動。之。於。身。體。有。非。常。之。快。適。而。亦。有。非。常。之。效。益。也。乃。人。則。鮮。爲。之。其。身。價。之。尤。高。者。靜。坐。時。間。尤。多。於。運。動。功。用。初。不。過。問。殊。不。知。運。動。者。有。消。化。食。物。增。加。呼。吸。速。血。液。之。循。環。助。廢。料。之。排。除。諸。效。凡。一。切。有。益。健。康。之。

事運動咸能助之故用腦之人欲使其身心同有優勢則每日當必有一小時處於清空氣中或步行或馳馬或擊球如是則其肌肉強固氣血流通而健康可致矣

(四)沐浴自然　動物之體魄所以較人強固者常曝露空氣間受日光風雨之自然浴也人體之構造與動物大略相同試觀幼童於夏令時雖雨淋徧體而不知逃避此其見端也又人於浴後無論冬夏必覺爽適異常亦其一證故求健康者宜多浴至今世盛稱之冷水浴則行之宜慎苟覺弗能受立宜停止勿事勉強在清晨浴者尤宜勿使體受劇烈之激刺總之浴以適體為度過冷過熱雖各有理由而身弗能任者即非宜也衞生家之言曰利用水者為法可數千而莫不有其保存或回復健康之功用人之擇之者在就其體之所宜而後由閱歷以定其次數與方法斯可矣

(五)呼吸自然　動物肺臟常為氣養所洗濯以其無論冬夏晝夜初不懼風而露宿於空氣中也惟人則異是其所居者牆壁堅厚惟恐其風之入而身價稍高者又聚處於屋宇櫛比之城市中空氣不敷呼吸不足甚以工廠之林立濃煙蔽天煤屑四布人之吸入者足阻礙其各部機體之發育且也牕戶雖設而緊閉者特多舍夏令外僅日中稍闢其一二猶之蒔花者一曝十寒其日就萎弱也何足怪乎欲求補救宜注意於

流通空氣牕之開者至少必有其四分之一而臨睡之前尤宜衣單薄之衣洞闢牕戶在新空氣中運動十分時乃至十五分時夫天然之風雨於人無害也人不當懼而遠之懼則可懼之事斯至矣凡能睡眠於室外者其體無弗佳久久成習慣則復令其宿普通臥室將必攢眉而謝絕矣

(十八)接光自然　動物對於日光有絕大之助益凡排除體中毒素與振奮其生活力皆有賴於日光蓋日光者殺蟲滌垢之最佳物也今若有人於此苟能發明收儲日光任意療病之法則其致富可立而待然而日光之寶貴雖如是而人之對之之態度則初不相當其所居之房屋幽暗湫隘類驅日光而絕之故人之疾病繼續發生無有窮期其原因則由人體接光之少也改良之道於築室時首當注意於日光室日光室者一切室中之首要其價值遠鉅於會客等室也

要而言之吾人心中常當掃除一切憂慮而滿儲以快樂而又即上文所言於飲食睡眠運動沐浴諸端循一切之自然健康之勝利術無過是矣人生於世一方面上帝賦我以靈魂即所謂靈德性者一方面有屬於物質的軀體即所謂血肉性者必能並驅共進而人之爲人庶稱完全否則不能不謂之缺陷也茲更列健康上勝利之量度表

如下。

一吾身無痛苦與疾病之憂否。　二深信防病尤要於治病否。　三飲食之品味。其多寡與時間能一本乎飢餓之自然否。　四睡眠時間以晚間十時後爲最佳能奉行有恒否。一星期中能睡足五十六小時否。　五逐日運動於新空氣中否。　六每星期中嘗出透汗一次否。　七每晨浴後。曾用力以巾擦乾之否。　八夏令休息期內。曾作泅泳划船放步等游戲否。　九曾於所居之隙地培植之爲花圃否。　十衣當取其寬博而適體能以衞生爲先不務美觀否。　十一家庭及辦事室中之牕戶無論晝夜能弗全閉否。　十二有常作深呼吸之習慣否。　十三無論行止坐臥。皆有正當之姿勢否。　十四常受空氣與日光之自然浴否。　十五起居操作之方法與物件。咸合衞生否。　十六熟諳心靈健康之要素否。　十七每一年中曾受一度之外科眼科等醫士診驗否。　十八不爲各種無稽之健康法所搖惑否。　十九弗論何事咸作樂觀否。　二十所爲之事。咸覺恬適暢快否。　右之所舉爲根本之健康法。讀者可就所列。一一返省。能者自注五分。否者空之。不完全者。酌量而減之。大概吾人。無有能達三十五分者。雖然。勝利之人生。當以達到八十分爲其目的也。

雞子之研究（錄青年）

如愚

人恃食物而生。食物之良否。人體之强弱繫焉。以故美國國家。定有清潔食物之專例。於市坊銷售之食物。無論爲穀蔬。爲肉類。爲牛乳。及人工調製之品。必一一檢査。且檢查員履行其職務。任取食物之樣。就實驗室中分析之。觀其品質之優劣。察其成分之濃淡。以定其物之居於何等。所以然者。將以是保障人民之健康。并設法減省其居家之用度也。顧有種食物。散而不聱。其內質隱藏頗不易於檢査。如雞子其一也。必也人各自謀。於此種食品優劣之要點。稍費心力以求之。庶幾購買時能察別其良否。食之可有益而無害也。

雞蛋之滋養力最大。此盡人所知者。而在有食品檢驗律之國。則轉於此項闊疏。何也。檢驗法既無所施。劣質之品。將混售於人。而食之者必受其害也。夫雞蛋中之成分。硫磺居其一。蛋質既腐。硫素與水素化合而成輕硫。氣味甚惡。若在蛋質未壞之前。此二素頗覺清甘可口。及至既壞。則腥臭異常。觸鼻欲嘔。此蛋白質特殊之化分作用也。雖其表面。曾無少異。而購者一經受紿。此後將咸有戒心。況其中已成雛形。原質盡變者。尤爲人人所厭惡。欲棄之而徒費金錢。欲食之而大損腸胃。是以歐美之人。不惜精心考究者。卽以此也。

在十數年前吾國人尚不知雞蛋之可貴。近年以來。始知其內含有清補之料。於是每日必用之。以爲是固有裨於身體之營養者。但外殼無損。其內質必完。以是之故。往往效未覩而害先至此不知選擇之弊也。然卽知所選擇矣。而或煮燒過度。蛋白凝結。旣礙消化。又鮮實功。以天然極美之資養品。他人能獲其益者。吾人乃不得食其利。甚或反受其害。不亦甚可惜哉。

雞蛋第一之優點。惟在於鮮。蓋初生之蛋。縱有微菌雜入。化合作用之爲祟。要亦越時未久。不至釀成何種之毒素。然以生產後越時之暫久。而定其有無毒素。亦未必然也。蓋有生後僅隔一星期。已不足食者。亦有逾時六月。乃至八月。而仍完好者。是在保養之得其法耳。

美國有某商者。善投時好。知其國人所競嗜者。爲新鮮之蛋。雖價昂亦所不計。於是施其巧計。公司商標不足。則爲廣告。又不足。則製玲瓏美觀之匣。裝蛋其中。蛋上皆有商標之印。乃用火膝封固匣口。而紮以綢帶。匣面大書精選新產等字樣。他處每十二枚。定價美金二角者。彼則故抬其價。自四角乃至七角。而其物品。與二角者曾無少異。其匣面標出之名。無非欺人之談。雖云二十四小時。或十八小時所新產者。容有一二可恃。而大多數則皆不然。購者受其愚而不之覺也。我國人今尚不以蛋爲主要食品。於蛋之新鮮與否。並無充分之注意。故蛋商之索價。猶不至過昂。蛋商之並不居奇。事固可喜。然於國人之不加意研究雞蛋之功用。以求養生上之進步。則不能無憾也。

我願國人咸知雞蛋之眞功用資以補身。亦不至虛糜其財。我尤願食其益者。先能避其害。愼之又愼。庶無貽誤。夫檢查雞蛋之良否。以美政府之重視衞生。猶力有所未逮。遑論吾國。以故吾人須人自爲謀。前已言之。而其大要固有知之不難者。約言之如下。

（一）蛋之變壞。每起於蛋質中微生機之發育。蓋置蛋之地。苟其熱度。達於孵卵之點。（法倫表一百零三度）微生機卽呈活潑之象。卽其熱度不甚高。而在八十度以上者。亦能使蛋受感改變。惟與公雞隔絕之母雞所產之卵。不在此例。則以蛋質中本無生機之可發育也。是故善畜家禽得卵者。當天氣轉熱時。必使雌雄隔離。以免微生機之爲梗。否則受孵卵點之熱。至三十六小時之久者。蛋黃面上。卽現小血圈。雖其質素及味。猶未變壞。食之亦非有害。然多數人則已心惡之。不欲一沾其脣矣。故凡儲蛋之所。宜求溫涼適當。則前弊自免。（二）蛋質之腐朽。以有微生物侵入其中也。微生物之侵入。則以蛋殼外之溼蒸氣。爲之傳知。以是知儲蛋之所。必求乾燥而清潔。若蛋殼之外。塗附垢汚或溼氣。微菌卽得所憑依。由漸攻入包膜。而致蛋質之朽敗。微菌之種類萬殊。蛋質腐敗之原因。亦各不同。要皆能使顏色變易。不適於用作食品則一也。微菌滋生蛋質之中。卽使之轉明爲暗。不能透光。此所以驗蛋者。能一望而知其良窳也。吾人如欲免爲蛋商所愚。循用此法。最爲便利。(三)有等劣質之蛋。非其質之有何種變化也。其所含水素。由蛋殼微隙逐漸化散。致其質有微病耳。此病之有無。但須微破較大之一端。(亦名氣穴)卽易辨明。尋常歷時未久之鮮蛋。其氣穴大如一角之銀圓。較大。則必歷時已久。或置燥熱之地所致。味既有變。蛋清又轉稀薄。其功用自必因而減損。此類蛋。秋季特多。蓋入秋雞蛋既寡。商人恒居積以俟善價。購食者雖無所害。然經濟上不免暗耗也。(四)凡於蛋殼外。顯有汚斑者。則腐敗已甚。殼內必已變成霉爛。微菌叢生。宜屏絕不食。此類蛋之所以致腐。貯藏所之陰冷潮溼。其總因也。故秋冬二季爲獨多。雖然貯藏所若涼燥得宜。且不令有蚊蟲等咕嘬其外。則雖長久保存。亦無不可。但經久之蛋。其質恒不若新鮮者之悅口耳。

我之肺病攝生談

甯宗麟

人生最不幸之事莫如病。而病之最慘毒者莫若肺癆。蓋初罹是疾。每易怠忽。迨疾已深沉。乃始覺察。而又不知攝生之法。不明保養之方。故常使人欲生不能。欲死不得。呻吟枕榻。輾轉牀蓐。纏綿反覆。委頓以終。極世間之慘苦艱難。蓋無有過於此矣。宗麟宿遘斯疾。備嘗苦況。自料此身。恐難久存。從以受名醫之診察。行適當之治療。怡情養性。注意攝生。歷時三載。始克痊愈。及今思之。而此心尚怦怦然動矣。今將病中閱歷所得。暨養病法。公諸斯世。俾海內同病者。藉以戰勝病魔。恢復健康。是則茲篇敘述大意也。

(一)養性　精神與肉體。常有密切之關係。而病中之精神。最易煩燥憂鬱。實爲身體之大害。故病中須生大解脫心。置死生於度外。當念吾人之處世。若白駒之過隙。儵忽而已。死生憂患。何與於我。芒然彷徨乎塵垢之外。逍遙乎無爲之業。齊生死。泯是非。愉快其精神。暢適其志意。樂天知命。定性寂心。人我一體。冤親平等。毋貪毋嗔毋恚毋癡。廓然大公。物來順應。苟能如此。則諸病自易瘳矣。余性素燥。病初常有精神不安之態。幾陷於自殺。後注意精神修養。每當心意煩燥時。輒取內典及宋儒理學諸書讀之。頓覺身心泰然。當服一劑清涼散也。

(二)靜坐　靜坐之效。足以愉快精神。却病健身。凡曾習靜坐者。皆能言之。佛家之禪定。莊子之心齋。其中實含至理。非虛妄也。昔程伊川每敎人靜坐。曾文正亦列爲課程。蓋以靜坐者。不僅修養德性。亦休息神經收斂精神之良法也。余病初即有友人勸習此法。顧以不得要領。旋即中輟。後以讀心身强健之秘訣及因是子靜坐法等書。始盡心實習焉。實習既久。效果乃見。余之夜不能眠之症。即從此痊愈。每當靜坐之時。輒覺胸懷暢豁。意象閑澹。萬念俱寂。精神爽然。正佛家所謂過去心不可得。現在心不可得。未來心不可得。幾不知世之有人。人之有我。我之有身。身之有病也。此中情景。殆非身歷其境者所能知。未可以言語形容者也。

(三)窒慾　老子曰。若觸情而動。耽於嗜慾。則性命危。孔子曰。少之時。血氣未定。戒之在色。夫以强健之身。尚當以色慾爲戒。況罹此不易治療之疾。烏可不窒慾哉。竊謂罹肺癆病。病中須完全廢止肉慾。凡一切艷情小說等書。皆最易興起慾念。以不寓目爲佳。慾念偶起。即當視如毒蛇猛獸。盡全力以克制之。務使此心怡然淡寞。絲毫不挂。然後止。有志恢復健康者。當於此加之意也。

(四)飲食　近世衞生家。有主素食者。有主肉食者。余則取折中主義。蓋肉類多含蛋白質脂肪。穀類多含含水炭素。欲身體之健全。必須配合適宜。方足以各盡其用。至食事之時間。每日宜有一定。尤爲衞生家之公論。余每日三餐。八時早餐。一時午餐。六時半晚餐。凡一切辛辣之物。余皆戒絕。又食時宜細嚼緩咽。不可過量。凡一切感動精神之事。食時均當避之。否則易罹胃不消化之症。蓋食物之際。全身血液。多聚於胃。若精神感動。必致減少胃之消化作用。吾人憂慮憤怒之後。而食量頓減者。職是故也。間食一項。爲吾國士夫惡習。最易衰弱胃腑。宜廢止之。至飲水時間。必須隔食時一時以外。方不致妨害消化。

（五）呼吸　人能數日不飲食。而不能片刻不呼吸。是呼吸與吾人之關係。較飲食尤爲重要。肺癆病之第一天然良藥。厥惟新鮮空氣。故近世醫家有主張肺病患者。須完全生活於新鮮空氣中。雖在夜間。而寢室之窗。亦不可閉。惟榻前宜置屏風。庶免寒氣之侵襲。余病後卽實行此法。獲益實非淺鮮。又近世所傳之深呼吸法。於肺病之預防上亦大有益。莊子曰。聖人之息以踵。卽此法也。惟其法宜漸緩。不宜過猛。又當咯血時。宜廢止之。

（六）沐浴　皮膚與肺臟。同爲排泄器之一種。若皮膚常清潔。則足以盡其功用。而肺臟之工作自減。況沐浴之功用。又能暢旺血行。吾人入浴之後。頓覺精神快爽。即此故也。惟吾國自古有沐浴傷氣之謬談。以是一般病者。恒視入浴爲畏途。以致全身之汗腺蔽塞。不能盡其排泄之功用。因是最易感冒。而肺組織之水泡常瀦留肺中。是亦促進肺病之一素因。故肺病患者。當勵行沐浴爲是。冬季宜七日一次。餘則宜間日一次。又近世冷浴之法。固足以健身。然非病者所宜。病者之入浴。當以溫水爲佳。惟不可過熱。至洗面則宜用冷水。其功效能堅强皮膚。防禦感冒。余已實行數年。未罹感冒一次。可見其功效也。

（七）消毒　肺癆病之原因。爲一種結核桿菌。寄生於肺部所致。此菌爲有機體。屬於隱花植物類。分裂繁殖甚速。西歷一千八百八十二年。爲德國名醫古弗氏發見。其長約一米突百萬分之一、五至百萬分之三。非用六百倍以上之顯微鏡。及最精妙之染色法。不能窺見。常隨肺癆病者之痰而分布於外。乾燥後即隨塵埃而飛揚於空氣中。衰弱者吸之。即爲患肺癆病之原因。故肺癆病者所吐之痰。須唾入痰盂。盂內儲以消毒藥水。切不可隨地亂吐。自誤誤人。（按消毒藥以石炭酸爲最佳。否則用生石灰代之亦可）

以上七端。雖不敢謂於肺病調養之法。網羅殆盡。然當肺病尚未至重篤之時。苟能秉而行之。久而不懈。則二豎定可退卻。身體自日漸健康。此則余敢作保證者矣。

肺炎之療法

鄧立銘

注重心臟衰弱

肺炎經過中。如心臟發現病症。極爲可慮。蓋死於肺炎者。其最大之原因。卽爲心臟衰弱也。故凡害心臟作用。以及使病人抵抗力薄弱等因。務宜避之。

命患者臥於空氣流通之室內

患者終日呼吸於新鮮空氣之中。可減輕心臟動作。不致過勞。睡眠亦安靜而長久。因之咳嗽減少。若停止新鮮空氣之吸入。難免血壓增加矣。患者之臥位。不妨此面而轉於他面。以免起就下性充血。然有時患者。極宜安靜。蓋心臟常爲身肢之運動精神之過勞所害也。

心臟衰弱時之治法

心臟衰弱時。其治之要點。在保護心臟之力。與增强動脈緊張。咖啡湼。有强心臟作用。病初卽可用之。安息香酸曹達咖啡湼〇、〇三乃至〇、〇九。每隔三小時。或四五小時注射之。其效尤著。如心臟過衰。恐急起虛脫。其量可加至〇、一二乃至〇、三。若用量過少。則無效也。

實芰苔利斯劑。在心臟之代償作用。已不能支。且血管發現痲痺症狀時用之。

葡萄酒。大有挽回重症心臟衰弱。每半時服其一匙。效驗甚佳。

此外可內服安母尼亞茴香精。複方以的兒精等。

一千九百〇九年。美醫享氏謂可以二〇%殺菌樟腦油。在初發冷戰慄之後。卽行注入皮下。近時有加至三〇%樟腦油。其效尤大。隔十二小時。重行注入一次。此法數年前德派醫家。已用於肺炎。對於心臟衰弱尤善。

肺炎之熱

肺炎之熱。乃一種天然之作用。可以破潰肺炎菌。及緩解毒質之發生。若熱甚持續四十度不退。吾國習慣不便施行全身冷罨法。可以熱湯在被內擦身。一面冷罨其頭部。不退。則更用退熱劑。如鹽酸規尼涅阿斯必林撒里矢爾酸曹達等。但解熱劑投用之後。熱雖退。而生活力卽減退。故一面尤須注意其虛脫。

法醫加司篤氏謂格魯布惟肺炎初期。用大量之炭酸結列阿曹篤。每日一〇、〇四回分。服可以短縮本病之經過。但非用於病之初期。則不奏效。德醫阿耳柏氏謂鹽酸規尼涅注入皮下。效驗極大。迦苦氏更於其中混以烏列畢。則易溶解云云。

此外對於諸種症候。行對症療法。食物宜取其易於消化。以後不勞循環系統。蓋在病勢進行時。消化器作用大異健時。消化之力既衰。且吸收酸素輸送於體內之器管。又起障礙。不可不致力於滋養。故宜用流動性。易於消化多滋養分之食餌。（如牛乳肉汁等）行全身營養療法。爲最要。否則惹起肺結核等續發症。

肺癆小說一則

俞鳳賓博士

太湖之濱。有昆仲二人。長名王忠。次名王孝。二人俱患肺病。一日孝欲行新法以衛生。忠頑固不允。二人反目。孝遂啟門而出。　王孝既離其兄。遂於園林深處。覓一精舍以養病。箸匙不公用。飲食常以時。羹肴罩於紗厨。垃圾蓋於鐵筒。痰唾吐於瓷盂。　王忠仍僻居守舊。窗牖幽暗。空氣穢濁。膳室臥房。廚屋便所。俱在咫尺之間。膳時蠅蚊野犬時來啄食。匙箸不分。口沫傳染。　王孝復整理臥室。既通風又潔淨。陽光四照。清氣徐來。僱侍童專司灑掃。痰盂瀕滌於消毒藥中。於是天君泰然。百體從令。　王忠獨守斗室。污穢骯髒。妻妾纏繞。已則俾晝作夜。婢則持帚掃塵。門雖設而常關。窗無光而緊閉。食不分箸。帳不常張。既乏陽光。又鮮清氣。王孝一俟稍愈。即率兒童遊行郊外。空氣清爽。陽光和煦。及時行樂。興味獨饒。運動有方。身體益健。王忠不就良醫。僅閱廣告。擅購救急常備之便藥。如補血丸。潤肺露之類。以身嘗試。加以烟霧薰蒸。痰洟滿地。蠅蚊沾染食物。兒童呑之亦病。王孝靜養逾年。病軀康復。抱先覺覺後之志。開一宴會。堂中布置精良。陽光滿室。分箸分匙。肴核清潔。遍發防痨月份單。而宣講其要義。屈指昆仲反目甫屆三年。頑固之兒。竟遭痨菌之侵襲。而盜汗潮熱。咯血氣喘。相逼而來。溘然以逝。王孝馳至。僅得爲之卜塋而葬。一死一生。乃見衛生之價値。故畏痨必須豫防。治病務宜從早。

杏仁一粒巴豆肉一粒同搗爲丸。貼眉心腦門縛定。或用巴豆一粒胡椒一粒眞麝香少許。同棗肉研爛爲丸。納臍中。外用膏藥貼之。按此法治之須避風寒。

瘧疾外治法

瘧疾未發前一刻。以蛇蛻塞鼻。男左女右。過時取去。

痢疾外治法

土木鱉半個母丁香四粒麝香一分研爛。唾津和丸如芡實大。納一丸於臍中。以膏藥貼之自愈。

血痢外治法驗

大田螺一個搗碎入眞麝香少許。罨臍中。引熱下行卽愈。

按痢疾。不論何種。宜禁止一切食物。每日僅飲開水少許。昔謂飽不煞的痢疾。誤人多矣。因患痢者。腸中黏膜。必有紅腫之處。生出膿液。則爲白痢。其血管破爛流出血液。則爲赤痢。此時腸中之黏膜。不宜再受刺戟。宜平臥安靜。以溫煖布包其腹。布一切食物。均禁入口。如是者須一日。其後則可略進流動性食物。每日之次數宜多。每次之食量宜少。二三日後。可畧加食物。食量亦不宜多。僅能充飢而已。痢疾新愈後未熟之果實油類及一切之固形物而不宜消化者均不宜入口其未愈者禁之尤嚴。

稀痘經驗方

凡嬰兒無論男女。用肥大光潔川楝子。一歲至三歲者九個。（臼內搗爛搗藥忌用鐵器）水三碗新砂鍋煎濃。傾入盆內避風處。將新白布一方醮水自頭至足遍身洗擦。不留餘空。洗後仍將布拭乾。避風片刻。四五歲以外。用川楝子十一個。水五碗。六七歲用川楝子十五個。水七碗。十歲以外用川楝子二十個。水九碗。十一歲至十五歲以外用川楝子三十個。水十五碗。照前擦洗。擇天氣和煖時。洗擦數次。非特痘稀。且免瘡癩亦奇法也。

防痘入眼法

凡見痘引。卽嚼牛旁子。貼顖門。則痘不入眼。

赤遊丹治法

小兒一歲以內。身發赤遊丹者。發於四肢易治。入腹入囊。皆難治也。發於頭面胸背。身如火灼。煩躁脹悶者。古人謂入心必死。治法用　朴硝　大黄　青黛爲末。　芭蕉根搗汁調敷。乾則以汁潤之。再用 生地五錢大黃一錢陳酒浸透。搗爛塗兒足心。男左女右。用布包好。乾則再換。以愈爲度。如用以上寒涼藥敷塗不效者。卽用 伏龍肝爲極細末。以熟雞子黃熬油冷透調敷。（取雞蛋油法用雞蛋數枚整個煮熟去白用黃入鍋煎枯以滾開水冲入油浮水面撇出冷透火氣再用）

又法 驗

馬藍頭（冬季無葉取根亦可用）瓦松。或瓦上靑苔更妙。鮮側柏葉各等分。同搗爛絞汁。和蚯蚓泥調敷。乾則以汁潤之。以愈爲度。如無蚯蚓泥。卽用 靑黛 眞明雄末少許。和汁敷之。或卽單用汁。以雞毛醮汁搽之。乾則再搽。亦可。

按赤遊丹。皮如丹塗狀。故謂之丹。遊者。遊走也。亦丹毒之一類。故列於傳染病類。舊說。一切紫赤丹瘤。總由姙母血熱。熱毒入胎。藴於腠理。或乳母好酒。嗜辛喜啖炙炒。或烘曬熱衣。卽與小兒包裹。柔嫩肌膚受感熱毒所致。

痄腮外治法

用蜒蚰一條。 銀硃 錢許。同研爛。搽腫硬處。勿令擦去。卽消。

按小兒兩腮腫硬。有核或在一邊。名曰痄腮。又名耳下腺炎。流行於春秋二季。亦傳染病之一種也。

第二章　呼吸器病外治法

感冒外治法 驗

初生小兒受風鼻塞不能吮乳、不可輕易服發散藥。惟用大天南星研末。生薑自然汁調成膏貼於顖門卽愈。或以草烏皂角爲末。葱汁搗膏貼顖門亦可。

咳嗽外治法

老薑四兩搗碎煎湯。沐浴遍身。卽愈。

引痰法

凡小兒痰嗽。上氣喘急。有升無降。喉中牽鋸之聲。須引而下行。用生礬一兩研末入好醋少許。加麥麵和作二小餅。貼兩足心。以布包之。一宿其痰自下。蓋生礬見醋卽化成水。入麵取其膠黏故也。

熨痰法

凡小兒胸有寒痰。不時昏絕。醒則吐出。如菉豆粉。濃厚而帶青色者。用生附子一枚生薑一兩同搗極爛。炒熱布包熨背心及胸前。熨完將薑附捻成一餅。貼於胃口。良久其痰自下。

外治納氣法驗

凡小兒虛脫大證上氣喘急。眞氣浮散。不得歸元。諸藥無效者。宜用 吳茱萸五分胡椒七粒五倍子一錢研細。酒和作餅。封肚臍。以帶紮好。其氣自順。他若小兒虛喘。厥冷發熱。乳食停滯。實熱風痰。閉塞。痰嗽上氣。寒疾昏絕。胸悶腹痛。虛寒諸症。並宜用此法。

第三章 消化器病外治法

螳螂子外治法

小兒忽然口噤頰腫。用胭脂水磨代赭石。塗頰上數次卽消。

又方 巴豆三錢蓖麻子三錢同搗爛。加炒東丹 冰片各少許爲丸。如菉豆大。收磁瓶內。遇有此症。用小膏藥三張。每用三丸一貼眉心。其二貼兩足心湧泉穴。隔半日候起泡取下。其螳螂子卽消去矣。

又方 麝香一分硃砂五分螺螄七個共搗如泥。塗顋門上。待其自乾自落卽愈。切勿剝去。

按徐靈胎先生有言自古無螳螂子之病小兒變蒸之後每有口內微腫惡乳之時

實驗兒科外治法　十四

名曰。妒乳。不治自愈。最忌。刀割。近日。海濱。惡婦。造割。螳螂子之法。騙人。取利。小兒。身强者。幸愈。身弱者。多死。今吳俗。亦盛行。此風。丁仲祜先生著。育兒談。曾論及之。亦主張。勿割。閱者。幸垂意焉。

口生白點外治法驗

小兒百日內口中生白點甚多。拭之卽去。少刻復有。滿口纏徧。內竄入喉。日夜啼哭不乳。用　甘草　黃連等分煎湯。以綢裹指拭去。取桑皮中白汁。塗之立愈。倘乳藥不能下。用　白礬　吊吊灰（卽厨中灰塵吊）各等分爲末。雞蛋清和成餅。敷兩脚心布包過夜卽愈。

按。口生白點。俗名。雪口。又名。鵝口瘡。

初生小兒口內各症外治法驗

初生小兒。或兩腮腫硬。或口內生瘡。或生馬牙。或重舌。木舌。蛇舌。及口不開不食乳等症。用木芙蓉或葉或花。鮮者最佳。乾者亦可。搗爛用雞蛋二個。如有烏骨雞蛋更佳。打在碗內。將花葉和勻。隔水燉熟。二餅。俟溫貼心口並肚臍。用布扎緊。再用　生香附　生半夏各二錢研末。用生雞蛋清調作二餅。貼兩足心。一週時卽愈。（貼心口肚臍蛋

餅如有臭味卽去之）

按小兒口內腫起如菌名乳菌牙齦生白泡名馬牙疳舌根肉壅腫疊出短小如舌曰重舌。

牙疳痛外治法

生大黃三錢研末菉豆粉二錢炒研丁香十粒研共三味和勻以開水調塗兩足心立效。

吐乳方

白蔻仁七粒砂仁七粒甘草生炙各半二錢共研細末。頻擦口中。任其咽下自愈。

水瀉外治法

葱薑搗爛入黃丹末爲丸。每用一丸。塡臍內。用膏藥蓋之卽止。

又法

巴豆三粒　黃蠟三錢共搗爛成膏。貼臍上。用絹帕縛住。半日卽愈。如噤口不食者。加麝香三釐貼之。

定痛法

凡小兒胸中飽悶。臍腹疼痛。一時不得用藥。卽用食鹽一碗。鍋內炒熱。布包之。向胸腹從上熨下。蓋鹽走血分。最能軟堅。取以止痛。冷則又炒又熨。痛定乃止。

清裏法 驗

小兒發熱二三日。邪已入裏。或乳食停滯。內成鬱熱。其候五心煩熱。睡臥不安。口渴多啼。胸滿氣急面赤唇焦。大小便秘。此爲內熱。以雞蛋一枚去黃取淸。以碗盛之。入麻油約與蛋淸相等。再加明雄末一錢。攪勻。隔水炖微溫。取婦女頭髮一團。醮染蛋油於小兒胃口拍之。天寒以被遮蓋。不可冒風。自胸中拍至臍口。只須拍半時之久。仍以頭髮敷於胃口。以布扎之。以被蓋之。一炷香久取下。一切諸熱。皆能退去。倘身無熱。惟啼哭焦煩神志不安者。不用蛋淸。專以麻油和雄黃末用頭髮拍之。仍敷胃口。卽時安臥。

掩臍法 治二便不通驗

連鬚葱七個生薑一大塊淡豆豉食鹽各三錢同搗爛作餅焙熱掩肚臍上以帛紮定良久氣通二便自利

按此法。並治夜啼。腹痛。炒熱。置臍上。熨之。

中暑二便不通外治法 驗

大田螺三個靑鹽三分同搗爛貼臍下一寸扎好。一二時卽通。

老人漸增聲音嘶嗄。疼痛放射於耳者。爲發生悪性腫瘍之徵。

斜頸

診斜頸患者時。須檢齒牙之狀態、頸椎之結核等。又有因項部淋巴腺炎而來斜頸者。

唾石

下顎骨下部腫脹者。檢其唾液腺。由華爾頓氏管而出膿汁時。是因唾石而將發炎症。

頸部淋巴腺之限局性腫脹

沿左右胸鎖乳嘴筋。淋巴腺爲限局性腫脹硬固時。須檢索咽頭及鼻咽腔。有無腫瘍之發生。

甲狀腺剔出術之痲醉

在甲狀腺腫剔出術。小者用丙號液。大者用乙號液。行輪狀注射法。但脫轉法之時。有覺疼痛者。

氣管切開術之痲醉

氣管切開術。以乙號液或丙號液。距切開線約二三仙米處之兩側注射。卽於氣管之左右及喉頭之下部。而向深部注射。次行皮下注射。

頸部手術切開線

頸部手術之切開線。須與其下部之筋層並行。但皮膚纖維之方向。亦應顧慮。

頸部之切創

頸部之切創。有起肺炎之處。須注意閉創口。嚴行防腐法。

甲狀舌骨靱帶之損傷

頸部損傷而侵及甲狀舌骨靱帶時。注意縫合之。後日不致有發聲及嚥下作用之障礙。

頸部損傷與過酸化水素液

於頸部損傷時。用過酸化水素液。因排鬆疎之結組織。故罕用之。

路維璣氏安魏那

路維璣氏安魏那。要廣切開時。必準備氣管切開器。

頸部靜脈內空氣進入

空氣進入於頸部靜脈內時。直壓迫之。後再灌多量之食鹽水於創口內。

甲狀舌管囊腫

甲狀舌管之囊腫。於摘出前、不使內容漏出。可注入美企倫青液於囊內。或將內容排出、而注入巴拉芬。以圖摘出囊壁全部。一便法也。

環狀甲狀韌帶切開術

欲急速開氣道。行環狀甲狀韌帶切開術或上氣管切開術時。於甲狀腺峽之上緣。而橫切筋膜。可得十分之手術領。術後銀管之外孔。被以蘸百倍石炭酸水之綿紗。室內空氣。須令溫暖溼潤。

氣管切開術後之咳嗽

氣管切開術後。屢發劇咳嗽者。多爲銀管刺戟氣管後壁之故。此際須斟酌變更銀管之長與彎曲之度。

第十八章　胸部

乳腺之多發性腫瘍

乳腺之多發性腫瘍。通常非癌腫。

乳腺腫瘍之良惡

乳腺腫瘍。於其初期。由臨牀的徵候。雖可區別其性之良惡。然有疑時。須行組織的檢查。

乳房之退行性腫瘍

女子乳房之腫瘍。爲退行性者。觸診上雖感充實。然實際多爲囊腫變形。

結核性乳腺炎

化膿性乳腺炎、切開後久不治癒者。及與授乳無關係而化膿者。近於結核。

胸前之膿瘍及脂肪瘤

在胸部發生之寒膿瘍與脂肪瘤。因甚類似。疑時可行試穿法。但胸前之膿瘍與大動脈瘤。因搏動兩者須嚴行區別。即膿瘍之所謂傳達性搏動。惟向一方向。而營昇降運動。然在動脈瘤。則向四方平等擴張。

肋間神經痛

肋間神經痛樣疼痛。有於脊柱及肋骨之腫瘍、及炎症、肺及肋膜之疾患、並胃癌等而發者。故單下肋間神經痛之病名。非確無以上之疾病不可。

化膿性心外膜炎

化膿性心外膜炎。有不呈重徵候者。故有腐敗傳染之慮時。特要注意心臟。

心外膜炎滲出物豬溜

患者訴嚥下困難時。必須注意心外膜炎滲出物瀦溜否。

噴門痙搐

患者常自覺食道狹窄。不發作時。毫不訴障礙者。恐爲噴門痙攣。

食道狹窄及憩室

食道狹窄及食道憩室。使內用蒼鉛乳劑。而以X放射線檢之甚明。

胸部肉腫手術

胸部之肉腫手術時。必注意檢查肺臟。若患者無肺結核之徵。而發頑固之咳嗽與血痰咯出等者。縱不認他覺的何等之證候。亦以轉移之徵。不可行手術。

肋骨間之波動性腫瘍

肋骨間呈波動之腫脹。雖多爲結核性或梅毒性。然亦有因縱隔膜之囊狀腫大而來者。理學的檢查要綿密。

肋膜腔內之透明液

肋膜腔內有透明液。非必限於肺及肋膜之疾患。亦有爲由縱隔膜之腫瘍。壓迫大靜脈幹而生之漏出液者。

縱隔膜腫瘍

縱隔膜腫瘍。除久時咳嗽、咯痰、體重減量、輕度發熱等之證候外。而無明證。頗有類似於肺結核者。此際用X放射線可明見之。又行喉頭鏡檢查。可證有聲門收縮筋麻痺之徵。(因廻歸神經之壓迫麻痺)

氣管枝內之骨片或鍼之診法

氣管枝內留有細小魚骨時。用X放射線不判然。此際可行氣管照檢法與聽診法。即氣管內有小骨片或鍼等存在時。聽診上溼性水泡音之外。帶音樂的調音。或帶振動性之吸氣。或聽呼氣的雜音。

氣管枝擴張

氣管枝擴張。與腦膿瘍併發者不少。

肋膜外化膿

肋膜外化膿。多因放線菌病與窒扶斯性骨髓炎。須就既往之病歷注意。且宜行膿之顯微鏡的檢查。

肺炎與膿胸

理學的診斷上。肺炎之症候久繼續時。（殊小兒）同時欲識合併膿胸與否。須行試穿法。

穿胸術之注意（二則）

當行穿胸術豫檢穿胸鍼及吸筩。不附吸筩之鍼。決勿刺入。否則有生氣胸之危險。又吸引裝置有障礙而不能吸出液體時。拔出鍼而後更刺入於他部。

行胸部之試穿法。專為判斷膿胸與肝膿瘍。然吸出之膿。亦有由氣管支來者。不可不記憶之。此際用顯微鏡檢查而始明。

乳房之局所痲醉

乳房之良性腫瘍之剔出、化膿性炎之切開、肋骨切除術等。應用局所痲醉法。

肋骨切除術

在肋骨切除術。於欲加切開部之上下端。行丙號液之皮膚注射。而後向宜切除之周邊。十分注入。即初外側、次內側骨下、及深部、其他於切開部之中央肋骨之周圍注入。其注入量爲丙號液五〇、〇乃至六〇、〇。若要較多量時。可以乙號液代之。

化膿性乳腺炎

化膿性乳腺炎。施小切開。行比兒氏吸引法。奏效頗爲顯著。然切開之時。要選定其方向與部位。

膿胸切開術

膿胸切開術之際。胸膜現出時。更行試穿法之後。而再破之。是爲定法。

膿胸之膿汁排出之注意

膿胸有因膿汁排出。而起萎枯者。故肋骨切除後。先於肋膜穿小孔而排膿。直以多量之綿紗掩之。次當日或翌日。交換繃帶時。切該小孔而放大之。可得防之。

膿胸手術後處置

膿胸手術後。綿紗上掩油紙。可防空氣進入於胸腔內。毫不妨膿之流出。

第十九章　腹部

腹部腫瘤診檢法

之體格。成績不良。其原因尚在學校醫等之研究中。吾人之臆度。學校與生徒之關係如下。(一)机椅之關係。(二)教室與光線之關係。(三)讀書時書册與眼之距離。(四)勉學時間之關係。(五)運動時間及活動時間之關係。(六)中學二三年以上之生徒情慾及其他種種不攝生之關係。此外尚有待調查研究者。卽國民之體格。漸漸頹廢。國運發展之淵源。漸漸殘賊。果基於何種之理由乎。吾人之生育。男兒多而女兒少。果如何而克達目的乎。均爲奇異之問題。吾人所急爲研究者也。要而言之。歐美各國。以小兒之保護爲人口增殖之政策。乃一事實。我國及日本之育兒法。不甚佳良。當急爲改良。以期人口之增殖。不然。當有駟馬難追之悔矣。

火傷之水治療法

火傷之療法。醫學博士三輪德寬氏論述如左。

火傷之療法有種種。故所用之藥品種類亦多。治療上所最須注意者。火傷與創傷當同一視之。處置之法。火傷亦與創傷相同。約言之。以施嚴密之防腐及製腐法爲必要。普通未破之水泡。用防腐液洗滌之。以殺菌刀刺破水泡。但不可剝除攓舉之上皮。覆以絨布。如是則治愈之後。不遺留瘢痕。然求醫士療治之火傷。以水泡破壞、表皮剝離者爲多。患者所最苦者係疼痛。用種種之軟膏撒布藥。效果頗佳。撒布オルトホルム尤佳。但有一缺點。卽自水泡分泌之組織液與粉末相混和。結成泥狀之痂皮。刺擊創面。

水治療法。不用軟膏。而以單純之水或溫湯代之。其溫度以列氏二十至二十二度爲最佳。過熱過冷。反足以增加疼痛。行此療法後。既足以緩解疼痛。且不至如絨布繃帶等之足以膏着創面。其結果頗佳良。此外之單純洗滌(一日數回)可豫防化膿。余則不用溫湯。代以食鹽水。輕減疼痛。繃帶之交換亦易。要而言之。本法施行簡單。且極便利。

顏色與衛生上之關係

吾人視適當之色。有活潑愉快之感覺。縱使不蒙其利害之影響。對於色彩絕無感覺者無之。蓋吾人之視官。對於色之感覺。與光及熱相類似。某種之色。爲眼之健全上所不可缺者。腦之健全。關係於神經之動作(此動作因視官之感覺而起)者實多。但神經之動作。隨色之種類而異。詳言之。(一)視赤色之時。神經激動。(二)視綠色之時。神經慰安。(三)視藍色之時。神經痲痺。(四)視黃色之時。視官之感覺較强。(五)視黑色之時。神經鬱抑。(六)視白色之時。神經發開豁之情。(甲)光薄弱之時。神經疲倦。(乙)光過敏之時。神經之注意力薄弱。(一不安之心、二起浮動之念)(丙)在光之陰影下。適於精神之注意。思考及休息。(丁)光暗黑之際。生悲哀及鬱悒之念。夫人之精神。隨感覺而起變動。不視適當之色時。精神決不活動。赤色能令疲倦之機能。生健康之作用。實爲最適於眼之色。故吾人於室內久勞視力之後。若望太空之藍色或遠方之風景。則眼有愉快之感覺。得遂其休息視力之目的矣。色之變換。頗爲緊要。實因吾人之視力。色能撫慰之。卽吾人之眼。眺望清爽壯快之遠景。遇有黃白暗明相混之色。足以安息兩眼。可無疑也。

病室內之天花板。不可用樺色或赤色。須用白色。方合於衞生之道。乃西洋某女史所唱導者也。該女史曰。如學校等處。無快活之景。無適當之色。凡屬不變之境遇者。色之衞生上關係。最須注意。蓋吾人久居於純黑或純白之室內。有成白痴或鬱性病之傾向。因沙漠或積雪之白閃光而失明者。往往有之。又閉匿於暗黑之獄舍者。往往發譫語。其實例甚多。登高山之際。爲防積雪之閃光及寒威皮膚腐爛計。用綠色之覆面紗。不若用褐色者之克收實效。爲保護視力而選擇眼鏡之色。固無論矣。

要而言之。吾人欲常保健康及快示。色之選擇。當本諸審美學之學理。卽適於正當感覺。準天然之眞理也。然就日常之衣食住而論。欲收此種複雜理論之實效。雖極困難。但不可用同一之純色。須擇能快慰精神之色。不爲嗜好或便利所牽制。普通室內之裝飾。亦須取適合健康之色。凡由不健康原料而製之色。均當避之。

酒盃之獻酬與結核

日本古時之晏會。席上必有獻酬之禮。將一盃互相傳遞。自此手移於他手。一口飲用後。復移於他口而飲用。此習實有傳播傳染病毒之危險。故獻酬廢止之說。時有唱導之者。然迄無效果。雖知其害而不能改。良堪浩歎。甚至有以先覺自任。教人而警世者。尙不能實行廢止。尤可慨也。如是而猶思濟民利世。烏可得耶。彼貯痰之壺。豈足盡結核豫防之能事哉。西洋雖無獻酬。亦有類似於此之習慣。卽耶蘇教徒。往往將麵包與葡萄酒相混。數多之人。羣聚而食。詳言之。將葡萄酒貯於大盃內。數人依次遞飲。由是觀之。其以手傳手、自此口移於彼口之惡習。不同於日本之獻酬乎。蓋此葡萄酒盃之數人共飲。異常不潔。卽以食麵包之口。飲諸於盃。凡麵包之細屑與齒間之不潔物。附着於盃緣。漸漸流入於葡萄酒中。第二以後之飲者。對於葡萄酒之清潔度。益形減少也。

德國之梅洛雷兒博士對於上記之惡習。抱必須改良之主義。據該氏之報告。該氏於食堂晚餐會食之後。以綿拂拭葡萄酒盃之緣。以之行培養試驗及動物試驗。希冀結核菌之證明。其後檢查三四十名肺結核患者會食之盃。果發見結核菌。博士遂進論改良上述儀式之方法。卽多數人會食之時。中置一大盃。貯數多之葡萄酒。列席之人。各用一小盃。於大盃中汲取而飲。如是便可免傳染之危險。我國之宴會。急須改良。多人共食一碗之習慣。當速行廢止。雖稍形繁瑣。然有益於身體。豈淺鮮哉。

根據於健康狀態之生徒分級

學校生徒之健康。與教授科目、時間表之關係。衛生上雖屬重要。然多議論而少實行。洵爲憾事。德國某學校醫曰。學校生徒。須一一精查其身體及精神狀態。擇其能擔負之課程而教授之。取其具同一之體力及精神者。組爲一級。然實行之時。勢不得不多設同一之等級。等級既多。教員及教室亦因之而多。耗費自不得不大。此其所以爲世人駁斥也。

學校生徒之頭痛

小兒入學校之後。健康上受不良之影響者甚多。第一、因數多學生之羣居。傳播傳染病。第二、因學校之課業。起種種之疾病。例如近視眼、貧血、神經過敏、頭痛、衄血（鼻出血）脊柱之彎曲等是也。霍兒斯德氏就數多之小兒調查頭痛一次。其結果謂學校授課之兒童發頭痛者甚少。縱使有一二發頭痛者。屬於例外。易言之。學校爲頭痛之原因者甚少。霍氏又進而發見下之各項。卽健康父母所生之小兒。罹頭痛者極少。有遺傳的貧血的體質之小兒有易罹頭痛之傾向。由是論之。學校與頭痛無特別之關係。抑亦明矣。

學校生徒與耳病之關係

據英國耳科學者某氏之報告。被檢生徒一千人中。其百分之四十三。具普通之聽器。其餘之百分之五十。有聽力減弱之中耳病。此耳病者。可分爲三種之狀態。屬於第一種者。屋依斯坦依氏管閉塞。鼓膜壓沉。但不化膿。其數爲百分之十六、五。此中之百分之六、五。發扁桃腺肥大及扁桃腺炎。百分之七、五。僅罹扁桃腺炎。其餘百分之二、五。鼻咽頭腔絕無變化。屬於第二種者。統有九例。係中耳之慢性化膿。內有二例發扁桃腺肥大及腺炎。五例僅發扁桃腺炎。二例鼻咽頭腔。絕無變化。屬於第三種者。係經過化膿性炎之中耳病。其數有百分之二十四、五。卽爲全耳病者之半數。中有百分之五、五。發扁桃腺炎及肥大百分之〇、五單發腺炎百分之七、五絕無障礙。若行精密之聽器檢查。異常之處頗多。不可誤認爲他之健康者。

家庭醫學之必要

父母惟其疾之憂。非孔子之言乎。吾人苟能識疾病之大體。爲家庭間之一大幸事。不特能增長自己之幸福。并能救助附近之人。例如救急止血法、人工呼吸法等。皆吾人所應學習者也。日人於日露戰爭及中日戰爭之際。出征兵士負傷後。靜脈之出血或動脈之出血。不能區別。施行之止血方法。屢屢錯誤。因是而喪失生命者甚多。故家庭間之研究醫學。最爲緊要。研究醫學之後。療治時須加以種種之注意。就藥品而論。縱係外用藥。因非普通人所能施行。尤宜戒意。余意家庭之醫學。以熟習對症療法爲最要。夫對症療法。雖屬醫師之本領。普通人習之。亦屬適當。患者發熱。用冰囊冷其頭部。此爲對於一時症狀之處置。卽通稱之對症療法。普通人行之。實無礙於醫權也。吾人所最恨者。疾患因邪敎淫祠而加重也。若家庭間無一般之醫學智識。則迷信某神某佛某某敎等。不信醫師。反令疾病加重。自此點觀之。家庭醫學之必要。有斷然矣。

余意此種之醫學智識。教一家之主婦。最爲適當。要之婦人之勢力。非常偉大。淫祠邪教之扶植。均主婦之所爲。由是論之。主婦無家庭醫學之智識。決不能勘破迷信。血液自口中流出。檢視之。果自胃流出乎。抑自肺流出乎。不能判也。身體之水氣蒸騰。戴御符。飲御水。不能愈也。不知出血浮腫之理由。徒信賴御符。及至叩醫師之門。疾病已不可救藥矣。

世間之事項愈複雜。心身之受傷害亦愈多。此爲一定不易之理。診脈檢舌之醫學時代。雖已過去。時至今日。除脈搏計算以外。尙有種種之診察材料。苟有家庭醫學之素養。醫師之良否。能鑑別之。故家庭醫學之進步普及。果爲庸醫反對與否。雖不可知。爲良醫所歡迎。有斷然也。最危險之事。莫若普通新聞或雜誌中之衞生顧問或衞生問答。詳記種種之治療法。吾人所謂家庭醫學之必要。決非勸新聞雜誌中之記載治療法。乃謂對於各病症之原因、容體及處置、注意。加以精密之研究。例如起浮腫症狀之際。不問其爲心臟病、腎臟病或脚氣。除速延醫師診治外。臨時之處置。行西洋按摩法。日本之按摩。自上及下。西洋之按摩。自下及上。設股足腫脹。則自足趾向股方而按摩。水氣便因之大減。此種方法之了解與否。對於患者實有莫大之關係。又如發胸痛之

著名良藥

商標 'KEPLER' TRADE MARK

COD LIVER OIL WITH MALT EXTRACT

商標 解百勒

麥精魚肝油

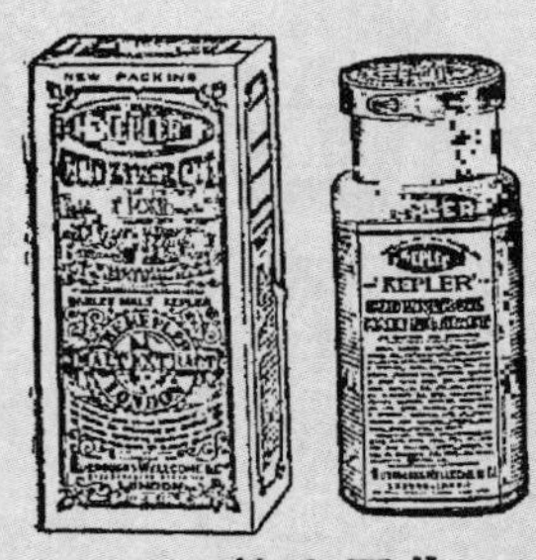

此圖由眞式縮小

解百勒麥精魚肝。油含有兩種最可貴食物要素。即純鱉魚肝油與解百勒麥精是也。○鱉魚肝油。醫學界久已承認。爲消耗諸症與疾病匱乏育質者之最妙食品。惟其氣味每爲病者厭惡。又胃消化力不強者。亦常不能受容。因此不能得其實益。是爲憾事。自有解百勒麥精魚肝油以來。此種缺憾。悉行解除矣。因鱉魚肝油一化入麥精中。其滋味便成佳美。不第食性乖僻者。易於進服。即虛不受補者。亦可得其化育之功。○解百勒麥精涵有茁壯大麥之濃厚育素。亦有消化作用之糟酶。以增鱉魚肝油之效力且使別種食物。亦易消化。○解百勒麥精魚肝油。既有此兩種寶貴食物。則其自爲各症匱乏育質之妙品。癆瘵瘰癧虧弱人服之。其恢復元氣之效力。堪稱無雙。病者藉此強壯之力。得以止遏病勢。更因此得以健痊。其於肺體炎症。以及各種熱病。難進飲食者。惟此可容納而消化之。○久病未痊。重症新愈。此爲至寶至美之食品。○稟賦柔弱。小兒單薄。按法投服。獲益匪淺。力量增加。○乳母日常服之。身體強健。乳汁濃厚。○解百勒三字。爲此品之商標。如果所服者爲眞解百勒品。其獲益也。必如願以償。　此品有大小瓶兩種。

上海
英京
寶威大藥行

西曆一千九百十六年六月出版

中西醫學報

第六年第十一期

本期之目錄

本報全年十二冊本埠洋八角四分中國境內洋九角六分日本臺灣洋一元零八分香港南洋各島洋一元三角二分零售每冊洋一角上海英大馬路泥城橋西首龍飛馬車行西間壁三十九號丁福保醫寓發行

散拿吐瑾(Sanatogen)延年益壽粉爲近代最純良之補劑內含蛋白質燐質二種滋養要素一以補助體腦一以培養腦系凡癆病血薄心悸健忘消化不良陽痿陰虛神經衰弱產後病後等服之均有奇效絕無激刺品及熱冷性質之原料在內故無論何人何時均可服用爲衛生唯一之良劑中西名人醫士來書證明此藥之神驗者已達二萬餘通又一九一三年英京倫敦開萬國醫藥會時此藥得最榮譽之獎品名剛伯利(Grand prix)者亦可見此藥之價値矣

福美明達(Formamint)藥片爲環球著名醫治喉痛獨一無上之品其治法又極簡便但將藥片含納口中而已且能脫免最危險之喉症如喉棚發炎喉痧及最劇之熱病紅疹瘄子肺癆等凡有喉患者每次用一片含納口中迨含至數片自不致再有痛苦矣且此藥片味極甘美以治嬰孩尤較他藥便利

惠購者務希認明百靈商標之福美明達藥片爲要愼勿誤購其他影戤之藥請諸君

特別注意

再本行經售各藥品除散拿吐瑾延年益壽粉及福美明達治喉藥片外又有阿白拉丁(Albulactin)乳精粉調入生乳中可使其功效卽與人乳無二又雪司吐布林(Cystopurin)藥片爲療治溼熱通利溺道之聖藥本行經售以上各種藥品倘蒙函詢一切當卽詳細奉告幷有各種之英文說明書特備以送醫學界者如

各醫士閱索立卽寄奉

上海　黃浦灘壹號　英商華發大藥行謹啓

以上諸藥品各埠大藥房均有寄售

愛蘭百利代乳粉

育嬰之道。首在食品精良。哺養得法。每見世之乳母。因乳汁稀少。多飼嬰兒以新鮮牛乳、罐頭牛乳等者。不知牛乳雖極精良。其原質與人乳不同。非製鍊適當。難免無欲益反損之弊。蓋新鮮牛乳內含酪質太多。油質、蛋白質、及糖質太少。罐頭牛乳。則油質較新鮮牛乳尤少。且多雜不淨之糖類。難保其質不變。夫酪質重。則難於消化。難消化。故多嘔吐。甜滯物重。則多虛肥。虛肥故易感疾病。至若捨牛乳而僱奶娘。固甚得計。然各人稟賦不同。奶娘又多不潔。易傳染疾病於嬰兒。本公司有鑒於此。是以不惜工本。悉心研究。精製各種代乳粉。專爲育嬰之用。其滋養之富。消化之易。與人乳無所軒輊。用以補兒定必日臻強健。茲將種類功用用法詳列於左。願世之欲其嬰兒強健者。各留意焉。

種類　愛蘭百利代乳粉共分三號。第一號代乳粉。專以喂初生嬰孩至三閱月者。第二號代乳粉。專以喂嬰孩之已過六月者。第三號麥液粉。專以喂嬰孩之已過六月者。

功用　第一號代乳粉。係用新鮮牛乳精鍊而成。原質中之酪質過多者。剔除之。油質、蛋白質、糖質之過少者。補足之。較之人乳。有過無不及。且入口味佳。又易消化。雖嬰孩體質最弱者。亦能容納無反胃嘔吐之虞。　第二號代乳粉。除所有第一號之質外。另配入麥液、燐糖等質。益精補血之物。嬰孩服之。必能日加長大。　第三號麥液粉。全用麥液製成。其中之小粉質。半已用法消化。另加純潔麥液等物。專供已滿六月之小孩服用。蓋嬰兒至六月以後。胃力漸足。已能消化米麥等品。故此號全用麥液。使臟腑略操工作。而工作又不致過勞。故凡平常病人。或病後新痊。年老胃弱之人。均宜服食。

用法　詳說明書內。此書隨粉附送。

英京　上海　愛蘭百利西藥行謹啓

愛蘭百利代乳粉。發行已二百餘年。爲各國醫士所稱許。內含酪質、油質、蛋白質及糖品。質純良。功用確實。實爲寰球獨一無二之上品。欲購者。請直向上海靜安寺路三十九號購買可也。又該行印有代乳粉保證書。欲索者。請通函上海廣東路四十號。該公司卽有寄贈。

醫學書局謹啓

介紹醫報　浙江廣濟醫報民國三年十月出版月出一冊學說新穎議論精奇掃盡浮辭獨標眞諦灌輸醫學上之新知識爲醫界放一異彩每冊二角發行處一在杭州大方伯廣濟醫院一在上海河南路十六號

介紹新著　古越虞君心炎素負醫學盛名深明兵家要指尤知當務之急特譯戰場醫務一書內分衛生勤務與戰場勤務兩大端提綱挈領滙醫學兵學家言一爐而冶之爲當今唯一之傑構有兵事責者宜各人手一編也每冊一元五角各大書房均有出售

中西醫學報館啟事　敬啟者前承定閱中西醫學報業已期滿望即惠函續定以得見全豹爲快本報外觀內容隨時力求完美誠恐出版以後轉瞬告罄不便補寄故特先行通知希即從速將續訂報費惠付以便早日寄上所有前該報費亦希即惠下爲盼耑佈祇頌

時祉

上海靜安寺路三十九號中西醫學報館謹啓

西醫董典五之幼女未育以前如何情形

吉林長春西醫董典五君所生幼女已經一載精健異常因其夫人於未產之前服用韋廉士大醫生紅色補丸故也且彼自已亦於未育幼女之前服用此丸治愈痼疾而獲康强也其來函云

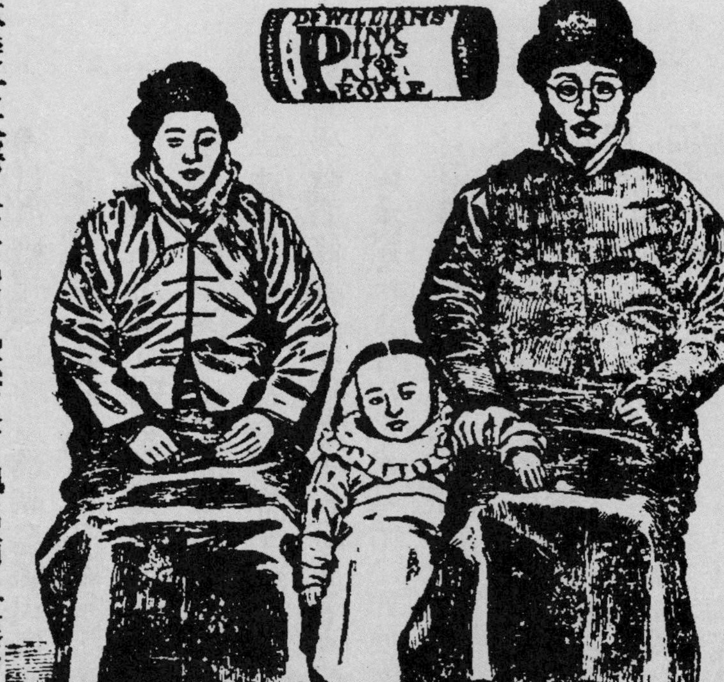

西醫董典五君服用韋廉士大醫生紅色補丸自已之症治愈之後亦以是丸治愈其妻并就診者

鄙人於前清宣統三年充雙城府防疫局提調任大責重事甚繁瑣以致食不甘味寢不安枕二月於茲及防疫事畢因操勞過度遂致積勞成疾輕則頭暈夜不安眠食不消化四肢倦息身體日見瘦弱　遍延名醫調治病症終未漸減余黟勸服韋廉士大醫生紅色補丸幸余從其勸迨服完二瓶居然飲食有加夜能安睡頭痛已止連服此丸及至精神非常靈活身體愈覺康健此後內人秀芝女士於受孕後即患嘔吐之症逢食必嘔又衆兩腿酸痛不能起坐纏綿床礙痛苦難言　故余即以韋廉士大醫生紅色補丸按照仿單上所刊孕婦服法而服甫及兩瓶嘔吐頓止連服數瓶非但步履毫無痛苦即臨產亦無困難今小女已經三歲刻下母女均精健異常嗣後余常以此丸療治于就診者均稱得心應手也

韋廉士大醫生紅色補丸係天下馳名補血健腦之聖品付經療治　血薄氣衰　諸慮百損　少年斷傷　胃不消化　瘋濕骨痛　臂尻酸楚　山嵐瘴癘　皮膚各症及婦科各症尤著靈效凡經售西藥者均有出售或直向上海四川路九十六號韋廉士醫生藥局每一瓶英洋一元五角每六瓶英洋八元

培植醫生芻言（錄中華醫報）

美國嘉惠霖著　廣州李紹昌譯

今日欲培植一班程度最高之醫生。出而濟世。非有良善之醫學校不能。數十年來。有許多所謂醫學堂創設於廣州。但開辦未久。即行停閉。推其原因。由無穩固基礎所致。中國向不知泰西醫學之眞價値。故不留意其興廢。他日覺悟其眞能增進中國人民幸福時。必僅容程度之高而可與外國醫校相等者存也。

伍連德博士。中國當今醫界中之傑出也。日前曾上條陳於中央政府。請改組全國醫學教育。條陳中有曰。凡留醫院、有醫科設之學校、及習醫之學生。須使洞悉西國高等醫校及醫院管理法之人掌治之。如使素欠經驗之人管理。則不特我國現在及將來之學校不能達至高點。且阻礙各國醫學之進步。及貽害萬人生命。惟彼是賴之行醫人也。

欲一醫學校。有穩固之基礎。須先設一董事局。此局能與他校董事局聯合更妙。董事局者。一校命脈之所倚者也。校舍或有遷移。局員或有更換。惟此局則常在。如屋之隅石。校建其上焉。歐美各醫校。凡有要件。皆取決於董事局。有不唯其命是從者。吾向未之聞也。此局中人。須選中西人經驗宏富者充之。如具董事資格之中西人數同。則寧多擇中國人任之。凡爲董事者。必願與力能擔負維持其校之責任。設立一精美完善之醫校。不能藉所收學費而維持之也。美國康奈基會於醫學教育報告內。亦注重此點。故凡醫校須有經費貯蓄。如除收學費外。幷無他項進款。此校祇可稱爲造醫機耳。經費不足。勢必濫收學生。改低課程而就之。於是完善之點失矣。維持校中財政。責在董事。維持之法。如求各教會出資聘請教員。則所延各教員可代表所貯積之經費。此事須於選舉董事時計及之。董事須擇基督教中人充之。不然亦須選對於教會所辦各善舉極表同情者。但任此職者。志氣宜大。尤要自愛。

董事局外其次要者。爲校舍及校產。置備產業與校舍。則穩固之基礎定矣。

第三要件爲醫學校與大慈善醫院之聯絡。對於兩方面所設之董事局。意人人殊。有以合醫校與醫院設一董事局者。有以採美制分設爲善者。但行分設制。須使有數局員爲兩面之董事。又訂允醫學校之教員能充醫院之醫席方善。

至研究醫學校之本體。及如何使之能製造最高等之醫生出而濟世。有三事須注意。第一教員會。第二試驗室及臨症。第三入校之資格。

教員會　美國昔日無有教員會也。醫生欲授徒。即召數十學生費數年時間教授之。

今日則不然。據最近一美國著名醫校章程。載該校有生徒四百六十人。掌教授者一百五十五人。皆經驗最富之醫生也。其中全用其時間教授者甚多。余敢謂現在省城無一醫生。能全用其時間以作教授工夫者。其更有甚於此者。一醫生兼數醫校教席。管理數藥房。又自懸壺行醫。上述之醫校。祇解剖一科。已有教習廿一人。中分總教習二人。教習三人。帮教一十八人、解剖者二人、助解剖者二人、教繪圖者一人、此二十一人之工。廣州醫校一教員能括作之。我儕固不能望各醫校轉瞬間盡成完備如是。但不可不存一完善精美之醫校於心目中。解剖一科。其始也以一外國精通此門之人充總教。使注全副精神教授。以二三助教佐之便足矣。至於畢業期限。定以五年。俾學者均受完全普通醫學教育。每班教習以四位爲準。皆要曾在外國學習者。

試驗室及臨症　數年前美國有數醫學校。因缺完備試驗室。故被人指謫。而今無矣。今日醫生不入完備試驗室實習而欲出而懸壺。是尤操舟者不用羅盤。必不多識病症。誤人不淺矣。

下列各科爲今日醫學校所教授者

解剖學　生理學　療學　皮膚學

穉學　生理化學　小兒科　眼科學
衛生學　病　學　外科術　產科學
化　學　製藥學　缺形手術　心靈學
毒物學　內科學　婦科學　喉病學
腦系學　耳病學　鼻　學　陰陽具病學

美國著名醫學校教授學生時間表如下。凡學生於第一學年、第一學期。每星期聽講十點鐘。入試驗室實習二十三點半鐘。第一年第二學期聽講五點。試驗室實習二十八點半。第二學年每星期聽講十點。試驗室實習十六點半。第三學年每星聽講十五點。隨師臨症廿九點。第四學年每星期聽講十一點。試驗實習及臨症等三十五點鐘。此種時間表需人需材需時。但此是最新醫學教授法。

入學之資格　醫科應爲完備精細之科學。既如上述。則畧具尋常普通智識者。斷不能入習明矣。有一美國童子於此。年方十四。即欲習醫。其慾望求得熟練。獲實際。不僅求一學位已也。彼十四歲。即在大學預科第一年。其學問較在省中學畢業者略高。其普通智識、數學智識、外國言語•及本國文程度。均較前數年之醫學畢業生尤深。再習兩年畢業於大學預科。然後入大學。習高等數學。生理學。物理學。植物學。德文。法文。及獲大學畢業秀士學位。然後始習醫學專科。習練四年。每年習八月。每日費七八點聽講試驗及實習。四年既滿。卽受醫學博士之銜。然未眞畢業也。受學位後。卽受政府嚴考所學。及格始能行醫。未考之前。又與他醫生賽考入良善醫院。入選後。果能勤勉作工。及顯出己之能幹。卽被委爲醫院副醫生。不受薪金一年或二年。此時期雖無薪金。然乃最快樂最寶貴之時期也。執此役後。常時作工日夜不息。期滿出院。如有機會。則游歷紐約、倫敦、巴黎、維也納、或柏靈一年。然後返本城在藥局行醫。或自圖醫業。

我已描出眞習醫者當如何矣。我輩豈望學識淺於此美國少年之中國學生。入醫學校聽講醫理四年。便懸壺行世乎。此等醫士。誤人不淺。且阻礙科學的醫學之進步也。

曾聞人言。現在有許多西醫用市上售賣之丸藥治人之病。此可證醫學程度之淺矣。

南京同寅醫學校卑別博士。對於造就醫生之法有言曰。醫學校之宗旨。在預備精通醫理。嫻熟手術之人。在教會作工。在政府供職。或自行營業。至於派遣一般學僅升堂之輩出持所學以問世。不可也。

長沙雅禮會醫院胡博士曾著論有曰。教會所設之醫學校。第一宗旨。在培植良善之醫生。間有因乏人才。而降低此旨作育醫材者。凡深識之士。當起反對之。

伍連德博士於上述之改組全國醫學教育條陳。又有曰。我國官立學校之西醫畢業生。赴西國醫學堂留學者。西人皆置之初級班再習過五年始許與他國初入學堂之畢業生齊等。而從前在我國所修之學業。在西人直視之與未學者等耳。是我國官立學堂之畢業生。比較於外來之西醫。恒瞠乎其後。且不見重於本國。如海關鐵路及驗船各醫士。皆擲重於外來之西醫。而我國派出之畢業醫士。備員充數而已。欲免以上諸弊。除博採各國善法而行。置醫學教育與諸先進國者齊外。別無第二良策。

吾儕外來醫士。非欲懸壺行醫也。乃欲扶助中國人。創立西醫學校。造就醫生而已。然因此又生問題矣。何種醫生可代我儕執醫業於中國乎。中國果堪與西方列強並駕齊驅乎。中國之醫學程度。應有英美醫學之高深乎。果應有也。則我儕之爲醫生者。不論在外國或本城受教育。應立志盡己所能整頓本城各醫校。使達到精美完善之目的矣。

余在中國經歷强少。但深信中國人能成爲良善之醫生。如在外國所見者焉。中國現在需最良之醫士也。

所謂良善之醫生者。不僅優於試驗。善於診斷。精於剖割之謂也。凡此皆重要。然有物焉。比此尤重。卽人格也。具有人格者。以生命比利祿。尤貴較名譽更尊。人格者靈魂發達之現象。以服役於人而顯之。換言之。凡具有人格者。當遵主耶穌所訓其門徒施與受較施爲有福之語。若汝忠於所習之業。汝必能盡施其才幹與凡所需者。汝時宜仰賴救主。得其眞光感化。甘心事人。如彼門徒然。施汝所學。拯救他人。卽汝靈魂也。

英國岡比黎日大學敎授歐士鍔君。當今醫界泰斗也。曾向某校看護生徒演說。言言金玉。字字珠璣。余述之以勗現在諸畢業生。

余稱汝爲優美女子者。以汝之心目已大啓。汝之慈心已大發。汝之人格已爲此數年內所經歷之事所鎔模也。

自實際上言之。汝曹一生都勞碌、有用、快樂。勞碌、有用、快樂。多至汝曹意料之外。此世界不能贈汝比此更大之福也。

汝曹將來忙碌必矣。因求如汝曹者衆也。汝曹成大用必矣。因汝等將來要護理不能自護理之人。及需善士安慰扶助之人也。

汝曹將來必大快樂。因汝等有才多勞也。人執一業。滿其靈魂之慾望。眞樂卽由此業生。既明此理。我輩須要盡力增進人生之幸福。勿盡力奪之爲己有也。醫業與他職業之分在一仁字。醫家具仁心。則可作慈善事業。若上帝然。細察文明進化史。知仁之一字。爲講求衞生防遇嗜欲之原。昔人以爲不可救藥之症。與一切未經發明之病。此半世紀醫學大放光明。一一解釋之。普渡衆生出苦海。幾爲我輩醫界人專利之事業。他種可敬可愛之職業。如法律學等。不能與吾輩競比也。醫界年年皆有發明。故昔以爲異者。今則以爲尋常矣。拉菲仁與六七人戰勝霍亂症。使荒涼之土成爲安樂之鄉。李和泰與其伴不日又將黃熱症殄滅淨盡矣。科學的醫學日進無疆。慈善人行見希望之人道主義實行時。哲學家已早夢見此科學爲世界和平之嚆矢矣。

衛生格言

無錫丁福保仲祜著

吾人處此多難之秋。尤宜葆養精力。留此身以事事。精力稍不足。所臨事皆勉强爲之。不克勇猛精進。近世士大夫。旣不知普通衛生法。又以精力消耗於賭博聲色中。晝夜顚倒。神氣頹喪。一身尙不能支持。况出而任事乎。故輯衛生格言以告少年有志之士。民國五年五月無錫丁福保識

第一章　呼吸器之衛生

吾人呼吸之空氣。最宜淸潔。故室中之窗。宜常開。雖大風。窗亦不宜全閉。室中之空氣。時時令其流動。爲衛生之第一要件。

臥室之窗。夜間亦必開放。惟榻前宜以屛風。圍之。不使冷風直接於身體。以免感冒之患。有時風力過猛。窗或不能盡開。或開窗之半。或四之一。宜斟酌風力之大小而增減之。天氣嚴寒。雖寒暑針之水銀柱。降至零度下。牀上覆以重衾溫以熱水瓶。而窗之盡開者。仍如故。此種布置。謂之空氣療法。凡無病及肺病之人。宜每

夕行之

吾人雖生活於新鮮之空氣中苟不用力呼吸之僅能得其益之半蓋尋常吸入之空氣不能入於肺之深部其呼氣也亦僅能將肺之上半部濁氣呼出此種不用力之呼吸謂之淺呼吸用力吸入之空氣能直達於肺之深部其用力呼出之亦能將肺深部之濁氣呼出此種用力之呼吸謂之深呼吸莊子曰吹噓呼吸吐故納新漢書王吉傳曰吸新吐故以練臧（臧五臟也）此卽近世之深呼吸法也宜朝夕實行之（凡患咳血之時宜用空氣療法不可用深呼吸法）

凡居於繁盛之都會者不能享田園之幸福宜常往鄉村曠野之區吸取新鮮空氣

吸氣宜用鼻孔若吸氣由口而入則空氣內之灰塵雜物及各種病原菌往往吸入喉頭或胃內氣由鼻孔吸入則無此弊若在冬季則空氣由鼻經過亦能使之稍溫可免過冷之虞

痰宜唾入痰盂不可狼籍滿地咳嗽出嚏須以手或手巾掩其口愼勿以嚏嗽向人

第二章　消化器之衛生

每日食前宜運動。食後宜休息。

每餐食物宜細嚼而後嚥下。蓋細嚼則已省胃力消化之一半也。

每餐食物不宜過飽。若有胃痛腹瀉嘔吐等病時。尤宜忍餓而不食。

減少肉食。注意烹飪。惟宜多食油類。以養體內細胞。足以敵殺外來之病原細菌。

食物之污穢沾塵及生黴者勿食。可疑之水（劣井水河水溝水池水等）勿飲。

飲食之未燒沸者勿食。食物之過熱過冷者勿食。他人用過之碗箸。非洗之極潔。不可襲用。

酒能傷損各內臟之細胞。故飲酒者必短縮其生命。西諺云。杯中溺斃者。較海中尤多。宜戒酒。

菸之爲害。較酒尤烈。宜戒絕。茶及咖啡亦不宜飲。

第三章　清潔之衛生

大便宜每日一次。不可使大便秘結。且上厠大便。每日宜有一定時刻。使終身成爲習慣。

衛生格言

每日早起宜用冷水手巾摩擦全身再用乾毛巾用力擦乾若不能徑用冷水用溫水亦可

早起宜以冷水洗面用溫水亦可又宜以柔軟小毛刷刷齒將舌苔刮淸又以淸水漱口每日三餐之後亦宜洗面刷齒漱口如早起西諺曰口潔淨恆無病

早起洗面時兩手及脖頸均宜以冷水肥皂洗淨

每飯前宜剔除指甲內之汚物以水與肥皂盥手又每便溺後須用肥皂盥手

每七日宜用溫水洗浴一次若在夏月宜用冷水每日洗之較冷水摩擦容易淸潔若覺身體不舒則不可洗浴卽洗浴亦不可逾十分鐘之久身體極熱之際不可入水衣服亦須淸潔與身體無異

若力所能及須各人用一手巾勿與他人互相雜用患病者須有專用之手巾專用之飲食器以防彼此傳染

屋之內外均宜潔淨勿使塵埃飛揚陰溝陽溝亦宜收拾潔淨以免汚穢各處不可使有積水有積水則有孑孑他日化而爲蚊必爲瘧疾之原

屋內器物上之灰塵宜以濕布揩抹之使之潔淨不可用雞毛箒拂灰塵使灰塵

飛揚於空氣中人吸入之即爲患肺病之原。

第四章　起居動作之衞生

晨宜早起俾作事前得以從容早膳晚宜早眠俾得休息八點鐘至十點鐘之久。

臥牀莫善於鋪以堅實之褥（不用鴨絨等物）覆以輕鬆之被（羊毛毯）臥牀不宜接近牆壁。

睡時宜側身向右。

臥房窗戶宜常開頭與頸宜凉足宜溫。

眼須防護昏黑之處或日光射於所作之事物上或燈光耀目與恍忽不定皆不可讀書操作。

文字愈小功課愈多若不知及時休息則損目愈速。

寫字時光線宜從左肩來。

寫字及手工或他種操作時宜使所作之事物距目一肘之遠如目力能及至少須距中國尺八九寸許。

坐而讀書時腰宜直臂宜垂肘宜高如几面等足宜平置於地板或足櫈上。

直坐時脊背須靠椅圈。

凡拘束身體不便吸氣與夫阻遏血脈流通之物勿用。（腰帶腿帶緊領小履等物是也）

宜屢在野外運動身體兼用深呼吸法令胸腹鼓起。

散步田野間或樹林中多

得太陽光線悅人心目活動身體之遊戲如步行打球踢球拉繩等皆係壯健身體之操演惟不可漫無節制宜適可而止耳

總之無論飲食起臥沐浴上厠體操游散深呼吸及看書寫字辦事等均宜嚴定章程確守時刻今日如此明日亦如此今年明年無不如此身心必强健無倫世間無不可爲之事矣

第五章　傳染病之預防

傳染病分急性慢性二種急性傳染病如腸窒扶斯(傷寒)虎列拉(眞霍亂)赤痢實扶的里(白喉)猩紅熱鼠疫痘瘡(天花)流行性感冒(春溫)等是慢性傳染病如結核(癆病)梅毒淋病癩病等是吾人研求各種新智識當以傳染病爲最要因吾國人既無個人之衞生智識又無公衆之衞生機關傳染病蔓延於各處吾人若無防衞生命之法必爲病原菌所殺無疑也此書因限於篇幅不能詳述學者宜閱敝處印成之傳染病之警告傳染病之大研究急性傳染病講義以及肺病救護法癆蟲戰爭記等書

室內有患傳染病者或其內曾有因患傳染病新亡之人切不可入若自患傳染病或患病尚未全愈不可令他人入室問病若病後身體衣服住室未全洗滌清潔亦不可入學堂入游玩之所或出外訪人

患肺結核者於一日一夜中所咯出之痰痰內之微生物約有數千兆之多痰乾後混於空氣內之塵埃中他人吸入之卽爲患肺癆病之原因吾國人不知肺病傳染之理因咯痰狼籍滿地往往有一家盡死於肺病者

六畜蟲豸亦能傳染病毒不宜玩弄他人之犬尤宜加愼凡狗貓之類不許入住房內以防傳染病菌

翻轉書葉檢點鈔票忌以口津濕指恐古書鈔票有病菌傳入口中也勿用指甲剔挖鼻孔須用手巾恐指端有病菌傳入鼻中也他人巾冠等不宜使用恐他人服御之物有病菌傳入我身也凡飲食之可疑者亦不食之

第六章　生殖器之衛生

男子自十四五歲至十七歲爲身體長成之期自十八歲至二十五歲爲腦力發達之期此一定之公例也自十四五歲後腎囊中之睪丸製出精液精液中最重

要之一部份名曰斯丕爾明Spermini流入血內輸到心臟從心送至身體各處能使各處之肌肉長大堅强又能使腦髓發達心思活潑志氣高大恒思立身於此世以成非常之事業此身體長成腦力發達之大根原也

在二十五歲以前若精液耗費過多則全體中所需之斯丕爾明大爲缺乏由是肌肉消瘦柔軟如綿肩背傴曲胸膛偏窄腦力日益遲鈍志願日益薄弱氣息奄奄頹然若一老翁生存尚不能保遑言學問與事業乎

耗費過多之精液若在二十五歲以後是時肌肉與腦力雖已發達然全體少斯丕爾明之培養則筋肉無力志願卑陋或驚悸不寐終日疲倦如病夫繁劇之事均不能勝任甚至有因此而夭天年者

所以衛生家當以窒慾爲第一事在身體未長成時爲尤要凡情慾發動時宜竭力窒塞之克制之不敢使之稍縱避女色如烈火如毒蛇猛獸卽老子所謂不見可欲使心不亂者是也

學者苟能終日熱心於某種學問或盡力於某項事業則慾心自淡若飽食煖衣逸居無敎言不及義則情慾之念熾矣故吾人當以全副精神專注於正當之學

樂朝夕樂此不疲慾既不生不必言窒不必言克制矣

按著者前任北京教授算學及生理學幾及三年終日忙迫無暇慾念未嘗一動蓋耗費腦力過多則生殖之慾自淡也近見政界中人稍一得志則縱慾無度因嬾惰無事而縱慾因縱慾而愈惰愈不能事事惰落青年可爲浩嘆斲喪一己之罪猶小敗壞社會風紀之罪爲尤大也玆舉宋儒窒慾事二則如下以爲法

劉元城先生云安世尋常未嘗服藥方遷謫時年四十有七先妣必欲與俱百端懇罷不許安世念不幸使老親入於炎瘴之地已是不孝若非義固不敢爲父母惟其疾之憂如何得無疾祇有絕欲一事遂舉意絕之自是逮今未嘗有一日之疾亦無宵寐之變陳瓘曰公平生學術以誠入無往而非誠凡絕欲是眞絕欲心不動故公曰然安世自絕欲來三十年氣血意思只如當時終日接士友劇談雖夜不寐翼朝精神如故

伊川先生曰吾受氣甚薄三十而浸盛四十五十而後完今生七十二年矣校其筋骨與盛年無損也又曰人待老而求保生是猶貧而蓄積雖勤亦無補矣張思

叔曰先生豈以受氣之薄而厚爲保生耶先生默然曰吾以忘生徇欲爲深恥

子弟方有知識尚未婚娶時此數年間自治尤宜嚴密時時防閑恐其情竇一開潰決難遏不特有損品行且性命可危交友宜擇端嚴方正之人若爲狡童引誘則遺害有不忍言者

凡淫邪小說少年人宜視之如毒藥均不可看亦不宜留置案頭蓋端嚴方正之人若見我案頭有此種淫邪小說必爲彼所輕賤矣

子弟少不戒色誤入花柳場中貪戀片刻歡娛傳染淋病梅毒遺害終身累及妻子一朝失足百悔奚及

第七章　心術上之衛生

注意於呼吸器、消化器、清潔等之衛生及傳染病之預防此皆治表之法也余之所謂治本者治吾心之病焉耳蓋人心本自定靜本自泰然何病之有惟遇貨財即思爭奪遇功名即思擠排遇勢燄則思趨附遇睚眦則思報復遇患難則思逃避患得患失日攻於心心病日入於膏肓雖外有所養終不勝其內之所攖此扁鵲之所以望而却走者也苟欲衛生宜先治其心一切榮辱得喪俱不足爲吾心

累使清明之氣常在吾躬心日以廣體日以胖不期壽而壽矣

人心不可聽其自由宜有自治力嚴爲防範絲毫不可疏忽所以治心有無窮工夫閱少年進德錄、少年之模範、即能知下手方法

心中發一邪念則氣血俱來助之忻然而作殆惡事做成之後他日必生後悔夜深人靜天良發現時所受之責罰較有形之桎梏爲尤酷此時全身皆蒙大害而以腦神經爲尤甚日日如此形容安得不枯槁生命安得不短促乎凡不知足而貪求無厭者雖富貴而受害亦同

心中無一邪念終日不作惡事雖處貧賤而方寸泰然靈運之山水淵明之琴樽北山之猿鶴謫仙之影月皆可髣髴爲之而得其八九心既無病可謂完全之健康矣

飲食爲養身之資書籍爲養心之資故學者宜多求書籍以養其心不可使此心無所寄託處順境不樂處逆境不樂起臥坐立均不樂栖栖皇皇遂爲外物所誘卒以此心寄託於聲色貨利之中吾見以此喪生者多矣

鄒文莊公曰身之生死衆知畏之心之生死知畏者鮮聖門只從心上論生死故

操心危慮患深是生於憂患欲敗度縱敗禮是死於安樂果能戒愼恐懼常精常明則雖貧賤患難無入而不自得此文莊答東山諸友語也孔子曰哀莫大於心死而身死次之孟子曰所惡有甚於死者又曰放其心而不知求哀哉蓋形骸存亡祗是軀殼而天君喪失則眞死矣可不謂大哀乎衛生講到極處非僅欲保此身并欲使此心不死也

第八章　結論

家中宜多藏書時時閱之可知古今成敗得失可檢束其身心可陶冶其情性可尙友古人以自娛此衛生法之最上乘也

書籍固宜多買然近時所出之言情小說實爲害心之毒藥傷風敗俗莫甚於此教習宜以此戒學生父兄宜以此戒子弟萬不可買萬不可借閱製造此種小說者以失業之文人爲最多然寒士謀生自有正道止可擇其不傷義者爲之耳渴死不飲盜泉祀親必求仁粟何可作淫邪小說以流毒於無窮耶

仁者壽聖人之言也予嘗執此以觀天下之人凡氣之溫和者壽質之慈良者壽量之寬洪者壽貌之厚重者壽言之簡默者壽蓋溫和也慈良也寬洪也厚重也

簡默也皆仁之一端其壽之長決非猛厲殘忍褊狹輕薄淺躁者之所能及也此吳草廬先生之言錄之以告世之言衛生者

人所以千病萬病只爲有己有己故計較萬端惟欲己富惟欲己貴惟欲己安惟欲己樂惟欲己生惟欲己壽而人之貧賤危苦死亡一切不恤由是生意不屬天理滅絕雖曰有人之形其實與禽獸奚以異若能克有己之病廓然大公富貴貧賤安樂生壽皆與人共之則生意貫徹彼此各得分願而天理之盛有不可得而勝用者矣錄薛文清語

羅念菴先生曰入深山僻靜絕人往來每日塊坐一榻更不展卷當極靜時恍然覺吾此心中虛無物旁通無窮有如長空雲氣流行無有止極有如大海魚龍變化無有間隔無內外可指無動靜可分上下四方往古來今渾成一片所謂無在而無不在吾之一身乃其發竅固非形質所能限也故仁者渾然與物同體

蔣道林先生抱羸疾歲乙亥病益甚嘔血幾不起先生乃謝郤醫藥借寓道林寺祇以一力自隨閉目趺足默坐澄心常達晝夜一日忽香津滿腴一片虛白炯炯見前冷然有省而沉疴已去矣先生嘗曰初讀論語及關洛諸書頗見得萬物一

體是聖學立根處未敢自信直到三十二三歲因病往寺中靜坐將怕死念頭一齊斷卻如此者半年一旦忽覺此心洞然宇宙渾屬一身呼吸痛癢全無間隔乃信得明道所謂廓然大公無內外是如此自身與萬物平等看是如此

衛生格言終

最有益之簡單運動(錄青年)

運動爲保存健康之良劑。此一理由久爲普世所公信。自非頑舊不化。識見淺陋者。必不以爲虛謬也。然徒知其理。亦復奚益。必以見之於實行。始能實收其善效。但世間唯實行二字。難乎其難。明知運動之有益身體。而玩忽不爲者。十有八九焉。殆所謂心知其美。不敢嘗試者與。

運動之要訣。在於自然而不勉强。若夫心旣生厭。猶復勉强從事。是何異於睡眠未醒。强使步趨。無益有損之甚矣。故運動求其有益。宜使人忘運動之勞。只覺游戲之樂。斯爲法之良者。有良法。斯必無所窒礙矣。然亦不可一概而論。有多數之人。性不喜游戲。或雖欲游戲而無合宜之機會與時刻。其不能遊戲運動之益也。未如之何也。故非有最普通便易。人人可行之運動法。則運動之利益終竟難以徧及。

且也人造之各種運動法。固各有其優點。然究不若天然之運動較爲完善。天然之運動者。行走是矣。此法無論何人。皆得爲之。無論何時何地。皆無所阻難。矧夫生而爲人。苟非疾病殘廢。皆有行走之必要。不煩思慮而可得。不覓暇晷而可行。此其利便爲何如。較之他種運動。必需器械約同伴者。不可同日而無論矣。

最有益之簡單運動　　二

若能於室外行走。尤爲有益。若郊野。若山林。空氣新鮮而景色淸麗者。隨意遊行、則合運動、換氣。遊賞。三者爲一事。寧非便宜之至乎。若偶然不能出行。則於室中爲之亦可。大凡身體健全之男子。每日自晨九時起。至下午四時止。當能行六十餘里之遠程。而不感疲乏焉。非然者。其體氣必有所虧損。此可臆決者。夫行走固四時皆宜。而尤以冬季爲最適。不特朔風寒氣之拂襲。足以凝固其精神而走冰踏雪。尤足强壯全身之肌肉。故步行愈難而收效愈善也。美前總統羅斯福。非體壯力健。優能任事者乎。但每日必出外遊行一周。雖雨雪亦不間斷。假令彼不習步行者。追隨其後。行見力竭氣促。廢然雇車而返耳。夫車之爲用。雖不可少。然其引人乘坐。適以養成惰逸之習慣。且將阻止肢體天然之運動。而妨害全身之康健也。如愛身者。於此交通日便之世。愼毋貪逸而惡勞。違乎養生原理也。

步行之有益於身體。究何如乎。則以其對於肝臟。及其他之分泌器官。有直接之感應也。譬如人體重一百四十磅。其肝臟之重量。爲四磅有半。人體中之內核。此其最大者矣。然其功用、吾人不加細考。卽有所知。亦不過肝臟每日分泌膽汁約二磅半。蓄儲膽囊之中。以助食物之消化耳。然肝臟有他項之作用也。則其爲化製糖質所必需。此種糖質。經血液洗刷。速傳至肺臟。人體因以得滋養焉。若肝臟失調。則肝火旺盛。性情乖戾。或有抑鬱愁悶生趣索然者。

若夫激烈之運動。固亦有益於身體。然往往不能保肝臟之健全。嘗聞特種之運動。以其震動肝臟故。而反收不良之效果。蓋肝臟一經振盪。其所產之膽汁與糖質。驟見增多。非操練有素之運動家。則必致營養失其常度。而災眚相逼而來。或則頭痛。或則胃病。於斯時也。欲療治之。宜以步行爲宜。譬如人患頭痛。若行疾馳。則必愈增其患。惟緩步徐行。往往能霍然而愈。

夫步行之大有裨於消化。其例甚明。各國人多信之不疑。以此法極爲簡單也。凡人進膳之後。卽起步行、則其食物之消化。必較靜坐不動者爲優。謂予不信。可自試驗之。行見瘠瘦者將轉爲壯碩。羸弱者將變爲强健。雖著履易於損壞。而其所得實有百倍於所失也。雖然。飯後步行之法。能使軀體肥胖者。轉見爲瘦損。聞者將訝其言。而斥步行爲有害乎。則當知體之肥胖。本非健康之徵象也。其體內肥質。皆無用之物。當化未化凝聚而成者。其凝聚之故。則由血液中缺乏養氣故耳。今以步行之捷法，增補血中之養氣。因此得排除無用之脂肪。而組成强固之肌肉。甯非有益之事乎。故吾人步行郊外空氣淸曠之地。實爲最上乘之健身運動。其震奮肝臟也。能適得其中。而無過猛之弊。其滋補血液也。能增益其養氣之容量。使由肺腎皮膚等官洩去。一切廢料毒質而尤要者。則以肌肉的營養作用。因是增强而能拒敵種種病菌之侵入是也。

以上第就步行之有益於體育上言之也。推類以思。則足力旣健。遇事可以有恃無恐。遠灾避害。不須乞援於他人。跋踄往來。但求效力於雙足。此亦獨立自助之一端也。其功效蓋有不可勝言者。

由斯以譚。步行一事。實能使人增長筋力。延長壽命。固不必言其他種種利益而已覺有充分之愉快。聞吾言者。倘猶趑趄退卻乎。則請證諸世界有名之步行家。觀其經驗以審定究竟之利害如何。韋斯敦者。偏游五洲之步行家也。自一八六〇年以後。行期之悠久。歷程之窵遠。出乎諸名家之上。雖其第二次繞行地球。現尙有志未逮。而其日日有事於步行。曾未稍懈焉。當韋君遠行時。道經容格斯市。人或有識之者。呼之曰壯哉老翁。君不懌曰。謹謝尊稱。余自覺猶爲二齡之嬰兒焉。老年而猶不失童心。韋君之異乎常人者在此。夫現行之衞生規則甚多。特有未足深恃者。其最普通而有益者爲何。曰唯。步行以企得少壯耳。世人欲求返老之方。駐年之術者。盍試爲之。

禿頭及其療法

邯鄲郭雲霄竹庵

區別禿頭爲三種。一、先天性禿頭。二、老人性禿頭。三、早發性禿頭。先天性禿頭。甚罕。老人性禿頭。普通發於高年人。早發性禿頭。尙未及高齡卽呈禿頭。其原因有二種。一、特發性早發性禿頭。二、症狀性早發性禿頭。特發性早發性禿頭。大體與老人性禿頭同。除遺傳素因之外。無他原因可證。症狀性早發性禿頭。有一時性者。有永久性者。有發生遲者。有發生速者。其原因別爲體質性與局處性二者。體質性之原因爲急性熱病、惡液質、(例如肺結核、糖尿病、梅毒癩病)神經症急劇之精神感動。局處性之原因爲左之諸項。

(一)　慢性脂漏

(二)　頭皮之炎症(丹毒、痘瘡、鱗屑疹、溼疹)

(三)　狼瘡

(四)　毛囊角化症

(五)　寄生性諸病(黃癬、截髮、泡疹)

(六)　梅毒

（七）打擊、摩擦、火傷、X線放射等。
（八）神經性及寄生物性。
（九）反射的神經作用。殊由齒障礙者。
禿頭之療法。第一須明病理學的診斷。例如頭皮有炎症時。用刺戟性藥品。病機有變惡之弊。反之頭皮蒼白而呈貧血者。用尋常之鎮靜藥。則非惟病機不佳。治愈上且有費長時日之害。
少年人之多數禿頭。務將脂漏性皮炎。早爲治愈。則毛髮可再生。脂漏性頭皮。一週洗滌一回。以防頭垢之蓄積。洗滌用等分軟石鹼。酒精爲良。頭皮若呈炎症。爲過敏性時。可用流動石鹼、越幾斯。
應用於禿頭之藥品。爲歐乙列曹兒、青酸、依比知阿兒、鉛、列曹兒、水銀製劑、規尼涅、列曹爾珍、撒里矢爾酸、硫黄、爹兒。就中二%列曹爾珍溶液。用於禿頭。呈佳良之效果。將列曹爾珍。溶解於水。可於全頭皮一日塗布一回。然列曹爾珍。雖二%之溶液。亦常有致毛髮不潔之害。故可以歐乙列曹兒代之。用列曹爾珍溶液時。宜禁用亞爾加里石鹼樣之亞爾加里劑。

處方

列曹爾珍　〇、五　蓖麻子油　三十滴
奎爾拉丁幾　十五滴　薔薇水　加爲三〇、〇
右爲塗布料。

焦性杜松子油　純酒精　各十乃至六十滴
流動巴拉芬　加爲三〇、〇
右塗布料。

頭皮發赤。呈炎症時。用左之處方。

爹兒酒精液　三十滴　稀青酸　五滴
倔里設林　十滴　薔薇水　加爲三、〇〇
右塗布料。

鉛醋水　十滴　爹兒酒精液　十五滴
倔里設林　三十滴　薔薇水　加爲三、〇〇
右塗布料。

撒里矢爾酸。用於脂漏有效。因不溶解於水。故宜爲酒精液而應用之。

依比知阿兒、奇阿兒奇、給納兒。亦賞用之。

脂漏既治愈後。可用刺戟藥。以圖毛髮之再生。但須詳檢頭皮有脂漏之初徵時。速將刺戟藥之應用中止。

刺戟藥、以毛髮再生之目的。而被應用者。爲左之諸品。

安母尼亞、芫菁、石炭酸、偎里沙羅賓、夫爾麻林、列曹兒、

左藥之中。一乃至一〇%列曹兒液。呈最良之作用。但有臭氣。不便。

頭皮呈貧血者。用眞空導子。應用稠波電流有效。

脂漏之頑固症。用由痤瘡菌製之華苦芹有效。此時所用之菌數。須五千萬乃至二億以上。

禿頭之頑固者、摩擦頭皮。可得佳良之效果。

慢性胃加答兒（即古書所謂淡飲痰癖之類）

萬鈞　叔豪

患者有一定之症狀則必有一定之病名病名之不可濫用此爲醫學界上之通例迺今一般醫者率多濫用慢性胃加答兒之病名凡遇消化不良之患者則概名之爲慢性胃加答兒嗟乎醫學進步如今日尚不能下正確之診斷豈不重可慨歟余特述慢性胃加答兒一篇以爲研究醫學者告焉

原因　本病之狀態有二一爲特發性一爲續發性現特發性狀態者則絕無而僅有現續發性狀態者則數見而不鮮此其說爲洛衣培氏及朋紫兒獨氏等所倡導後一般醫者多然其說其屬於續發性則於他種之胃疾患例如圓形胃潰瘍胃癌及胃擴張等見之其他若胃黏膜起鬱血之疾患例如肝臟硬化症門脈系統之狹窄或心臟及肺臟疾患亦續發是症其屬於特發性則發現尚不甚明瞭然其多於患者之不攝生此可斷言者也發生本病之主要原因即在於酒精飲料之濫用（例如白蘭地酒等）故嗜酒家罹本病必居多數而凡食物之過速不細嚼而後嚥下者亦鮮有不罹本病此外如口腔齒牙之不注意於清潔及吸食過度之煙草喜食峻烈之香料應用易起炎衝機轉之藥品（例如峻下劑砒素及拔爾撒謨劑）等又無一非發生本病之

媒介物至於多食植物性物品則尤易發生本病續發性疾患中所最宜注意者即隨肺癆病而來之慢性胃加答兒是也蓋以肺癆病於近世紀醫學界上咸目爲不治之症而謂無法可以治療然能注意於全身營養之佳良以戰勝病魔是爲上策故罹肺癆病時若續發慢性胃加答兒則患者之營養被其阻害而原病遂日形加劇茲據近日多數學者之研究肺癆病之末期多有併發加答兒性胃疾患減少鹽酸之分泌維其如是則醫者對於本病之治療法急宜發明不容再緩又據布里開爾氏之研究患劇烈肺癆病之六十四人中其健康胃僅百分之十六患中等肺癆病者其健康胃僅百分之三十三患疾病之初期其健康胃僅百分之五十休外爾倍氏曾解剖癆病患者二十五人中多至十九人有本病之解剖的變化買爾封氏解剖癆病患者二十七人中多至十八人有本病之解剖的變化居今日而言醫學誠不可謂爲一無進步而惟本病之根本的療法刻尚不得其要領未始非醫學上之缺點所由宜速發明使吾人類之胃腸獲常保健康而全身之營養亦因之以盛則雖有肺癆病之疾患自不易侵入此實肺癆病之豫防法也

病理解剖　黏膜面呈褐赤色或灰赤色黏膜下有充血之血管又往往有散在性出

血或黏膜之剝離此種加答兒若經時稍久黏膜面則呈灰黑色或石盤（即石板可以石筆寫字者）灰色至黏膜恒有軟化及腫脹兼有一種黏稠引縷性之黏液散布於表面此黏液呈透明玻璃狀時或混濁時或帶血色又有呈灰褐色者

本病之解剖的變化其關於表皮之剝脫與腺細胞之變化及結締組織之浸潤者約可分爲肥大性狀態及萎縮性狀態二種所謂肥大性狀態者卽腺組織之區域因腺間結締組織之增殖腺組織被其侵害壓迫而有萎縮之現象黏膜面由此起皺裂狀或乳嘴狀之隆起其表面則因血液之滲出起血色素之變化呈灰色或帶褐灰色面上黏膜之色亦同所謂萎縮性狀態者上皮細胞之缺損結締組織隨之萎縮腺組織極爲荒蕪黏膜面頗覺滑澤呈灰白色或石盤狀灰色

此種炎衝症狀若侵及黏膜下層或筋層則筋纖維消失而代以新生之結締組織然亦有筋纖維肥大呈反對之狀態者噴門及幽門部之筋纖維肥大則尤爲顯著幽門有因此呈狹窄現象故後日之胃擴張症實多由此起

漿液膜亦有時呈炎衝機轉此時之漿液膜其面粗鬆且肥厚而色帶混濁若胃之各層則極肥厚而胃部遂因之狹小胃萎縮由此而成此卽勃全託氏所謂胃之變化也

但欲鑑別此等症狀須行顯微鏡的檢查法庶不致誤認爲癌腫變性羅慢性胃加答兒時黏膜面有小丘狀之隆起凹凸不平此最爲易見而此小丘狀之隆起則呈多數之小疣贅狀間亦有稍大之突起其外觀與發生肉芽之瘡面相彷彿法國之醫者特稱之爲乳嘴狀態或曰乳嘴面

症候　本病之症候頗類似急性胃加答兒其症狀略見緩和本病之自覺的症狀概係消化不良症狀之發生極遲緩且患者之胃部時起壓痛多有膨滿或壓重之感其他之症狀則爲食思缺損食物逆嗜（反其平日所喜食之物）及善飢等最喜食酸烈之香料與有刺戟性之各種物品疾病之持續愈久常則此等之念慮愈亢進口內常放臭氣乘時發酸臭或無臭或惡臭之噯氣其時胃內容物呈反流之現象又起嘈囃及惡心惟嘔吐之發生不易若發生嘔吐時則不變化性食品或醱酵性食品均排出於外用顯微鏡檢查此物除食品外含有釀母菌或蛇兒矢那（爲聯八個球菌而成之立方體也）時放惡臭亦有無臭者嗜酒者每於早晨常吐出唾液狀物質此之謂酒客早晨嘔吐其發生之原因概係唾液分泌神經之反射的刺戟夜間嚥下之分泌物其粘稠引縷性呈亞爾加里反應

以上所述爲本病之自覺的症狀患者之軀體有無力之感或陷於憂鬱或起胃眩暈暈眩暈狀態或呼吸促迫時爲喘息狀發作即通稱之消化不良性喘息餘則發心悸亢進脈搏不正便通失其常度或便秘等症顏色憔悴形容枯槁而軀體漸即於羸瘦

本病之他覺的症狀略述如左

舌狀全無變化者然舌之普通狀態往往有呈灰白色或黃色或褐色之舌苔舌緣具齒痕口內發臭氣唾液之分泌則異常增進

胃部膨隆起壓痛劍狀突起之下中線之右幽門部之附近處其壓痛爲尤著在一般醫者對於本病之他覺的症狀中所目爲最關緊要而有確實之標準者即胃內容物是也

取胃內容物行精細之檢查其侵害最著者爲化學的官能胃酸往往缺乏此概爲屬於一時性之現象至論其普通狀態則胃酸不過略爲減少加答兒症狀愈劇烈時化學的官能被其侵害愈著一般醫者所常見者爲黏液分泌之增多鹽酸缺乏（重症之加答兒）時爲尤甚其時若將濾過之胃內容物於其中加醋酸則生混濁之沉澱此無他蓋以胃內容物之實含有粘液也

附記　據里爾氏之研究所嚥下之黏液都游於採取之胃內容物中而原有之胃黏液則悉沉於下底又據朋紫兒獨氏之說如先行送入蒼鉛末而後採取則粉末與黏液相固着尤易鑑別

胃部之運動力則非常減退攝取之各種物品久積滯於胃中因之脂肪酸乳酸等有異常之醱酵蓋罹本病後胃之化學的官能及運動力既非常減退而可知其消化蛋白質之困難也

罹本病時之患者其胃部之吸收官能與普通之健康胃相較不過略爲遲滯實無大差異

患者之尿量初無異於健康時惟時或減少呈濃褐色而燐酸鹽類及蓚酸石灰之沉澱則頗多

患者之大便大都秘結若胃加答兒與腸加答兒同時發生則多下痢時或便秘與下痢交換行之

診斷　本病之自覺的症狀無確實之標準故凡遇患本病者不得不藉胃管之力以爲診斷本病時之必要若食思之缺乏胃部之壓重膨滿及其他之二三現象要不得

謂為本病之特殊症狀以羅他種疾病時患者亦往往發生此種現象也患本病時當以檢查胃液為診斷本病之不二法門然實行此法則尤易與他種之胃疾患相混淆往往有誤認胃潰瘍或胃癌或胃擴張為慢性胃加答兒者其例甚多洛衣培氏有言曰凡因消化不良而起之胃疾患雖久治未愈決不可即指其為慢性胃加答兒而遽下診斷此眞閱歷有得之言也

本病與胃癌之鑑別其關係極為緊要但此種鑑別在不能觸知腫瘍之間頗覺困難惟本病之經過中絕少疼痛而胃癌之經過中則疼痛頗多且本病之經過雖久無惡液質胃癌則往往起惡液質體力漸衰軀體日即於羸瘦罹本病時之起嘔吐症狀初無血液混於嘔吐物中罹胃癌時而起嘔吐症狀則嘔吐物中恒混有血液當患胃癌後在不能觸知腫瘍之前乳酸之量較多運動力減退所食之各種物品停滯若患本病則乳酸之量較少而運動力亦復如常患胃癌時鹽酸缺乏患本病時除亞篤羅必性胃加答兒外則無此種狀態罷倍氏曾言凡人患胃癌時必有多量之蛇兒矢那但此說恐未必盡然惟愛外爾獨氏謂內容物中混有小血液要足為患胃癌之證其確實之表徵即潛在性出血是也然為單純之慢性胃加答兒則不見有此等變化此說

又為長與博士所主張除以上所述外苟注意於患者之年齡或不難發見確實之根據

羅胃潰瘍時其疼痛頗甚故易與本病相鑑別欲檢查壓痛點之存在與否亦不難於鑑別但此等疼痛點概限於一局部且與攝取各種物品有直接之關係如遇有出血症狀時則鑑別尤易

患胃液缺乏症時鹽酸百布聖拉勃乎均極為缺乏然於胃之內容物能特別注意則與本病相區別亦屬甚易

經過及豫後　原發性之胃加答兒得適宜之治療法豫後大抵佳良如不嚴守治療法與注重於攝生非特有再發之虞且起胃之弛緩分泌機能之障害等各種症狀如是則難於治療而豫後頗形不良若續發性之慢性胃加答兒(或胃部素有障害)則關係於原病甚大豫後之佳良與否一時實無從判決

療法　本病之療法頗類似急性胃加答兒平日宜注意於種種之生活法而於各種之飲食物品則尤宜注意最易患本病者則為有靜脈鬱血心臟疾患或腎臟疾患等人故當講求原因的療法例如患肺臟エンフィゼーム及其他鬱血狀態時為治療

原病計則莫如飲用鑛泉使腸管易於排泄患心臟病時其代償機能必起障害欲調節其代償機能則莫如用實芰答利斯劑患腎臟病時須設法令患者之尿排泄正常

原發性慢性胃加答兒之療法如左

一　食養療法
二　器械療法
三　藥品療法
四　鑛泉療法

一　食養療法

食養療法之主要在重視陷於炎衝之黏膜設法以恢復其異常之化學的現象若胃之運動力有障害則注意尤須嚴密一切不易消化之物品均不宜食罹本病時蛋白質之不易消化者以鹽酸之分泌量大抵減少故也故平日宜食之物以有含水炭素各種物品爲佳緣鹽酸減少後蒲地阿林之作用較爲旺盛故食此等之各種物品以調理得宜則消化頗易此外如鷄卵及肉類攝取宜稍有限制肉類中最佳者爲鷄鳩及他種野禽等取其纖維柔軟次則爲赤色肉之獸類魚類之煮食須

擇其脂肪較少者食以上肉類之重量約在二兩五錢左右不宜食生肉及燻肉調理時畧加牛酪食時須先飲穀粉湯例如米煮汁大麥煎汁小麥煎汁葛湯等牛乳亦佳飲牛乳時必加入荳藥少許或茶類以補其味使飲用者之食思增進至論飲料宜於食事前略飲黑葡酒此酒有催進分泌之功用覺無大害其他有劇烈作用之酒精飲料均不宜飲麥酒尤當戒絕以飲此酒後胃內起醱酵現象而於胃臟有害患本病時最緊要者在輕胃之負荷食事之回數不宜一日三回每日之回數宜多每回之食量宜少一日之食事自六回至八回為最普通之回數每回所食之物務取其少且不宜食相同之物品宜變換其調理法或更易其種類此亦患本病者所宜注意也

吸食煙草亦有增進胃加答兒症狀之傾向緣吸食煙草時煙草之成分畧混合於唾液中刺戟炎衝胃黏膜往往誘起咽喉加答兒症其粘液入胃中後胃粘液之量增多於胃臟空虛時吸食煙草其害尤烈食品中當嚴禁多加香料以免莫大之刺戟至於食鹽等物如應用適宜則非徒無害且有促進鹽酸分泌之功用

二　器械療法

胃洗滌　罹輕症之慢性胃加答兒似可不必行此法蓋其時胃之運動力絕無障害若含有相當之粘液則須用清水或鑛水以洗滌之症狀往往減輕患者有快意之感患本病後當胃部空虛時含有多量之粘液行此法爲宜尤宜於早晨起嘔吐之患者洗滌料用單純水爲最適當并宜加入有溶解粘液性質之藥品藥品中如食鹽重曹(二立中加十瓦)或石灰水(一立中加四、五食匙)均可遇有醱酵現象時則用防腐劑苦氏以一%之撒里矢爾酸爲最良之藥品凡初行洗滌時恒有清淨之洗滌液絕無粘稠性之分泌物其後則粘液量漸增故初次行洗滌法洗滌液注入後須令其停滯胃中二三分鐘始排出之或於洗滌前使患者飲五至七%之食鹽水(自百瓦至二百瓦)經十分鐘時再行洗滌療法則尤爲有效

此洗滌療法宜一日一回於每日早晨空腹時實行須持續至二三週之久若依此而行猶不能防止醱酵現象或妨害夜間之睡眠者則每晚復於食事前行洗滌法一回

水治療法　原發性胃加答兒恒應用此法全身營養有障害時應用此法而治愈局部之疾患其例甚多至效果之最著者爲以冷水摩擦然此法行之於虛弱之患者所用冷水之溫度不宜在攝氏十五度以下若有冷感則拂拭後暫時安臥於被褥中以

溫暖其軀體此法之應用最多爲患中等之慢性加答兒症食思亢進其獲效竟過於藥品至怕里斯尼芝氏溼布則用於膨滿惡心或噯氣等不快之症狀時坐浴及局部灌水法則用於胃腸筋肉弛緩時又患胃加答兒而便秘恆有應用冷水灌腸者蓋行此法後蠕動機亢進且無疲勞胃臟之弊

電氣療法　酸減少或筋肉衰弱時則應用感傳電氣

三　藥品療法

對於本病之藥品治療則有左之三種效用

一　能除去胃粘膜炎衝症狀之藥品

二　能整飭胃液分泌之藥品

以上所述二項藥品之作用其不可缺者爲亞爾加里劑且不特藥劑爲然卽亞爾加里鑛泉亦具有同一之作用

三　有收斂作用之藥品

有收斂作用之藥品較前二項藥品其意義甚狹在昔雖占高貴之價值入後則聲價墮落近時頗擴張其應用之範圍例如患胃潰瘍(有慢性胃加答兒之症狀者)症恆

應用硝酸銀一物

要之此藥品療法不過爲患者攝生食養療法或器械的療法上之補助今日之行此藥品療法已不若前日之盛行在一般醫者對於食思缺損嘈囃噯氣及其他之化學的變狀僅行對症療法故今日之療法一姑息的療法也

本病最易發生之症狀係食思之障害患本病者多係食思缺損否則食思缺損與亢進交代發生推發生之原理不特基於胃部之變狀且關係於精神的作用極大如用苦味劑則能減却此等之障害此爲近日多數學者之實驗立說雖各不同然稍服此亦頗奏效以其能促進胃腸之消化而覺食思亢進苦味劑中之應用最廣者爲斯篤里幾尼湼次則爲昆儒蘭護皮或流動昆儒蘭護越幾斯但流動昆儒蘭護越幾斯於使用上頗形便利故應用尤廣患者宜於食事一時間飲用流動昆儒蘭護越幾斯二十滴至三十滴

次於昆儒蘭護之藥品則爲規那皮而普通所應用者係水製規那丁幾或酒製規那丁幾

處方

慢性胃加答兒

鹽酸規尼涅　二、〇　白糖　適宜

亞拉比亞護謨末　適宜

右藥加入少量之餾水製丸五十粒一日三回每回於食前三十分鐘時服丸三粒

水製規那丁幾　三、〇　稀鹽酸　三、〇

覆盆子舍利別　三〇、〇　餾水　一二〇、〇

右藥一日三回每回於食前一時間服一食匙

酒製規尼那丁幾　二、〇　徤質亞那越幾斯　一、六

鹽酸　八滴

右藥製丸三十粒每回於食前服丸二粒

酒製大黃丁幾　一五、〇　複方規那丁幾　一五、〇

水製昆儒蘭護越幾斯　三〇、〇　蕃木鼈丁幾　五、〇

右藥混和後一日三回每回於食前服二十五滴

服規那丁幾之合成劑頗有效果規那酒中之セアヴッリヨ規那鐵葡萄酒其效果

尤著。故一般醫者。多賞用之。以治療本病。服斯篤里幾尼湼劑有振起食思及亢進分泌機能之作用。故應用頗廣。此藥物多製成蕃木鼈越幾斯或蕃木鼈丁幾以供治療疾病時之用。亦有與酒精調製藥或亞爾加里劑併用者。

處方

重曹　三、〇　蕃木鼈丁幾　一、二

薄荷水　三、〇

右藥爲一日三回之服量。每回於食前一時間服之。

鹽酸規尼湼　〇、〇五　蕃木鼈越幾斯　〇、〇三

白糖　三、〇

右藥混和後。分爲二十包。一日三回。每回服一包。(服時包於阿布拉篤內)

酒精飲料。雖有同等之作用。然以其用量無定。故應用不廣。患者。有飲用蒟藥二十五至三十瓦而奏效者。有飲用純粹葡萄酒一杯而奏效者。但用量過多。則其害甚大。此急宜注意。

亞列規聖近日一般醫者亦頗賞用以爲患者食思亢進劑但遇刺戟症狀過劇烈時則不宜妄用

以上所述之藥品服之能振起食思蓋以其有健胃之作用時奏抑制嘔氣或惡心之效

患者有膨滿及壓重之感大抵基於粘膜（呈炎衝症狀者）之變化有呑酸及嘈囃之感大抵原於瓦斯或酸類之形成但此等症狀所由起多原因於胃之化學的或運動力之變化故主要之治療法急宜調和異常之酸類以防遏醱酵若胃之運動力減退則宜設法促其亢進使胃中所食之各種物品不至停滯欲達此等目的非用亞爾加里劑不可如用此劑則此時餘剩過多之酸類因之調和患者有爽快之感藥品中之應用者以重炭酸曹達爲首屈一指次則爲炭酸曹達此外如炭酸石灰炭酸麻偪涅矢亞等亦屬可用然用之過多往往發生炭酸瓦斯胃部有膨滿之感以此一般醫者多賞用煅性麻偪涅矢亞或燐酸安母紐謨麻偪涅矢亞等茲據薄矮斯氏之研究煅性麻偪涅矢亞與酸結合之力四倍於重炭酸曹達燐酸安母紐謨麻偪涅矢亞與酸結合之力則二倍於重炭酸曹達

處方

重曹　三、〇　蕃木鼈越幾斯　〇、〇五

右藥分三包。爲一日三回之服量。每回於食事後一時間服之。

重曹　三、〇　煆性麻倔涅矢亞　〇、五

蕃木鼈越幾斯　〇、〇六

右藥爲一日三回之服量。每回於食事後三時間服之。

要之。服此等藥品。宜於消化旺盛時。故服此等藥品時。與服苦味劑時。適相反。發生釀母菌。蛇兒矢那。絲狀菌。桿狀菌時。例須用防腐劑。其適於應用之藥品。則爲列曹兒聖。撒加林。偏蘇爾。撒里矢爾酸。薄荷腦。知母兒。依比知阿兒。及鹽酸等。

處方

列曹兒聖　〇、三　撒加林（一名甘素）　〇、〇五

右藥爲一日三回之服量。每回於食前三十分鐘時服之。

撒里矢爾酸曹達　一、〇　煆性麻倔涅矢亞　一、〇

撒加林　〇、〇五

右藥爲一日三回之服量。每回於食後服之。

列曹爾聖　〇、五　稀鹽酸　一、〇

右藥爲一日三回之服量。每回於食事前三十分鐘時服之。

胃之運動力減退及疼痛發生時之治療法。參照胃筋弛緩症及胃潰瘍。

除以上所述外。當胃之化學的作用減退時。惟用人工醱酵素之藥物。能直接催進消化。蓋酸液之餘剩過甚。往往減退蒲地阿林之作用。此時宜用人工醱酵素蒲地阿林。

處方

蒲地阿林　〇、五　重曹　〇、五

右藥爲一包。於食後三十分鐘時服之。

泰加奇阿斯泰材　〇、五　重曹　三、〇

右藥爲一日三回之服量。每回於食後三十分鐘時服之。

百布聖之服用時或見效。蓋當胃部之鹽酸未缺乏時。或略爲減少時。應用百布聖亦能見效。若鹽酸之缺乏過甚。則非用多量之鹽酸不爲功。緣自近日醫者臨牀上之實驗。覺百布聖之效用極薄弱。故遂舍百布聖而不用。有用巴巴乙涅者。以此藥物與中性。亞。爾。加。里。性。或。弱。酸。性。液。中。尙。有。消。化。蛋。白。質。之。功。用。其。用。量。自。〇、三。至。〇、五。於食。事。後。服。之。鹽。酸。之。分。泌。全。行。停。止。時。則。用。彭。苦。列。亞。精。薄。矮。斯。氏。賞。用。有。梅。爾。格。及歇。林。格。商。標。之。藥。物。鹽。酸。缺。乏。之。時。當。與。亞。爾。加。里。同。時。服。用。

處方

彭苦列亞精　〇、五　重炭酸曹達　〇、五

右藥。爲。一。包。於。食。後。十。五。分。鐘。時。作。二。回。服之

羅。本。病。時。往。往。發。生。便。秘。症。狀。此。時。有。應。用。鑛。泉。而。治。愈。者。有。服。用。加。斯。加。剌。撒。克。剌答。越。幾。斯。而。治。愈。者。醫。者。之。治。療。便。秘。不。可。有。勞。胃。粘。膜。行。灌。腸。法。用。倔。利。設。林。之。坐藥。行。倔。利。設。林。注。腸。食。脫。皮。之。果。實（皆煮過者）早。晨。飮。用。冷。水。均。可。達。治。愈。之。目。的。

四　鑛泉療法

鑛。泉。療。法。應。用。甚。多。中。以。鑛。泉。飮。用。法。尤。爲。有。效。其。最。適。於。應。用。之。鑛。泉。爲。亞。爾。加。里泉。亞。爾。加。里。性。鹽。類。泉。及。亞。爾。加。里。食。鹽。泉。等。亞。爾。加。里。泉。及。亞。爾。加。里。性。食。鹽。泉。能用。以。溶。解。粘。液。并。能。調。節。異。常。之。酸。度。餘。如。食。鹽。泉。及。炭。酸。泉。其。作。用。能。催。進。鹽。酸。之。分。泌。故。尤。多。應。用。於。便。秘。症。之。患。者。宜。用。加。爾。爾。斯。泉。然。不。宜。用。於。軀。體。衰。弱。之。人。總

之患者之須飲用鑛泉必先檢査其胃液後擇與患者適宜之鑛泉以飲用之鑛泉應用須於早晨空腹時行之其用量隨患者所患疾病之種類及鑛泉所含各種之性質而異對於胃擴張及胃筋弛緩症飲用之量不可過多且鑛泉以微溫之而後飲用爲佳

晝餐之後。宜暫時安坐。晚餐之後。須步行一英里之遙。(英吉利)

欲保健康。就寢前不可食物。(英吉利)

延醫師百人。不若少食晚餐一次。(亞班牙)

欲常保健康。宜愼飽食。且深夜不可食物。(西班牙)

六時離床。十時晝餐。六時晚餐。十時就寢。守此規約者。可享百歲之壽命。(法蘭西)

皮膚病之一斑

萬鍾 伯英

白皮病

本病為皮膚之發現白斑者其來自先天的者名先天白斑來自後天的者名後天白斑先天白斑或發於皮膚全部或為限局性白斑而發現

在全身性先天白斑不惟皮膚成白色有光輝之斑紋且毛髮亦變為白色虹彩及脈絡膜均乏色素以顯微鏡檢視眼底則呈顯著之赤色如是之人謂之白人

局處性先天白斑主發於陰部手背足背顏面及有髮頭部白斑部之毛髮放白色之光輝於黑人種發本病時尤易增其容貌之醜惡故謂之鵲狀黑奴

後天白斑因精神亢奮神經病（如排在獨氏病）之經過中衰憊性疾患（腸窒扶斯黴毒）及外傷等而來多現於大人有時白斑周緣呈類褐色或於斑之中央呈類褐色之部分一如皮膚色素遺留於斑之周緣及中央之狀毛髮亦處處失色素而成白色

白斑常發現於身體兩側而為對向的或隨皮膚神經之經路而蔓延

凡皮膚色素消失者不過容貌之增惡尚無大患療治之法惟有用顏料掩飾之而已

白髮症

白髮症多起於高齡之人蓋至高齡毛根形成其色素者甚少毛髮皮質之色素缺如是即老者白髮症也此際毛髮自下部向上部而漸變白先發於顳顬部逐次而及其餘之頭髮及鬚髯壯者白髮症爲三十歲前所來之症於一二家族發生於遺傳的此外因酒類濫用房事過度等而來又有自重症傳染病(腸窒扶斯)偏頭痛頭部神經痛之後而來者焦慮苦心精神過勞亦爲本病之原因強度之精神興奮尤能於短時間而致本病

本病併發於先天及後天白斑者如上文所述

掩飾其白髮則用染髮劑即硝酸銀沒食子酸鐵劑等也

禿髮症

(一)先天性脫毛症　本症爲稀有之疾患多兼齒牙脫落及爪甲畸形有時於二三歲間毛髮自再生

(二)後天性脫毛症　由神經性障害而來例如於腦髓振盪症之後是也其他受電擊者亦致全身之毛髮脫落然亦有並無原因而患本病者

毛。髮。脫。落。於。頭。髮。爲。最。多。鬚。髯。眉。毛。睫。毛。次。之。漸。及。於。腋。毛。陰。毛。以。至。失。其。全。身。之。毛。髮。毛。髮。脫。落。於。哺。乳。兒。及。高。齡。者。爲。自。然。的。機。能。在。哺。乳。時。未。幾。卽。再。生。而。老。者。則。不。然。蓋。因。毛。髮。乳。嘴。之。老。年。性。頹。敗。機。轉。或。血。管。之。閉。塞。故。也。毛。髮。脫。落。或。始。於。顱。頂。部。或。始。於。前。額。髮。際。漸。而。及。於。顳。顬。部。鬚。髮。不。被。其。侵。害。爲。常壯。者。之。毛。髮。脫。落。或。因。遺。傳。的。或。因。精。神。過。勞。或。因。耽。於。酒。色。其。他。重。疾。患。（例如腸窒扶斯癌腫肺癆黴毒）之。後。亦。來。本。病。然。以。後。多。再。生。婦。人。於。分。娩。後。往。往。毛。髮。脫。落。又。有。續。發。於。頭。皮。之。疾。患。者。此。際。毛。髮。乳。嘴。若。有。損。害。則。不。能。見。毛。髮。之。再。生。又。頭。皮。之。皮。脂。流。溢。症。溼。疹。乾。癬。白。癬。寄。生。性。匐。行。疹。赤。色。苔。癬。狼。瘡。丹。毒。之。後。亦。易。發。生。本。病。療。法。先。塗。擦。酒。精。次。用。油。類。塗。布。之。

處方

稀酒精　一〇〇、〇

石炭酸　二、〇。

右混和朝夕塗擦。然後用次之處方。

又

肉豆蔻油　一〇、〇
阿列布油　四〇、〇
右混和爲塗布料。

局處禿髮症

本病爲呈圓形之毛髮脫落症多發於頭部間亦發於鬚髯其禿痕之廣袤漸次增大互相融合頭部遂全失其毛髮此禿痕往往於身體兩側爲對向的患者多起神經性症狀如鬱憂及睡眠不安禿髮部知覺亡失有時瞳孔左右不同本病多取慢性之經過持續至數年其間之病勢一進一退毛髮之再生者雖多然頗纖弱乏色素彷彿如毳毛

本病之原因及本性尚未確知或主營養神經障害之說謂發於貧血家神經家或精神興奮之後或歸因於寄生蟲而謂學校及理髮店之流行爲多

療法以昇汞水(千倍)洗滌頭部而後塗布上文所述之油劑

時。無醫學智識者。均目爲肺病。豈知肺病無胸痛症狀。胸部之疼痛。乃筋肉僂麻質斯、神經痛、肋膜炎之徵候。持續至三日以上。須受醫師之診視。若無醫學智識。未有不陷於誤謬者也吾嘗檢閱高等女學校用之家事教科書。衛生條項中所記載之事項。與家庭醫學上了無關係。想係此種之書。乃無醫學衞生學素養之人所著。應記述者。則付之缺如。應刪除者。則言之甚詳。此吾人所深爲浩歎者也。

神經衰弱症療法

神經衰弱症之治療法。不外避精神之過勞。謀身體之强壯。卽癈止過勞精神之事業。或加以節制。精神常保安靜愉快之狀態。一日之二十四時間中。平均睡眠八時間。平素勵行運動遊戲。春秋之節季。散步於郊外。夏季行舟遊、海水浴等頗佳。除此等之適當運動外。攝取滋養品。以謀身體之强壯。此實爲不可缺之根本的療法也。不然。病症陷於慢性後。以後之經過。亦屬慢性。故以遵守前述之療法爲最要。苟怠視此等之療法。不思退除病原。任身體之衰弱。便成完全之精神病。

肺之體操法

肺之體操法。一日呼吸操法。專爲肺結核豫防行之。此法之唱導者。德國醫學博士曷司河氏。據該氏之說。生長之小兒。宜及時教以深呼吸之法。其方法如左。

第一法　開放窗戶。或於房外行陸軍的立正之姿勢。閉口而徐徐營深呼吸。同時將兩腕舉至水平。此位置之停止。約三秒鐘。復行普通之呼吸。將兩腕垂下。

第二法　於行第一法之後行之。此法與第一法相異之點。係將兩腕舉起。高於頭部。

第三法　於行第二法後行之。此法又稱爲空氣中之游泳。其始如第一法。先取陸軍的立正之姿勢。手之背面相合。兩腕延於前方。營深呼吸。其間廻轉兩腕。兩手合於背後。此位置須保存數秒之久。吸入空氣。復將兩腕伸於前方。呼出空氣。此操法當吸氣之時。將足指徐徐伸出。呼氣之時。徐徐復舊。行之甚易。

教育上之精神衛生

世之兒童。不問其爲男女。苟達幼稚園之年齡。則以入園爲精神衛生中之最良方法。何則。蓋幼稚園中以種種之教育法。養成兒童單一之觀念。平素具有規則之生活。其他如戶外遊戲等。均足以發達兒童之身體與精神也。夫教育一事。乃以發達吾人之感覺、觀念、行爲等爲目的。彼智識之發達。與道德之發達。均屬於此範圍內。故精神衛生中之最良法係教育。

既達小學年齡之後。則入小學。實習種種之學科。蓋此等學科。不外完全相當（對於年齡而言）之智識。若不入小學而在家庭。則修學校以外之學科。兒童之精神。必不能堪之。故退校之後。對於各種之學科。不可勉强復習。以遊戲放任爲佳。達此時期之兒童。須自習慣（非理論）上導之於道德界。誠以幼小時代所貯藏於腦中之學說。終身記憶。爲兩親者。決不可誤。又小學時代之精神過勞。是爲成長後之精神病素因。不可不注意。

由小學年齡進而至於中學年齡。知識及道德之發達。日益緻密。起競爭心及名譽心。學課困難。精神上之負擔。日益加重。故精神往往過勞。春情發動。往往起手淫之惡習。起神經衰弱或完全之精神病者有之。若有精神病的遺傳。發生尤易。由是論之。此時期內所當注意者。即精神過勞及手淫二者。豫防之法。兩親及教育家均當奬勵體育。行冷水浴。使上之二弊。無由發生也。

人類之進化說

法國有名之某生理學者。著述一書。題曰人性之研究。（樂天的哲學之論文）其中詳論人類今後之進化。該書之大要。曰、人類本由猿進化而成。但在今日尚具數多之獸類的性質。肉體尙不完全。後日必有數多之奇妙機關發生。吾人身體之中。例如智齒等。幾爲無用之物。腸叉過大因之而起種種之疾病。其他之各機管。缺點亦復不少。最有害吾人之發達者。係類似獸類之情慾。自他人觀之。雖極危險。本人則犯之於不知不識之中。若夏蟲之趨集燈圍。未有不陷於死亡者也。但此等肉體上及精神之缺點。隨科學之進步與自然之進化而除去。此外妨害人類之進步者。係疾病、衰老及死亡。然疾病可由黴菌學及病理學之進步而除去之。衰老亦爲一種之疾病。因網膜之變爲硬質而起。故可與疾病同一視之。亦有避之之方法。由是則人類得享百年或百五十年之長命。受種種之幸福。雖死亦無悔焉。

學校之黴菌

余於普通學校內行塵埃之黴菌檢查。而知各種之塵埃。均含有黴菌。體操室內之塵埃。黴菌尤多。幼稚園中之塵埃亦然。

二分六釐之塵埃中。含有黴菌六百五十萬至一億零三百萬之多。其數隨季節而異。七月中最多。又授業後之塵埃。較諸授業前之塵埃。其黴菌尤多。

病原菌中。除有毒大腸菌外。以黃金色及白色化膿球菌爲主。其他尙發見肺炎菌一次。檢查至一年之久。結核菌、實扶的里亞菌及破傷風菌。未曾發見。余對於校內器具類之清潔法及敎塲之消毒。最爲注意。幼稚園爲收容幼小學生之地。而幼小學生之抵抗黴菌力最爲薄弱。故檢查黴菌。尤爲緊要。余因學校塵埃中無結核菌。故斷定學校非結核傳染之中樞。

女子之結婚及心臟病

就生理及病理而論。男女本有差異。結婚一事。女子心臟所受之影響。較男子更大。其原因係生理上之作用。抑精神上之變化。尙未明瞭。總之處女初與男子相接。必起一種之劇烈感動。有斷然矣。此實爲其一大原因。故心臟有缺點之女子。結婚後缺點益甚。決非男子所可比擬。此德國某博士所以謂心臟不良之女子。無結婚之權利也。

指頭之清潔與灑掃

傷害吾人之傳染病。果自何處而侵入體內乎。自學問上言之。第一、自創傷侵入。如破傷風、脾脫疽、丹毒等是也。第二、自消化機侵入。如腸窒扶斯、虎列拉、赤痢等是也。第三、自呼吸機侵入。如流行性感冒、百日咳、實布的利亞及發疹性症等是也。第四、自上之三門戶侵入。卽自呼吸機、消化機、創傷次第侵入。如結核、百斯篤、癩病等是也。由是論之。傳染病之侵入。可分爲四種。然以自口侵入之種爲多。諺云禍自口出。竊謂病自口入。故口不可不愼。道德上與衞生上皆然。除口之外。衞生上所當愼者。係手指。此卽本篇論述之問題也。夫以指爲媒介之疾病。果屬何種之疾病乎。約言之。如顆粒性結膜炎等是也。今日之醫家及衞生家。重視指之淸潔問題者甚少。惟行外科的手術之實地家。勵行指之消毒。年盛一年。對於顆粒性結膜炎雖有種種之思考。其主旨不外指之淸潔與眼鏡之應用。夫眼病中之顆粒性結膜炎以不潔之人種爲多。諒爲世人所共知。故西洋各國。以本病流行之多寡。卜國民淸潔之程度。此種可恥之疾病。某地之學校生徒。竟居半數或三分之一。良可慨也。各地之學校生徒。患是症者。亦復不少。故吾人對於本症之豫防撲滅法。可目爲國家問題。但實行之人甚少。今將本症豫防法中之一。奉告教育界諸君。

前不云乎。顆粒性結膜炎之蔓延。基於不潔與塵埃。故不潔與塵埃。實爲本症之製造機。日本石黑軍醫總監爲豫防脚氣計。行灑掃法以淸潔兵營。豈知豫防脚氣之成績。反不若豫防眼病之爲多。昔年大阪市之豫防百斯篤。亦勵行灑掃法。其結果於眼病之豫防。頗爲有效。眼病豫防之第二法。爲手指之淸潔。蓋人間不論何項之職業。均須手指爲之。平素與不潔物相接觸。搔皮膚。飲食執筆。着換衣服。排便時除去肛門之糞塊。悉賴夫手指。故顆粒性結膜炎之豫防法。以清潔手指爲第一義。學校之中。於生徒指頭之清潔。當奬勵而教授之。其次爲灑掃。以防塵埃之飛散。養成清潔之習慣。蓋闢除塵埃。不特爲顆粒性結膜炎之豫防。且爲呼吸機衛生第一之主眼。據德國之死亡統計。職業與塵埃有關係者。(掃除煙突之人及石細工人)其夭死甚多。學校生徒於授業後掃除教室。須防塵埃之危害。及於身體。某學校教室內之黴菌檢查。塵埃二分六釐中。含六百五十萬至一億〇三百萬之細菌。就季節而論。七月最多。又授業後之塵埃細菌。較授業前之塵埃爲多也。此外之顆粒性結膜炎豫防方法。爲戴用眼鏡。何則。蓋含病毒之淚液。當患者之眼瞼開閉時。爲睫毛所彈撥。飛散於空氣之中。故眼鏡不特健康者用之。(是謂之防護眼鏡)即患者自身亦當戴眼鏡。如是方可減手指擦眼之度。據倍兒克氏之研究。手之一寸平方面。所含之黴菌數。達二十四萬個。此等黴菌。因握手禮而傳染於他人。如結核及其他傳染病患者之手。尤爲危險。彼瑞典式體操之互相握手。實爲傳染病之媒介。不可不注意。要之不論何種之學校。指頭之清潔與灑掃。均當勵行也。

蜜柑之醫藥的效果

保全健康。果物爲食物中必要品之一。蜜柑之效力尤著。據某學者之報告。於食事前(早膳前食之尤佳)食蜜柑健康上有莫大之效能。但須良質之蜜柑。以專食其液汁。

笑與衞生之關係

善笑者之健康。非因健康而善笑。實因善笑而健康。徵諸生理上及心理上。爲確定之事實。笑之及於全身之效果。上半身較下半身爲多。就外部而論。顏面受其影響。就內部而論。肺臟及心臟受其影響。故笑之效果較諸人工呼吸尤大。故貧血者及顏面少血色者。苟每日故意大笑。不特衞生上有佳良之結果。幷可治療神經質。又過悲哀之人。精神上受笑之影響者亦多。然則人工之笑。果何由而起乎。概言之。如兒童之於學校內遊戲。混之以笑。成人苟無此等之好機會。除故行勝負的遊戲賞罰外無他法。彼運動不能自由之獄囚。實以笑爲最良之衞生法。

音樂家敏活腦筋之運動

愛蘭地方之音樂會。奏洋琴時。腦及神經之運動。非常活潑。可驚可歎。曾有據該氏說明之。謂奏洋琴者之眼。一分鐘徧視千五百個之記號。手指爲二千種之運動。此時之

西曆一千九百十六年七月出版

中西醫學報

第六年第十二期

本期之目錄

本報全年十二冊本埠洋八角四分中國境內洋九角六分日本臺灣洋一元零八分香港南洋各島洋一元三角二分零售每冊洋一角上海英大馬路泥城橋西首龍飛馬車行西間壁三十九號丁福保醫寓發行

散拿吐瑾(Sanatogen)延年益壽粉為近代最純良之補劑內含蛋白質燐質二種滋養要素一以補助體腡一以培養腦系凡癆病血薄心悸健忘消化不良陽痿陰虛神經衰弱產後病後等服之均有奇效絕無激刺品及熱冷性質之原料在內故無論何人何時均可服用為衛生唯一之良劑中西名人醫士來書證明此藥之神驗者已達二萬餘通又一九一三年英京倫敦開萬國醫藥會時此藥得最榮譽之獎品名剛伯利(Grand prix)者亦可見此藥之價値矣

福美明達(Formamint)藥片為環球著名醫治喉痛獨一無上之品其治法又極簡便但將藥片含納口中而已且能脫免最危險之喉症如喉㿉發炎喉痧及最劇之熱病紅疹瘖子肺癆等凡有喉患者每次用一片含納口中迨含至數片自不致再有痛苦矣且此藥片味極甘美以治嬰孩尤較他藥便利

惠購者務希認明百靈商標之福美明達藥片爲要愼勿誤購其他影戤之藥請諸君

特別注意

再本行經售各藥品除散拿吐瑾延年益壽粉及福美明達治喉藥片外又有阿白拉丁(Albulactin)乳精粉調入生乳中可使其功效卽與人乳無二又雪司吐布林(Cystopurin)藥片爲療治溼熱通利溺道之聖藥本行經售以上各種藥品倘蒙函詢一切當卽詳細奉告并有各種之英文說明書特備以送醫學界者如

各醫士閱索立卽寄奉

上海　黃浦灘壹號　英商華發大藥行謹啓

以上諸藥品各埠大藥房均有寄售

愛蘭百利代乳粉

育嬰之道。首在食品精良。哺養得法。每見世之乳母。因乳汁稀少。多飼嬰兒以新鮮牛乳、罐頭牛乳等者。不知牛乳雖極精良。其原質與人乳不同。非製鍊適當。難免無欲益反損之弊。蓋新鮮牛乳。內含酪質太多。油質、蛋白質、及糖質太少。罐頭牛乳。則油質較新鮮牛乳尤少。且多雜不淨之糖類。難保其質不變。夫酪質重則難於消化。難消化。故多嘔吐。甜滯物重則多虛肥。虛肥故易感疾病。至若捨牛乳而僱奶娘。固甚得計。然各人稟賦不同。奶娘又多不潔。易傳染疾病於嬰兒。本公司有鑒於此。是以不惜工本。悉心研究。精製各種代乳粉。專爲育嬰之用。其滋養之富。消化之易。與人乳無所軒輊。用以哺兒。定必日臻強健。茲將種類功用用法詳列於左。願世之欲其嬰兒強健者。各留意焉。

種類　愛蘭百利代乳粉共分三號。第一號代乳粉。專以喂初生嬰孩至三閱月者。第二號代乳粉。專以喂嬰孩之已過六月者。第三號麥液粉。專以喂嬰孩之已過六月者。

功用　第一號代乳粉。係用新鮮牛乳精鍊而成。原質中之酪質過多者。剔除之。油質、蛋白質、糖質之過少者。補足之。較之人乳。有過無不及。且入口味佳。又易消化。雖嬰孩體質最弱者。亦能容納。無反胃嘔吐之虞。　第二號代乳粉。除所有第一號之質外。另配入麥液燐糖等質。益精補血之物。嬰孩服之。必能日加長大。　第三號麥液粉。全用麥液製成。其中之小粉質。半已用法消化。另加純潔麥液等物。專供已滿六月之小孩服用。蓋嬰兒至六月以後。胃力漸足。已能消化米麥等品。故此號全用麥液。使臟腑略操工作。而工作又不致過勞。故凡平常病人。或病後新痊。年老胃弱之人。均宜服食。

用法　詳說明書內。此書隨粉附送。

英京　上海　愛蘭百利西藥行謹啓

愛蘭百利代乳粉。發行已二百餘年。爲各國醫士所稱許。內含酪質、油質、蛋白質及糖品。質純良。功用確實。實爲寰球獨一無二之上品。欲購者。請直向上海靜安寺路三十九號購買可也。又該行印有代乳粉保證書。欲索者。請通函上海廣東路四十號。該公司卽有寄贈。

醫學書局謹啓

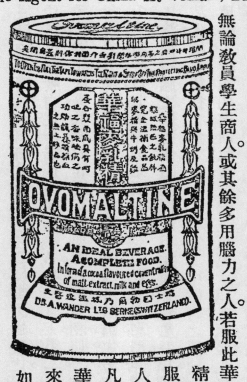

Ovomaltine from Dr. A. Wander, Ltd. Berne (Switzerland)
Sole Agent for China A. Volkart, 21, Nanking Road

乳汁充足。嬰兒亦可得其母天然之乳汁。爲之滋養之品。

幼孩正在發育之時。若因身體瘦弱。或發育不足等情。均可服華福麥乳精。以助增其發育。因此種麥乳精。內含有增漲肌肉。發育骨格。以及助長腦氣筋之各種實質。

年老之人。消化機關必然滯弱。且齒牙多半脫落。於是難以吸受尋常食品。以及肉類中之滋養料。若服華福麥乳精。可使身體健壯。筋骨活絡。精神矍鑠。

凡病後初愈之人。飲食最宜謹慎。且須略服滋養品。以調養其元氣。華福麥乳精最易消化。故於病後初愈之人。亦甚相宜。其中所含之質。地實足以助增精神。增漲肌肉。補足腦力。故爲久病新愈者之無上良劑。所以各國醫生。無不頌揚此華福麥乳精之功效。近來滬上中西著名醫生。亦皆知此麥乳精實爲各界無論男婦老幼之無上補品。現在世界各國人士之購服者。日見其多。故近來銷出之數。亦大爲增加。可見此麥乳精之實效。誠非虛言欺人者可比擬。請嘗試之。方知非虛語也。

中國總經理上海大馬路廿一號華嘉洋行

華福麥乳精 敝局 亦有代售每瓶一元三角照加郵費二角醫學書局謹啓

西醫曹女士如何論及中華之婦女

歐美多學問淵博之女醫士專治婦孺各症想中國不數年後亦多高明女西醫即如曹志新女醫生是也按曹醫生由浙江杭州廣濟醫院梅滕更先生處畢業後應時新醫院聘請爲產科教習二年後與西醫呂守白君合設廣育產科醫院于滬上爲中國產科醫院之肇始也

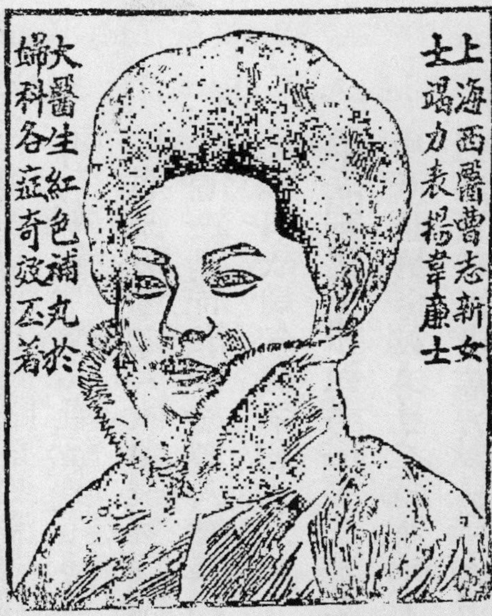
上海西醫曹志新女士竭力表揚章廉士
大醫生紅色補丸於婦科各症奇效丕著

近日趨謁上海成都路五號廣育產科醫院據西醫曹志新女士自述之辭如左云中華婦女每多疾病軟弱無力實因房屋低小街衢狹隘空氣污濁戶外運動甚少有礙衛生以致瘦弱肩背圓聳飲食甚少胃口不進時覺羸弱多病生產之時痛苦更劇甚至終身不育因身體不健全所致也此輩軟弱婦女非有強健之氣血不可以補血爲最要補血之藥汗牛充棟必須選擇精良就其余閱歷而知章廉士大醫生紅色補丸之功爲最著因其生血強力之功遠勝別種補血之藥也即如幼女少血或婦女經水不調等患是丸有獨一無二之奇功凡婦女腰痛頭痛腹痛胃不消化嘔吐清水等症十有八九其故因血薄氣衰余以章廉士紅色補丸療治以上各症爲唯一之聖品敝院產婦服用是丸而得益者不勝枚舉且此丸生乳汁並令奶婦有力飯後服用二三粒能使乳液濃厚嬰孩茁壯也故余因屢試屢驗不得不竭力讚揚是丸誠爲婦女之良友也　男子服用章廉士大醫生紅色補丸較之婦女尤多蓋是丸爲天下馳名聖藥即如　諸虛百損　腦筋衰殘　少年斲傷　胃不消化　瘋濕骨痛　山嵐瘴癘　皮膚諸恙　均可療治凡經售西藥者均有出售或直向上海四川路九十六號章廉士醫生藥局購取每一瓶英洋一元五角每六瓶英洋八元郵力在內

介紹醫報　浙江廣濟醫報民國三年十月出版月出一册學說新穎議論精奇掃盡浮辭獨標眞諦灌輸醫學上之新知識爲醫界放一異彩每册二角發行處一在杭州大方伯廣濟醫院一在上海河南路十六號

介紹新著　古越虞君心炎素負醫學盛名深明兵家要指尤知當務之急特譯戰場醫務一書內分衞生勤務與戰塲勤務兩大端提綱絜領滙醫學兵學家言一爐而冶之爲當今唯一之傑構有兵事責者宜各人手一編也每册一元五角各大書房均有出售

中西醫學報館啟事　敬啟者前承定閱中西醫學報業已期滿望即惠函續定以得見全豹爲快本報外觀內容隨時力求完美誠恐出版以後轉瞬告罄不便補寄故特先行通知希即從速將續訂報費惠付以便早日寄上所有前該報費亦希即惠下爲盼耑佈祇頌

時祉

上海靜安寺路三十九號中西醫學報館謹啓

生理學講義序

孫祖烈迪光

芸芸衆庶。呱呱墮地。惟食母乳。稍長。漸食各種飲食物。與身體同化。謂之消化作用。更輸送此物質至身體各部。謂之循還作用。此所以營養各部分。增加新物質。使身體得以生活者也。然吾人之生活作用。非僅賴體質之增加。復賴此實質與空氣中之酸素化合而生熱力。因熱力而始生活力。故人身有攝取酸素之作用。而此作用謂之呼吸作用。因此活力。乃得營養感覺思想靈妙之精神作用。及爲身體各部之運動。而此所者之作用。即消費體質者也。惟賴其消費之刺激。乃得全營養之功焉。蓋既營諸種作用之後。必有不能再營之老廢物。殘留於各部分。如燃炭之後。必留灰燼。若此物質而不去。則有害於生活作用。如人因多時之思考而覺倦怠。因過度之運動而覺疲勞者。職是之故。所以必當令此等物質。常能放出於體外。而此常放出於體外之作用。謂之排泄作用。就以上所述之生活作用而研究之。謂之生理學。

生理學講義序

生活作用者與生理互相關連果能平均而不衰弱身體自然健康常覺愉快若其一處之作用偶有所害則成疾病他處之作用亦將波及而被害矣至於身體衰弱心神困憊則不特一己之本分不能盡抑且累及他人及至障害更進而其作用全止者卽謂之死死後之屍體經久而腐敗分解遂成爲無機物矣是故吾人欲圖壽命久長當豫防疾病常完全其生活作用使身體健康得盡爲人之本分如是之學術謂之衞生學故生理學衞生學二者乃人生所必當講求研究者也欲講求研究之須先知人體各部之構造形狀及位置此必以解剖學爲之基礎

解剖學與生理學各分之爲二部卽植物解剖學動物解剖學及植物生理學動物生理學是也習醫之人宜以明人體生理學爲要人體生理學其所用以試驗者往往可藉獸類及植物觀察之也

西國生理學初亦不甚發達自哈斐氏發明血液循環之後學者飈起互相鑽研近五十年來解剖術益精各科學智識益盛生理學一科直如萬馬騰驤百川滙海有一日

千里之勢

我國生理學夙稱寡陋今就其時代可區別爲三期自上古以迄有清道光間爲古說通行時代自咸豐至光緒間爲歐美學說輸入時代自光緒至甲午爲日本新學說輸入時代竊嘗論之吾國古時之生理學其舛誤旣不可枚舉而歐美生理學之輸入遠者已五六十年近者亦三四十年矣與近時西國生理學之日新月異歲不同者烏可相提而并論日本之生理學取法歐美駸駸如竿頭日上而吾國人所譯述彼邦著述者不下數十種然皆擇其淺陋寡要掛一漏萬之書欲求一詳備之生理學幾如鳳毛麟角之不可多得於虖山陬海澨之士欲究斯學精微何從而著手乎學術之盛衰豈非有心世道君子之責也

余早歲習醫研究斯學十餘稔來每慨我國無精詳之生理學爰是肆力日文遍覓該邦生理學書久之得宮入慶之助所著生理學講義焉全書共分三篇首緒論凡細胞之形態生活現象分化細胞之化學皆詳焉第一篇爲物質交換凡血液血液循還呼

吸消化吸收排泄皮膚與黏膜之所產動物體之物質交換食物皆詳焉第二篇為作業論凡體溫檢溫法運動筋之生理總論各論音聲及言語神經之生理總論各論脊髓延髓中樞大腦腦幹腦神經交感神經知覺味嗅聽視神皆詳焉第三篇為生殖論凡種族之保存方法卵細胞精液精蟲受精後之卵細胞妊娠分娩皆一一詳載余得其書歎其博而精密而顯慎而不漏該而不濫發他人未發之理氷解的破灑然無滯犂然有當而深愧向所學者之不足以稱而後知是書濟物利人之功誠明體達用之要書也於是獨處一室覃思迻譯每當夜闌燈殘星移斗轉吮殘墨而凝神搦禿毫而忘倦時復默然而翫之緩步而繹之寤寐探索務使奧窔盡宣倏然有得躍起疾書於時靈機之來如鳥之入雲如魚之縱淵不足為比顧視案上或偶有藜羹一杯糲飯一盂乃引飯進羹則登春臺饗太牢不足喻其適也惟揚雄草玄累年不就劉子史通屢易寒暑既越數載始行脫稿自維學識弇陋聞見寡踈豈敢自得海內君子賜之郢斲是所望也

藥劑之效力(錄靑年)

善生譯

藥者。抵抗疾病之物也。亦所以助人身各種組織。與疾病奮鬬，維持其官能。使回復合宜之狀態者也。亦有數種藥。對於有機體。僅利用其物理的性質。例如油或粉末。敷於傷口。以免衝刺。而使速愈是也。

然大多數之藥。悉利用其與生活體之化合功用而收效。因其能與數種原形質。發生化學的混合。又能改換含此數種原形質之各細胞之功能故也。至於藥在有機組織內。究竟如何發生效力。向來殊未明瞭。四十餘年前。希美戴伯氏始以科學的論點。研究此事。研究之法。以試驗於動物爲基礎。自是以後。凡試藥者。在人類未服用之先。輒以試諸動物。爲通例焉。以此法研究探索。頗費日力。且藥學中舊有之藥外。又有許多新藥。皆須費時費力。以研考之。凡藥先由化學的現象。考得其方程及解毒藥。然後試諸動物。試驗之法。先用痲醉藥。令動物昏睡。然後以所欲試驗之藥施之。所以必先令昏睡者。非但人皆有惻隱之心。不忍其觳觫也。且動物之神經系。感受痛苦時。必改換生理的活動。使任何種藥。皆失效力。故凡屬優等之藥學試驗室。必不令動物感受痛苦。彼世俗動輒反對解剖生物家。特未知此理耳。蓋使動物感受痛苦。彼未純熟之試驗家始爲之。若著名之醫院中。則決無此事也。既施藥於動物。乃詳檢其脈搏。考察藥在動物體各官能之效力。如是試驗數百次。乃確定毒藥或療藥之分劑。與動物之體重。比例如何。然後由各大病院。按藥性及分劑。施之於人。近十年來。用此法查出之新藥。不下數千種。其中無用之藥。固亦不少。然良驗而不可缺之藥。其數正夥。以之治向所號稱難症者。輒著奇效。蓋曾經許多有資格之試驗家。無數謹愼之考察辯論。乃得有此佳果也。

藥之效力。有直接發生者。有間接發生者。例如芥子或鋅礦養。皆常用之嘔吐藥也。其嘔吐之效力。乃直接衝刺胃壁而發生者也。若注射亞波嗎啡於皮膚之下面。使由血管運行。感動腦系之嘔吐司令部。不數分鐘。立致嘔吐。其效力。乃間接發生者也。

今茲爲篇幅所限。不能舉常用之藥。一一說明其效力之大略。惟舉藥發生效力之要則。略述於左。以供反三之助焉。夫藥若在無論何人。均發生同樣之效力。則藥學亦誠易事。無如病人中。百分之五。乃至百分之十。藥效。乃全然特異。例如嗎啡者。催眠藥也。然有服之而昏迷若死者。亦有服之而反氣足神王者。醫生用藥。於此等意外變象之發生。有時亦能豫示。然非一定不易也。又如面色白者。不能任顚茄兒童服砒素。可較

中西醫學報　第六年第十二期

成人爲多。此等變象。不可枚舉。又有數種藥。能發生多項之效力。蓋其影響於各器官者有不同也。例如顛茄或顛茄精同一分劑發生多種之效力。其一能阻遏周身津液之分泌。凡黏液膜之分泌物。均因之而乾燥。鼻及咽喉。尤著奇驗。故其最大之用處。乃以治初起之傷風鼻塞。其二能止抽搐。已絞痛。腸及膀胱內面。用之尤有神效。故治腸及膀胱之絞痛時必須之。又與瀉藥同用。可免腸痛。其三能放大瞳人。使人得以檢查眼睛。又能使睛簾發炎者。不致劇痛或損目也。其四間接激刺心房。催促呼吸。與嗎啡之弛緩呼吸。恰爲反對。故用爲嗎啡之解毒藥。蓋嗎啡之殺人。必弛緩呼吸而歛縮瞳人。呼吸緩而漸絕。瞳人縮如鍼尖。而人死矣。至於用藥之迷謬。迄今亦未能免。例如桂銀一藥。平人用之最廣。凡遇不快。輒服桂銀。傷風發熱。卽盡量服之。人人皆然。其實桂銀除止瘧外。並無他能。少服之僅爲神經系之補藥。多服之亦不過暫作退熱之用。蓋桂銀於治瘧外。實別無治病之效力也。若服之太多。則耳鳴。暈眩。發疹。昏迷。嘔吐。等現象迭作。雖未幾卽愈。而已感受許多不快矣。

人多不知茶或咖啡。亦可作藥。然每杯之茶或咖啡中。實含有三格林之咖啡以尼。咖啡以尼者。治心腎及神經系之藥也。服之則中樞神經系感受强烈之激刺。其對於心理上之各功能。受激尤爲强烈。疲憊立祛。思想清新。其效如響。日俄戰時。已完全證實其效。格賴柏林氏嘗由心理學研考此問題。知茶或咖啡。能使人感覺銳敏。思想活潑。神氣發舒。然概念之轉爲實行。（例如火近手而手匿避之、此時心中先有火能灼手之概念而後轉爲移手避火之實行）則因而遲鈍。故茶或咖啡。能使人觸覺銳敏之效力。誠屬確無可疑。此其在神經系之效力也。若其在心及腎之效力。則能增進心搏之力量及次數。又能增進泌尿量。飲之少量。已有人能感受咖啡以尼之效力。若飲之多。則人人皆感受其效力矣。其過量之現象爲失眠、心悸、心搏不合法度、筋肉抽搐等。皆表示其神經受刺也。常飲茶或咖啡者。輒有消化不良之患。此等消化不良之患亦有自茶或咖啡中之他種物質而來者。如鞣皮酸、揮發油等皆是也。又乳酪及牛乳。與茶及咖啡同飲。亦可謂爲此等消化不良之患之一大原因。然常人飲茶或咖啡時。並未發現上述之功效者。因吾人之神經系已與茶或咖啡相習。故飲不過量。殊不感受其效力。即飲之過量。亦不過暫時見其功效耳。

可可之效力。甚與茶或咖啡相近。惟激刺神經系之功能較微。而其在心及腎之效力。較茶或咖啡。尤爲顯著。蓋咖啡以尼者。普世皆有。與酒精同。在南美洲則有巴拉圭之馬退茶。在南斐洲則有土人所用之可辣精。在美國佛尼亞州與加羅立拿州則有亞巴拉基山之幼邦茶。、、、、。又如古改拿與可、可、異樹形亦全然不同。其激刺腦筋。清澄思想。甚似咖啡以尼。服之則語言繁瑣。而心智之欣快。筋肉之力氣。均非常增進。秘魯及波利斐亞之民。數百年來。皆飲古改拿之葉。以抵抗疲乏。古改拿又能刺激心臟及泌尿器。然此等效力。爲時甚蹔。不及一小時。已發生非常之不快矣。不快既甚。不得不偃臥牀蓐間。困頓委靡。反較未服古改拿以前尤甚。故古改拿雖有激刺之功能。而未嘗用以治疾。惟有時用爲痲醉藥。使感覺神經。蹔時痲木。而不覺痛楚而已。外科之小手術。無不藉以免痛。卽多數之大手術。亦必用之。蓋古改拿者。神經之阻電物。能使種種感覺。不能傳達至腦。猶之一片玻璃或橡皮。可以阻電報之傳遞焉。近年來因齒疾、目疾、及乾草熱病等。而戒除古改拿癖者。爲數頗多。蓋此癖較之嗎啡癖。尤可怖而尤易染。嗜之者失其健康及膂力。較嗜嗎啡者亦尤速。嗜古改拿者。其食量必日減。消化必日弱。體質必日羸。以至於衰憊而死。又常發現失眠、抽搐等現象。以至棲身狂人院。故無論何人。若非有醫生直接管理。則雖少量之古改拿。亦萬不可服。當知古改拿者。乃危險之藥。其使人成癖之效力。無論何種藥。均不及其陰譎可畏也。

鴉片或鴉片之要素嗎啡。誠爲最有用最純粹之藥。服之少許。則恬然欲睡。不知痛楚。卒之。必入黑甜。蓋鴉片或嗎啡。有醉腦之能。腦既醉。則周身自無不受其影響。倘所服極多。則瞳人縮小。呼吸弛緩。以至一分鐘呼吸一二次。而奄然死矣。卽服之適度。而服後亦必漸見呃逆嘔吐便秘膚燥等患。又有服後昏迷不醒如上所述者。蓋體力不勝藥力也。因服鴉片或嗎啡。有此等不良之現象。且易嗜之成癖。故醫生必竭力求他項藥以代之。至萬無可代。始肯一用。然醫生既必令吾人免罹痛楚。而嗎啡之痲醉力。又如響斯應。故終不能屏而不用也。至於嗎啡之癖。則惟意志靡弱之人。爲易沾染。此等人亦易染酒癖。及其他不良之嗜好也。又常有因疾病之痛苦。賴嗎啡爲鎮痛藥。而遂成癖嗜。不能復戒者。又若兒時常食羼有嗎啡之藥物。迨及長成。其染鴉片癖尤易。新發明之藥。可以鎮痛催眠。而無不良之效力者。亦有多種。二十餘年前。偶於自煤黑浦提出之諸物質中。發明一種有鎮痛性之物質。美洲初遭傷風傳染病之劇痛時。有所謂安的比林者。皇然列市上。則此種有鎮痛性之物質所製之鎮痛藥也。此藥鎮痛性極巨。一時染病之家。頗歡迎之。此病傳流之久。當爲讀者諸君所共知。若無此藥。則此後染嗎啡癖者。當驟增十萬人矣。此後經化學家之考驗。知有機化學之安尼林類。

(煤黑油)實爲無數治療藥之本源。遂在安尼林類中。研究得許多有機體用爲藥物。詳細考求其自安尼林類提出之物質。供醫家試驗者每週必不止一種。又催眠藥亦自煤黑油中考得與鎭痛藥同。故從前鎭痛催眠等事必用嗎啡者。今已得安全之藥代之矣。此等人造之藥物。非不稍有危礙。例如安的比林。有時能惹起大塊斑疹。服之過度。或致發現心神鬱懊、精氣頹唐、呼吸囏澀、心悸、膚青等現象。有時亦能致死。然服之成癖者則殊罕見也。且自此種基性物體(安尼林類)所取出之藥物。學者設法使此等不良之效力。逐漸減縮。將來想不難全然除滅也。是故藥學者。實最新之科學也。觀於輓近二十年中如許奇妙之發明。則將來必更有奇妙於此之發明。什伯於今所已有者。殆可豫卜云。

輓近二十年中。又有電氣療病等法。日益精進。人或疑藥物治療法。行將息跡天壤間矣。不知自有史以來。人類之信賴藥物、殊未有若今日之甚者也。卽以美論。藥劑師調製之藥品。其價値在一八九〇年爲六六五九七九七圓。至一九〇〇年爲二三三一九二七八九圓。計十年之中。增進至三倍以上。此十年中人口之增進率。則僅百分之二十二而已。又一八九五年。製桂銀用之金雞納皮。其輸入額爲二六九九七三〇磅至一九〇五年。則增至四二五一一六九磅。至於藥物之輸出額。其增進率亦幾稱是。可見信賴藥物治療法之心。非但美國爲然。卽列國亦莫不然。綜言之。藥之效力。可無須嘵嘵爲之辭矣。若注意於觀察及衡量。則無論人類之知覺。機械之試驗。莫不可以證明藥之效力。確係於人有益也。至若平人因彼藥餅上之招紙所言。可治十餘種之疑難病症等語。而盲信藥物。則其用之無益。藥固不任其咎。而藥之價値。亦未因之而貶也。蓋藥者大都非能愈病。特助生理之機能。使病有可愈之機會耳。

布製之窗牖（錄中西商務報）

•教育家。建築家。衛生家。
不可不注意之問題。

棄除透明之玻璃窗。而代以半透明之布窗。如吾與若祖所居之室。今有其人乎。John B.Todd 杜約翰君嘗著論於美國科學報謂可施之於學校課堂。蓋玻璃之爲窗不容毫忽之空氣傳入室中。若易以棉布得充分之日光外空氣亦能並進。不寧唯是同時冷氣侵入室中較之由玻璃傳染者爲少。裝置布窗雖室外空氣流動自如室中較裝置玻璃窗者溫暖多多。謂予不信實請試之。其說轉誌紐約機學雜誌。略曰。

吾學校課堂之內容。有如寺庵光闇味惡。裝設玻璃窗原所以使課堂變爲光亮。雖然以光亮故而失新鮮之空氣。亦何貴哉。人常於屋中裝設傳布空氣之器具每秒鐘每學生約得空氣十八立方尺。然全室充塞過度。學生反覺疲殆咳嗽不已。朔方氣候嚴烈。善治課堂者。常謂第一法使冬日避免嚴寒。第二使全室光明。於旁邊牆上裝置玻璃窗。殊不知玻璃爲物。最易傳熱。足阻空氣之流通。且易使呼出之不潔空氣。變爲凝冷。於是新鮮之空氣不能流通室中。卒至塵灰飛颺。腐敗濁氣盈於課堂內外講求衛生者。當注重新鮮空氣之引入暖室。防避空氣之猛侵。始於衛生無礙。若冷空氣猛侵課堂則居室中者。必覺身體不爽。故使冷空氣緩緩傳入。爲應注意之第二點。惟空氣傳入也緩。容空氣之道。亦當擴充之。

去年於一校中曾試驗此義。校爲近今所建築。中有課堂十六。學生七百五十人。裝設自旋扇一。能使熱空氣入室。緣牆基在窗下裝設熱汽管。上課時窗戶俱閉。使空氣流通。無時或間。一課堂有五窗臨東。窗架下有洞口。計高四十吋。闊三十六吋。窗架以木爲之。覆以未漂曬之棉布。堂中無難堪之惡味。無悶沉之現象。學生無一患咳嗽暈迷頭痛等症。讀書較常用功。

每晨開學以前。該校閽人閉關窗牖。課堂因自旋扇迫入之熱空氣。熱度變爲七十度。自修室空氣含濕冬日窗牖皆洞開。雖學生座位相距不過五呎。苟非嚴寒之日。曾不稍下。即下亦不久即啟。然毫不覺冷。蓋自熱汽管流傳之空氣。較自布幔窗架傳入者密。而最後空氣向上升騰。自木架傳入之新鮮空氣。其行甚緩。流通之隙廣。（該校課堂之隙。廣袤五十方呎。）流通時空氣並不變冷。若易以玻璃窗而緊閉之。則空氣必變濁氣成冷。蓋玻璃傳熱之力。較棉大二十倍。新鮮空氣傳布雖緩。然室中空氣。不致變冷。若裝玻璃窗之室。據闇人言自有此布幔之窗。溫暖一室甚易。他校教員聞之。初不之信。旋視察後。覺課堂空氣確新鮮無惡味。遂亦改置布幔之窗。久而久之。普及多數他校。社會亦頗注意。學生受父兄之命。自玻璃窗之學校轉入布幔窗之學校。教員學生均覺課堂有新鮮空氣之適意可貴。

課堂中含溼之新鮮空氣。詳細研究。知卽戶外之空氣。課堂中平常塵灰飛颺者。至是因之減少或竟絕滅。新鮮空氣課堂中之塵灰。曾於不同氣候之日。費十八次之攷驗。究其與玻璃窗課堂之塵灰相較如何。歷試於五校。結果新鮮空氣課堂之塵灰少百分之三十三。新鮮空氣課堂中所含溼量。與戶外所含者相同。窗以布蔽陽光之射入室中如故。不過光線間斷。塵灰不能與之相接耳。

梅毒者之家族及其子孫

萬鈞叔豪

一　居住於都市之家族。其梅毒之輸入。大都以男子爲媒介物。男子於未結婚前。由賣淫婦而感染者。

二　梅毒之遺傳有三種。(第一)遺傳梅毒。(第二)起於各種狀態之營養不良。(第三)遺傳性免疫。

三　上述之三種梅毒遺傳。苟父母均爲梅毒家。其人之一生中。必發生梅毒。

四　後天梅毒之遺傳勢力第一代最强。起遺傳梅毒性營養不良（有流產死兒分娩初生兒夭死或機能的與解剖的起種種病狀）等者尤多。

五　第二代者之遺傳性免疫。（富曷弗坦氏原則）除少數之例外者。不過一時而已。

六　梅毒遺傳力。至第三代非常薄弱。卽前記之流產。等非常減少生兒絕無遺傳梅毒之症狀。如營養不良之變象。發生甚少。縱使有之。亦極輕微。

七　第一代者之梅毒。非遺傳至第三代爲止。蓋至第三代而有遺傳性免疫質而已。

八　其父母於受胎中或妊娠中毫無遺傳梅毒症狀者其子亦無梅毒之遺傳。

九　第二代者之梅毒。大都發營養不良之狀態。

十　祖父母之遺傳梅毒。遺傳於其孫而未遺傳於其子。實未之見也。

十一　梅毒之令營養不良之作用。（易言之卽梅毒及於人間生活勢力之影響）不問其爲第一代梅毒或第二代梅毒（卽遺傳梅毒）與患者梅毒症狀之增進或減退。均有密切之關係。

十二　第二代者之營養不良之影響。大都屬退行變性。故第二代者此種之變化愈高。第三代者之營養不良。日益劇烈。

十三　梅毒之治愈。不能以人類之生活勢力及生殖力之恢復而判斷之。

十四　梅毒家之子兒(第二代者)若無遺傳梅毒與營養不良之症狀大抵能產健康之子孫。若生後復罹梅毒。則仍遺傳及於子孫。

十五　梅毒家子兒之營養不同。決無同一之狀態遺傳至第三代者。

十六　第三代者之遺傳梅毒。往往與新感染之梅毒併發此種之重複感染名之曰重複梅毒。此種之實例。田舍間多而都市上少。

十七　第三代者之遺傳梅毒。發生各種之症狀者甚少。

十八　就重複梅毒而論。與現一二狀態之後天梅毒或遺傳梅毒相比較。其趨稍異。故有重複流產梅毒輕症梅毒、無定型梅毒等之名。其他之經過。悉如初發梅毒。

十九　重複梅毒。對於第三代者。輕諸後天梅毒(第一代)及遺傳梅毒(第二代)所釀之禍患。益形不良流產死兒分娩等之數益增。第三代者發遺傳梅毒及營養不良之症狀。

二十　第二代及第三代者之生殖器組織的與機能的營養不良。影響於其子孫者甚微。

二十一　重複梅毒。大抵流行於田舍間。爲退行變性之主因。

二十二　梅毒有衰頽社會之力。但能次第減退。此說未盡確實。

二十三　第三代者之營養不良。對於直系與家族之遺傳。頗形特殊。

二十四　第一代者感染梅毒之惡勢。及於第二代者較輕。及於第三代者甚微。至第四代則絕不蒙其影響。

二十五　梅毒之正確豫後及療法。以上之事實。可爲參攷之資。其父母之健康狀態。尤不可怠於檢査。

喀血談

陳子鶴

喀痰中由肉眼得認其有混和血液者謂之喀血 Haemoptoe od. Haemoptysis 其血量多者謂之肺出血 pneumorrhagie 大血管之破裂或肺受創傷等而來致命之出血者謂之肺卒中 Apoprexia pulmonum

原因　(一)喀血之爲其主原因者結核是也。在昔有以喀血爲誘起結核之說。故俗間以喀血視爲結核。至於輓近得認喀血由於結核所變。於是以喀血爲結核症初發之一種症狀。質言之。古者以爲由喀血而生肺癆。今則知因肺癆而生喀血是也。雖所發之處不呈理學的症候。而尚可認其結核菌於血痰中及血痰排出後之喀痰中也。結核經過中發喀血者。羅 Louis 氏爲百分之六十。惠 Walsche 氏爲百分之七十一至七十九。開 Gerhardt 氏爲百分之八十云。

(二)氣管枝黏膜之炎症及潰瘍。劇甚之氣管枝加答兒。纖維性氣管枝加答兒。膿性氣管枝加答兒。氣管枝擴張之時。有發喀血者。

(三)氣管枝黏膜爲器械的。化學的。溫熱的刺戟。器械的原因。如劇咳。高談。身體過勞等。異物竄入於氣管枝內。亦有起喀血者。化學的原因。如吸入刺戟性瓦斯。其他吸入冷熱過度之空氣亦有刺戟黏膜而來喀血。

(四)肺壞疽及肺膿瘍　血管被侵蝕時而發喀血。

(五)肺之炎症亦發喀血　纖維性肺炎及加答兒性肺炎。亦往往來喀血。

(六)氣管枝或肺之傳染病　有喀血之原因然患流行性感冒鮮有見其喀血者。若流行性感冒之患者屢屢喀血則已陷於肺結核矣通常肺百斯篤往往見有喀血者。

(七)植物寄生性喀血　肺之放線狀菌症 Aktinomykose der Lunge 患者之喀痰爲(ナヨコンレート)褐色狀自膿汁血液及菌顆粒所成肺之(アスペルギルス)症 Aspergillosis pulmonum 有發喀血於其初期及經過中。

(八)動物寄生性喀血　爲其主要者因肺二口蟲之喀血此病在日本頗爲注意容另記之此外爲肝蛭 Gouvea 氏曾報告肝蛭入於人類之肺而發喀血又狗兒條蟲 (Taenia echiuococcus) 之包蟲達於肺內其經過中發喀血又肝包蟲穿孔於肺亦發喀血村田謙氏報告有住血絲狀菌爲發喀血謂之住血絲狀菌性喀血 (Filariahaemoptoe) 旋毛蟲亦有發喀血之疑惟不多見。

(九)肺之腫瘍　此喀血有來自癌腫肉腫之處所也。

(十)全身營養障害及傳染病因此而來咯血者。例如白血病。僞性白血病。紫斑病。矢茍爾培苦血友病。重症黃疸。萎縮腎。又急性發疹病卽痘瘡。猩紅熱。痲疹。癩病梅毒間歇熱等。間有侵肺臟而發咯血者。

(十一)穿孔性咯血　大動脈瘤破壞於氣管枝內時來重症之咯血

(十二)鬱血性咯血　心臟瓣膜病時爲此而致氣管枝鬱血有發咯血者

(十三)出血性楔狀梗塞　肺動脈別枝爲血栓所閉塞而發咯血在心臟病特發自僧帽瓣口狹窄及靜脈栓塞

(十四)代償性肺出血　他部之定期性出血歇止移變而發咯血者是謂代償性肺出血卽如咯血之代月經是也痔血與衄血而起咯血之代償者甚稀雖然果否其爲代償性鑑別頗不容易如代償性氣管枝出血維有發於呼吸器之全然健康者在肺有弱點亦易起之盎Andral氏云婦人發咯血而代月經何亦有患結核者也

(十五)神經性咯血Haemoptysis nervosa　腦脊髓之疾患。癲狂。歇斯的里舞蹈病。癲癇等之患者。有來咯血。

凡男子比女子咯血爲多就年齡上十五歲至三十歲爲最多矢Stricker就兵士之調

查。統計其初發喀血之年齡。列表於左。

十五歲至二十歲	七十四人	二十歲至二十一歲	百七十三人
二十一歲至二十二歲	二百人	二十二歲至二十三歲	二百二十人
二十三歲至二十四歲	百〇五人	二十四歲至二十五歲	五十三人
二十五歲至三十歲	六十四人	三十歲以上	十一人

喀血發於春期者最多。其次秋季。皮兒氏謂在日本自一月至四月間。喀血最多。

解剖　在毛細管出血。通常以肺組織不起變化。不得確知出血部位。如出血之源於氣管枝乎。抑在於肺乎。往往甚難確定也。在肺卒中。每見肺之大部分頹敗。血液與破壞之肺組織相混。此時以大血管之被侵。得證明出血之血管。肺結核末期之喀血。因走於空洞內擴張血管(不爲栓塞壅閉之處)之被侵蝕而發者也。在心臟病患者。喀血因出血楔狀梗塞而發。其出血部通常呈楔狀。其基底向肺之表面。尖頂對肺門。梗塞之易發部。爲右肺之後下部。而近於脊柱之部分。是蓋因栓子從其重量而下降。及右肺較大於左肺。其血行亦從而旺盛故也。

症候　喀血之先。大概有一種自覺的症候。即如胸骨之後。自覺溫液上湧。自咳嗽而發出血液或者口內感有一種鹹味或血臭由謦咳而喀出血液血液少者一二滴多者至於一立以上通常患者每重視血量醫師亦宜注意血量少者痰中僅現血點及血絲其量稍多者血液能與喀痰混和或爲喀出純血若其量多者一日中竟有失數磅之血液新鮮血液其色雖爲鮮紅從經過時日而爲暗色漸漸變爲褐色黃色遂至全然消失再新喀之血其色雖多鮮紅然血液久已集積於氣管枝內喀出時即呈暗色及褐黃色者

喀血之理學的症候未必顯著血液存在於氣管枝內之時發溼性囉音其血液之多寡從發之部位而異聽取大小水泡音或撚髮音打診不發濁音若亦發濁音則爲誘起喀血之病原而非爲喀血要之喀血患者理學的診法價値甚少加之此打診法並其餘輕微之運動如深呼吸等因之而新來喀血之危險故醫家診察喀血患者須要十分謹愼

喀血之際時時發熱時而起黃膽或心臟來貧血性雜音通常喀血一回不止多有暫時持續至數回者

診斷　喀血之診斷通常不甚困難喀血之原因最多者爲呼吸及循環器當先檢査

呼。吸。器。次循環器。

鑑別診斷

（甲）衄血　起於睡眠中之衄血。流入咽頭或喉頭。由咳嗽而咯出。遂有誤爲咯血者。若然。則當問平素衄血之有無。須査鼻腔。及後鼻腔。此兩者鑑別之點如左。

衄血	咯血
（一）血液排出之際無咳嗽。或唯有輕易之咳嗽刺戟。	（一）血液排出之際有咳嗽。
（二）血液爲暗黑而往往凝固。	（二）血液爲鮮紅色。爲泡沫狀。或爲暗色之塊。或混和於咯痰中。
（三）血液附著於鼻道。	（三）鼻道不能認有血液。雖然肺出血血液自口鼻流出之後。亦有可認其跡於鼻道者
（四）肺無變化	（四）胸廓有疼痛膨滿及溫感。呼吸困難。胸部聞有囉音。

（乙）咽頭及齒齦出血　精查患部且血液之能與喀痰混和之乎抑獨附著之乎須檢查之。

（丙）喉頭及氣枝出血　此出血自喉頭鏡之檢查當得知之。

（丁）吐血　此與喀血鑑別之點如左。

胃出血	肺出血
（一）血液自嘔吐所排泄。	（一）血液自咳嗽所排泄。
（二）預先有胃病或肝臟病之既往症。出血之前起嘔氣及上腹之壓感。	（二）患者有肺臟或心臟病之既往症。出血之先。起胸內重感及絞榨之感。且往往自覺胸內溫液上昇。
（三）胃或肝臟病有徵候。	（三）肺或心臟病有徵候。
（四）血液呈暗色或黑色。不含空氣凝固而爲團塊。	（四）血液爲鮮紅色而含空氣。不凝固。
（五）呈酸性反應。	（五）呈亞爾加里性反應。
（六）往往混食物之成分。	（六）往往混黏液及膿。

（七）肺出血之持續久。徐徐消失。

（七）胃出血爲俄然而發。其持續短。初出血後之便往往爲爹兒狀著色（血便）

預後　定喀血之預後頗要愼重注意因其所以危險者多爲結核之原因所誘發故世人對於喀血每有過於悲觀之傾向雖然壯年時代喀血多量而得享高齡者未嘗不多例如德之大詩豪Goethe十九歲時非常喀血頻陷於危然得能達八十三歲之高壽云

按喀血縱屬危險非皆爲致命之由顧當世未必人盡知醫患者未由自斷所以造醫家而乞施治療者固屬愼重之道爲醫者當細爲診察苟不能一時斷定不妨明白告其所以勸其別訪高明苟能診其無妨當決然負完全責任毋使其存疑惑之心致種恐慌之因締危險之果予門曾有三例附誌於此一係衂血患者自誤爲喀血一係肺ヂストム一爲月經性代償三者皆非結核原因彼等惴惴惟恐或是反覆開導衂血及肺ヂストム兩患者釋然無疑月經性代償者不之信予請其另就他醫乃某醫之診斷與予相同該患者重要予診察予用披爾開試驗不起反應因

爲詳陳非結核之種種證據。同時又經某醫之助。始解疑懷。該婦人營養佳良。除喀血外。無有如結核患者各種症候。其爲非結核。應易明瞭。顧當時不能遽止其惑者。予信未孚。固居其大部分焉。其餘或患者凝想於此而忘形於彼也。

發喀血之爲危險者。如急性貧血。慢性貧血。窒息。及爲結核之誘發。惟結核之誘發。往時雖爲一般所信。現今有懷疑之者。

療法　豫防法爲有呼吸器病者避感冒。及身體劇烈運動。咳嗽劇甚者。宜靜鎮之。因劇咳易致血管破裂而來喀血也。

喀血發時。鼓舞患者十分勇氣。使嚴守安靜態度。萬不可再有運動。卽談話亦須禁止。看護者不可露張皇形色。俾重其疑慮。咳嗽未除。最要設法抑制之。出血部貼冰囊。雖然出血之存於深部。貼用冰囊。其表層雖呈貧血。而深部卻起充血。又寒冷持續旣久。血行徐緩。來靜脈性鬱血。故卻有稱用芥子泥。發泡膏。以希望外部誘導法者。皮兒氏載砂囊於出血側之上胸。妨其呼吸運動。謂有遏止其頑固之喀血者。又往時綳縛四肢。爲使易生血塞。求便於減少小循環之血量。或者行減少血量術。時同時行刺絡術。爲減全血行之血壓。亦頗有達其目的者。

往時於頑固之肺出血每用吐劑如吐根吐酒石吐酒石酒等急要之處用亞篤羅必涅注入皮下吐劑之有效於止血者以爲所傷血管得能全爲斷離（血管之一部分所受創傷而未至全行斷離之時出血亦不能即止若能全斷則其斷端能由收縮而可止矣）或因嘔吐而血壓爲之下降云最古民間所稱用之藥爲食鹽以一食匙溶解於少許之水使服之謂有止血之效其奏效爲由嘔心之作用

按食鹽止血之理由因其刺戟胃之迷走神經使反射的收縮肺之血管也

或用硫酸亞篤羅比涅○、○○○三至○、○○○五使皮下注入或內服此理由恐爲一時所減之肺臟血壓之故

因鬱血等之喀血用實芰答利斯使血壓下降得達止血之目的Choelmonski氏稱用沃度加里Fick氏稱揚硝基倔利設林○、○○○五至○、○○一

誘導之目的用手浴腳浴強下劑利尿劑及發汗劑或貼付水蛭然其止血之效不甚確實

確實奏效者爲靜鎭劑自古所汎用此奏效爲與血管系統及肺充血有良好影響若使靜鎭奮興之血管於心臟部或出血部貼冷水或冰或使其嚥下或用以灌腸又硫

酸硝酸醋酸等亦爲靜鎭劑有止血之效是等酸類用其二、○或三、○和於一立之水再加果實舍利別或哈爾列兒氏合劑（純硫酸一分再餾酒精三分）十滴至十五滴加砂糖水或果實汁和水服用一日數回強咳嗽時和入杏仁水後服用

哈爾列兒氏合劑	二○、○
杏仁水	一○、○

右以二十滴和於砂糖水中服用一日數回

或者硝酸加里每時間用一、○至三、○或硫酸曹達與以一、○至二、○或兩者混用

硫酸那篤僧謨	二○、○
硝酸加僧謨	五、○
杏仁水	二、○
覆盆子舍利別	三○、○

右每二時服一食匙

收斂劑亦往往能應用於喀血但其中不無異議今列舉之如左

(一)硫酸阿爾密繆謨　〇、五

(二)明礬　〇、五

(三)骨湃波　〇、五至一、〇

處方

骨湃波

再餾酒精

篤爾拔爾撒謨舍利別

薄荷水

橙花水

甘硝石精　各五十瓦

右一日數回用小酒盃一盃

(四)ブリオニアアルバ流動越幾斯Bryoniae albae extr fluid 一、〇至三、〇

(五)ブルザーパストウリス越幾斯Bursae pastoris extr 一、〇至三、〇

(六)過格魯兒鐵液　用一滴至二滴和於燕麥煎汁。

(七)草綿根流動越幾斯　五、〇至一〇、〇
(八)ハマメリスウイルギニカ流動越幾斯(ハゼリン)　二、〇至五、〇
(九)ヒドラスチスカナテンジス根流動越幾斯　二、〇至五、〇
(十)酸醋鉛(加阿片〇、〇一)　〇、〇二至〇、〇五
(十一)麥角末　〇、二五至〇、五
(十二)麥角越　〇、〇五至〇、三內服或皮下注入

處方
麥角越幾斯　二、〇
甘草末
甘草膏　各適宜
右爲五十丸。一日五丸至十丸。

麥角越　二、〇
餾水　一〇、〇
石炭酸　一、〇

右一日三四回服用二十滴或一日二回注入皮下

按麥角越劑中加石炭酸者爲防藥劑之分解也麥角劑用宜愼重如起中毒之傾向卽當中止服用

(十三)單甯酸　〇、一至〇、五

或用單甯酸含有之物質煎劑或丁幾

其他阿仙藥 Bis torte, Radix Ratanhiae. Simaruba. Tormentilla. 單甯酸含有之越幾斯Kino, Sanguis draconis 等亦可用之鹽化アドリナリン皮下注入亦可試用

對於喀血有效之藥劑爲痲醉劑其能爲患者安靜靜鎭咳嗽刺戟用非沃司越幾斯(一回〇、〇二至〇、一)阿片(〇、〇一至〇、〇三)或者阿片丁幾(Gravees Boerhaave)Sydenham 氏用阿片〇、〇三與硫酸曹達〇、一五之合劑又每用阿片與麥角越作丸劑現在多用鹽莫一回〇、〇〇二至〇、〇〇五或者用鹽酸海洛因〇、〇〇二至〇、〇〇五燐酸古垤乙涅〇、〇一至〇、〇一五奇沃寧〇、〇一至〇、〇一五內服皮下注入灌腸坐藥均可

出血者因血液之凝固性增加或濃厚而得以止之此目的或使內服纖維性釀酵素

(Fibrirferment)及格魯兒石灰一、〇至四、〇或注入ゲラチン之溶液ゲラチン者以生理的食鹽水〇、九%作二%之溶液注射其百或二百立方糎於胸廓或大腿注射後局所發疼痛在腎臟病患者發血尿及血色尿素其他病變或形成擴張血管之狹窄或發破傷風及瓦斯膿瘍ゲラチン溶液可使內服予曾實行之

一〇%ゲラチン	二〇〇、〇
枸櫞油	一二滴
單舍	四〇、〇

右一日數回分服二日量

多量之牛乳灌腸云有止血之效

安靜精神及身體注重光線及空氣攝取無刺戟性食餌規正便通

血液殘留於氣管枝內能因咳嗽而除去其不能除去者被吸收於氣管枝內其他除去出血之原因出血後須要補足消失之血液

牛奶良否檢查法

牛奶煑至沸騰。上面能生白泡者。或滴一二點於清水中。而結塊沉沒者。或滴在指甲。亦不流下。及用指頭揉搓。有油氣者。皆可爲純良之牛奶也。若滴在水中卽刻散開者。有惡臭之味素者。或煑之結塊生多泡者。俱不純良之牛奶也。又將沸騰之牛奶。混和沃度丁幾。能呈紫藍色。乃有含種種澱粉之證據。又若混和（哥羅歐兒鐵）液。呈紫紅色者。卽可用爲防腐。（散里質兒酸）以牛奶試驗紙試之。卽刻變爲紅色。是亦佳良之牛奶也。

喘息之療法

孫祖烈 迪光

喘息之種類雖多要不外獨立的喘息Das idiopalhische essentielle Aslhma 及徵候的喘息(一名反射的喘息) Das symptomatische reflectorische Aslhma二種而已。故療法亦分左之二種。

(甲)對症療法。　(乙)根治療法

行前法易。行後法難。雖未必諸病皆然。但喘息則如是也。

絕無他種之病症存在。不能推知喘息發生之原因。此喘息曰獨立的喘息。本病非遺傳病。其本體係一種之神經官能障礙。故易罹本病之性質。實自遺傳而來。

屬於徵候的喘息有種種。列舉之如下。卽(一)由鼻而來者。(二)由咽喉而來者。(三)由消化器而來者。(四)由尿毒症而來者。(五)由中毒症(鉛水銀)而來者。(六)由皮膚病而來者。(七)由生殖器病而來者。(八)由心臟瓣膜病而來者。(九)因迷走神經受器械的壓迫而起者。醫士懸壺問世之後。遇是等症狀。除二三之惡性腫瘍外。均非不治之症。爲醫士者。一若無須精密之思考也。余之從事醫業。已有年矣。所遭遇之喘息症狀。屬於徵候的喘息者。非常稀少。大抵係獨立的喘息。因之其療法不可不深爲研求。

對症療法 吾人活用之療法。幾盡屬對症療法。卽鎭靜其發作。患家已覺滿足。所使用之藥品。隨患者而異。當及時選擇。今將其中之主要者。列記於左。以供業醫者之參攷也。

(一)臭素加里 大都不能奏效。

(二)抱水格魯兒 甚佳。

(方) 抱水格魯兒 一、〇 單舍 五、〇 水 五〇、〇 上藥頓服

(三)莫耳比涅 確實而頑固者。此藥爲必須品。宜內服。若行皮下注射。有起慢性中毒之憂。醫師自罹喘息者百人中。幾有百人蹈此弊害。

(四)莨菪。 Belladonna (日本局方Scopolia)

(五)亞篤羅必涅之可治本症。因有蒲拉烏氏之發明。卽使氣管支筋收縮之迷走神經纖維。可由是物之功用而痲痺之。

(六)非沃斯。 Hyoscimus-Bilsenkraut

(七)非沃斯藥阿。 Hyosciamin

(八)斯爾傚那兒。Sulfonal

(九)印度大麻。Cannafis indica

(方) 印度大麻丁幾 六、○ 實芰答利斯丁幾 二、○

右每三小時服一回。每回十五滴。(心臟性喘息)

(十)口蒲拉曲皮Cortex Quebracho余未見其有確效。

(十一)亞硝酸那度僧謨 次注意其副作用。

(方) 亞硝酸那度僧謨 ○、二 水 一○○、○ 上藥一日分三回服用。

(十二)魯別利阿陰富拉坦Lobelia inflata 此物產於北米。有稱之曰印度煙草者。百年前有喘息藥之名。含有阿兒伽洛衣特者。係魯別里亞有類似亞篤羅必涅及菸草精之作用。屬於桔梗科。

(方) 魯別利亞丁幾 三、○ 水 一○○、○

右一日三回分服。一日量。(魯別利亞丁幾一回之極量一、○一日之極量五、○)

(方)魯別利亞丁幾 五、○ 安息香酸阿斤丁幾 五、○

右每二時一回十五滴服用。

(十三)規尼涅　發作準一定之規則(例如痲拉里亞)時試行服用。(欲行皮下注射則加入安知必林使其易於溶解)

(十四)富屋累洛水　時或有特效。

(十五)鞣林特利亞Grindelia一日之用量在三、〇以內。

(十六)金硫黃　此物爲祛痰劑。

(方)　金硫黃　〇、三　阿片　〇、〇三　白糖　一、〇

右藥分三包。一日分三回服用。

(十七)左記之藥劑。喘息患者若有神經衰弱症狀。應用之頗佳。然收效甚難。

司伯兒迷恩 Spermin 此物裝入小瓶(容量一、五)內而發賣。係司伯兒迷恩之二%溶液。祇可以之爲皮下注射料。若內服則有四%食鹽重鹽酒精溶液。一回之服用量在三十滴以內。奏效較前者稍遲。

壞利特兒一回之服量三十滴。混白糖而內服。

掘利攝林燐酸那度儸謨一回之服用量一、五一日三四回。皮下注射料。將五

%溶液一分溶解於五分之生理的食鹽水內。每回注射之量約一、○。

吸入療法　最普通者。係硝石紙。以之點火吸煙。福痕葉厤孫氏之法如左。

(方)曼陀羅華葉　三○、○　硝酸加里　三○、○

右之混和物。置一茶匙於皿上而點火吸煙。

亞砒酸亞密兒亦屬有效之物。然須注意點火。

(方)亞砒酸亞密兒　十滴　哥囉倣謨　四、○　發作時吸入右藥之半分

必利競將本品之五、○置於皿中。安置於小室內。每日令患者入其室數次。吸室內之空氣約在二十分間以上。以上吸入本品。

臭素　橫列洋燈之玻璃罩。滴臭素於其下壁上。自下端吸入之。頗爲便利。

(方)臭素　○、五　臭剝　○、五　水　二五○、○

右之混和物。置於黑罎內。每二時間吸收一次。每次之吸收時間約五分鐘。

喘息煙草　此物種類甚多。今列舉於左。

克拉洛特氏捲煙草　此物由莨菪、曼陀羅華、硝石及罌粟實外皮而成。

薄莫倍隆氏卷煙草　此物由偎林特利亞與洛蒲斯坦而成。

特司必兒卷煙草　法國製之有名物。由莨菪、非沃斯、曼陀羅華及阿片而成。其他尚有由曼陀羅華。砒石。樟腦。或印度大麻而成者。是等物非無姑息的效力。余所時時施用者。法國巴黎克利廠會社所製之物也。

空氣療法　吸入稀薄或壓榨空氣。此間頗賞用之。

皮下注射療法　莫比之注射。雖有速效。然不可行之。廠司累兒氏稱賞撒里矢爾酸古加因之注射。每回注射之量〇、〇四。精液素及規尼涅之注射。已詳於前。故畧之。

塗布療法　鼻內塗布古加因水。至克洛司氏。將阿母尼亞五、〇與餾水五、〇之混和液。塗布於咽頭。又富阿兒克納兒氏以迷走神經爲本症之原因。塗布沃度丁幾於頸全部。

電氣療法　應用於迷走神經。

素人療法　此療法雖有種種。要不外刺戟黏膜。頓挫一時之發作而已。伽壞納氏賞用以手叩心臟之法。與項部冰罨法。貼芥子於胸部亦可。

根治療法　症候的喘息之根治療法。以治療主病爲第一義。人皆知之。若夫獨立的喘息之根治療法。行之非常困難。余曾謂喘息無特效藥之可服。

規尼涅之特異性

孫祖烈迪光

宮崎氏於成書中摘錄規尼涅之生理的作用與各般異態之中毒症例。自昨年七月以來歷四月間。而於惠斯醫院內治療瘧疾患者百六十一名。其中有規尼涅熱兼發蕁痲疹者。統二例。今記錄之於左。

第一例　患者係一步兵。年三十歲。父母健存。患者天資強健。十七歲時。罹急性加答兒。經一週而全治。七月二十七日。罹日發之痲拉里亞。未幾即痊愈。八月八日復發。十日入院。當時之症狀。體格營養均佳良。體溫如常。脈急實。八十三至。脾上界達第七肋骨。下界達季肋緣。知覺銳敏。頭痛。身體倦怠。眩暈。食慾不振。檢查其血液含有少數之原蟲。十一日午前六時。頓服鹽規末〇、八。服後經四時間。頭痛、眩暈身體灼熱如故。口渴甚盛。呈苦悶之狀。顏面與胸部潮紅頗著。脈急數八十五至。體溫三十六度七分。午後六時。體溫三十九度五分。十二日午前六時。常溫。頓服鹽規〇八。至午後。體溫復上升。六時體溫升至四十一度一分。全身之各部。發數多之蕁痲疹。灼熱苦悶極甚。十三日午前六時。體溫三十八度。發疹消散。投鹽規〇、五。經二時間後。復服鹽規〇、五。午後體溫上騰。與前日相同。十四日午前二時。（體溫三

七、八)服鹽規〇、八。六時(體溫三七、五)服鹽規〇、五。午前八時。體溫三十七度一分。午前十時體溫三十七度四分發高度之耳鳴、眩暈、頭重、運動不安、嘔吐、胃痛、全身潮紅。灼熱苦悶等症。至午後體溫升至三十九度七分。十五日午前八時。復歸平溫。爾來中止規劑之服用。十七日午前六時。遂爲常溫。復投以鹽規〇、八。午後發全身症狀。體溫升至三十八度九分。爾來不服規劑。病症經過之間。體溫絕不上升。

第二例　商人某。二十四歲。身體頗强徤。十七歲時。罹痲疹一次。昨年八月十七日夕。俄然發高度之寒戰。繼以發熱。體溫三十九度七分。十八日入院。當時顏面潮紅。體溫雖如常。而有頭痛、頭重、身體疲勞、食機不振、嘔氣、脾腫等症。血中有痲拉里亞原蟲。十九日午前六時。體溫三十六度三分。頓服鹽規〇、八。身體灼熱。起嘔氣。嘔吐。胃痛病等。頭部鬱瞶。視力減衰。運動不安。四肢震顫。兼以搐搦。呈酩酊狀態。且嘔吐頻發。午後六時。體溫三十九度三分。二十日午前六時。體溫如常。二十一日午前十時投鹽規〇、八。無異常之病狀。爾來之二日間。復服鹽規〇、五。痲剌里亞之發作遂止。至二十四日。病症全治。遂退院。

假性白血病芻談

孫祖烈 迪光

假性白血病。一名霍奇肯氏病。又名惡性淋巴腫。又名脾臟性貧血。本病於血液造成器官之腫大及貧血狀態。雖與白血病全相同。然不來白血球之病的增加。故尿中阿爾洛格斯兒體之排泄。亦不增殖。

本病之原因尚不能明徵。諸經驗男子比女子罹此病者多。而在二十歲及六十歲之間。則貧民比富裕者患本病更多。

假性白血病往往以傳染病爲前驅。但惟來於痲刺利亞、黴毒、疫咳及腺病之後。慢性化膿症。例如於鼻淚管或耳。及慢性下痢。皆足誘起本病。又克氏曾以本病爲一種之傳染病。而謂腺腫乃一種之傳染性發見一細菌矣。但未經一般之承認者也。

血液造成器官之變狀。爲本病初發之徵候。因之分本病爲三種。曰淋巴腺。曰脾臟性。曰骨髓性假性白血病。然骨髓性假性白血病。尚未正確知之。又本病與白血病。往往見有混同性者。

淋巴腺性假性白血病。每來頸部。下顎部。腋窩部及鼠蹊腺之腫大。其他又有起縱隔膜及腹膜淋巴腺。於種種之體部。發見有手拳大之淋巴腺者。腫脹之腺。或柔軟、或硬固。其柔軟者。腫大顯且速。加壓則所患淋巴腺。只覺過敏。或不現壓痛性。該部之皮膚。多不變化。且能以他働的移動之。炎症及化膿症并乾酪樣變性亦不多見者。然於疾病之經過中。所患淋巴腺之大小及形狀。每見相異。脾臟常呈等於白血病之症狀。若從骨髓發本病。則爲壓痛性。形成柔軟之骨質部。上記之症狀。多逐漸而起。所以不能確定疾病之初期。貧血亦隨時而起。甚難定之。然本病之初期。大約能診定之者。因患者漸呈蒼白色。來呼吸促迫。體力虛弱。而易發汗。檢其血液。概有灰白赤色。其赤血球及血色素之量。減正常之五分之一。白血球不增加其數。又一無異常形態。原形質顆粒甚多。赤血球往往呈多形。

在血行器。亦得認貧血性變狀。即發見收縮期的心臟雜音。右心室擴張。心悸亢進。頸靜脈雜音等者。蓋不少也。

患者往往起食氣減退。口渴增進。尿不呈著明之變化。

自發的出血。比於白血病。則本病爲少。

本病之經過。多爲慢性。時或有亘數年之久者。然是多於脾臟性症。所見至於惡性淋巴腫。則常取急性之經過。但如白血病之至急性症。頗屬稀有。

本病經過中。之熱候者雖多。然亦有來不定型之發熱者。此惟於日暮時見之。又間有於一定時期。起熱候之發作性潮來者。海兒氏及愛普氏所實見之症。竟呈再歸熱性定型之熱候。

併發症中特當記者。爲由淋巴腺腫大而來之壓迫症狀。例如氣管枝狹窄。反廻神經痲痺。神經痛等是也。又併發黃疸及肝臟腫大。其狀恰呈如肥大性肝臟硬化症之觀。又於諸多之臟器起澱粉狀變性。至於皮膚變化。則惟發痒疹。

本病由增進之脫力而取致死的轉歸者最多。間有因血難止及偶發性疾患死者。然亦往往有移行於白血病者。

本病與白血病之診斷甚容易。何則。在白血病。雖來白血球之增多。本病則不然。又脾臟性假性白血病與其餘之慢性脾臟腫大（痲剌利亞、黴毒、澱粉狀變性）區別。亦不困難。即在慢性脾臟腫大。其貧血症僅微。不起如假性白血病之重大之危險症狀。脾臟性假性白血病與肥大性肝臟硬化症之鑑別。往往頗難。即如剖檢不施顯微鏡的檢查。則不能區別之。

淋巴腺性假性白血病。有與淋巴腺結核誤診者。此際若於其餘之臟器。例如肺臟。發見結核。當知其爲淋巴腺結核。又化膿淋巴腺之分泌物中。或剔出之淋巴腺組織內。發見有結核桿菌。則亦爲淋巴腺結核之證。

其他淋巴腺性假性白血病與淋巴腺肉腫之鑑別。頗爲困難。得依解剖的檢查鑑別之者甚少。惟能就疾病之本症。下正確之定義。以鑑別兩者耳。然其本性仍屬未知。雖有以假性白血病爲白血病之前階級者。然是果正當與否。尙不能知。以兩者之起始全屬未知故也。

淋巴腺。脾臟及骨髓之解剖的變化。與白血病無異。又在本病。於諸多之臟器。得以肉眼的或顯微鏡的證明其淋巴腫形成。肝臟腫大。且被淋巴腫結節所占領。因門脈周圍之淋巴腺腫脹。以壓迫大膽管。致釀黃疸。

本病多爲不治之疾。患然往往有一時性之輕快。與白血病無異。惟當用伍亞砒酸於鐵劑者。

診査腹部腫瘤。於全身浴盆內之溫浴中。腹壁弛緩。且患者由壓而示感覺過敏之部。致惹起檢者之注意。較由全身痲醉法尙便。

原尿管囊腫

於臍與陰部之間。正中線見腫瘍時。有爲原尿管囊腫者。此囊腫往往與卵巢囊腫、其他之腫瘍、或滿充尿之膀胱誤認。

由臍部膿汁糞便之排出

由臍部排出膿汁者。基因於淫疹化膿之皮樣囊腫、原尿管之存留(排出尿)原尿管囊腫。(出乳樣液)其他腹腔內或腹壁之膿瘍。由臍部漏糞便者。因美愷兒氏憩室、箝頓之臍歇爾尼亞穿孔及由腸結核生之糞瘻等。

脊髓癆腹部之症候

在成人腰圍背部或下肢覺疼痛。不能發見他之病原時。要檢索脊髓癆之其他證徵。

卜突氏龜背初期腹部之症候

小兒在卜突氏龜背初期。屢有於胃部訴疼痛者。此際其脊柱尙未呈彎曲。施適當之治法。其治癒之效果甚大。

急劇之下腹部疼痛

下腹部發急劇疼痛者。必檢齒齦之狀態及肺。肺炎及肋膜炎之初期。酷似急性蟲様突起炎。又鉛中毒疝痛。類似他之腹部內臟疾患。

腹壁之靜脈擴張

腹壁側部之靜脈擴張。乃示下大靜脈幹之領域內有障礙。臍部之靜脈擴張。乃示門脈系血行之障礙。前者屢與下肢之靜脈努張併發。後者屢與痔核併發。

下腹中線之歇爾尼亞

嘔吐屢次反復者。可於下腹之中線。探歇爾尼亞發生之有無。

下腹部腫瘍診察注意

診察下腹部腫瘍。必將大小便排出。可免誤診。

轢傷與腹部損傷

在轢傷者。車輪由其軀幹之右向左回轉時。須想起肝臟損傷。反之由左向右時。須想起脾臟損傷。

下腹部之搏動性腫瘍

下腹部之正中線。有搏動性腫瘍時。不可直下大動瘤之診斷。腹膜後部之腫瘍。亦須顧慮之。

下腹部腺腫之發生

下腹部殊其右側發見大腺腫時。須檢索是否由潛睾而發生者。

網膜囊腫

大而發育緩慢之腫瘍。在腹腔內近正中線之處。僅能推動。別無惡性腫瘍之徵者。多爲網膜囊腫。

小兒之腎臟肉腫

小兒之側腹部。原發性腫瘍。通常爲腎臟肉腫。

少女之腹膜炎

少女罹原因不明之腹膜炎時。須檢淋毒性陰門膣炎之有無。

肺炎菌性腹膜炎

腹壁有彈力。而壓之覺疼痛者。殊爲肺炎菌性腹膜炎。故宜就曾罹肺炎或膿胸與否。詳加注意。是爲最要之件。

小兒之結核性腹膜炎

腹部有境界不明之抵抗部。而乘弛張性熱者。殊在小兒爲結核性腹膜炎之徵。

腹膜炎經過中之爽快感

重症腹膜炎之經過中。有覺一時爽快者。然決不可爲輕快之徵。

直腹筋前腫瘍與深在腫瘍之鑑別

鑑別直腹筋前面之腫瘍與深部之腫瘍。握該腫瘍而後使患者由臥位移於坐位時。在直腹筋前面之腫瘍。由手掌面不能逸去。然深部腫瘍。決難攫保。

潛伏之惡性腫瘍

無原因可認而體重逐漸減量者。宜檢索惡性腫瘍。又持續有消化障礙。其原因不明者。是亦可入外科的診斷學之範圍內。

腹部內臟手術與麻醉法

人工胃瘻造設術、人工肛門造設術、盲腸周圍炎性膿瘍、切開術等簡單之手術。可應用局所麻醉法。視切開之大小。而麻醉藥用乙號液或丙號液。

腹水穿刺法

行腹水穿刺法之際。若在正中線必使膀胱空虛。在左右側方。須避下腹壁動脈。

開腹術與鼓腸之豫防

開腹術中或其直後。注射撒里矢爾酸挨節林〇、〇〇一五於皮下。可防危險之鼓腸。

腹部銃創之手術

當行腹部銃創手術時。可先探究出血之泉源。而後及損傷臟器。

腹部筋膜之縫合

縫合腹部筋膜。勿以鉗攝刺許多之組織。否則組織壞死脫落。而有生腹部歇爾尼亞者。

胃腸手術後之嘔吐

胃腸手術後屢發嘔吐、欲陷虛脫者。須注意是否爲腹壁之創口離開。內臟脫出。

第二十章　肝及膽道

膽石之疑似徵候

無可認之徵。惟屢發消化不良者。須先存膽石之疑。從來膽石病。於多數曾被行手術者。聽其既往歷。久爲消化不良。而受醫之治療。故於此時詳密診檢。恐不難早期診定。

膽囊疾患之徵

壓右心窩時。疼痛放射於肩胛部。是膽囊之疾患。非幽門之病也。

膽石與胃潰瘍之鑑別

膽石疝痛發作之際。由嘔吐不能直接輕快。反之在胃潰瘍吐後覺輕快。又在膽石有覺惡寒者。胃潰瘍無之。

膽囊部之壓痛

膽囊部有壓痛。殊在疝痛發作時。略明爲膽囊之疾病。然在盲腸之後方。蟲樣突起發炎而挺出者、腎水腫、急性膵炎、胃幽門部之炎症等。亦須鑑別診定。

結核與膽石病

結核與膽石病。併發於一人者極稀。

膽石之病徵

胃痙或腹痛之發作。有久時間歇者。可視爲膽石。

膽囊截除術中膽石之滑脫

膽囊截除術中開膽囊管之後。誤致膽石滑脫而不見者。不必顧慮。該石通常與創液共被排泄也。

膽囊切除後之出血

膽囊切除後。有少量出血者。是由肝臟之膽囊基底部來者。然若有急劇多量之出血。爲膽囊動脈結紮絲之脫落。頗爲危險。

膽道手術後之劇痛

膽道之手術後有劇痛者。爲由膽汁瀦溜於深部之故。宜插入排液管。

黃疸與其性狀

加答兒性黃疸。脈多爲緩徐。然由膽石而起之黃疸。通常無此徵。

鬱血性肝腫大

肝臟之腫大。入於外科領域之前。須確定是否爲心臟瓣膜病之鬱血性肝腫脹。

肝與腫瘍轉移

肝臟生腫瘍者。須檢直腸。又行直腸癌手術之前。須檢肝臟轉移之有無。

肝膿瘍

肝膿瘍外破久排膿者。每日五分時行比兒氏吸引法即治癒。但吸引過於急劇。强增陰壓。肝臟血管有破裂者。要注意。

急性膽囊炎與手術

抱急性膽囊炎之憶想。而開腹腔時。膽囊無顯著變化。可將膽囊縫於腹壁。後日若生障礙時。不用麻醉法開膽囊插入排膿管甚便。

膽石手術

凡膽石手術之際。須檢肝管。而按觸肝管。覺如石樣之感時。須確定是否爲淋巴腺。

第二十一章　胃

胃急劇之吐血

急劇吐多量之血。雖可爲診定胃潰瘍之助。然無月經有以一定時之間歇。而以吐血代之者。

急性胃擴張

腦。能了解千五百個之記號。指示二千種之運動。其神速如此。

咬物之惡癖

小兒有咬自己手爪之惡癖者。巴里之某小學校。曾就二百六十五名之生徒而調査之。其中有六十五名。卽五分之一。有右之惡癖。高等小學校。則其比例數大減。一百人中不過三人而已。此習癖不特惹人嫌惡。附着於爪邊之塵垢。誤入口中。爲各病之原因。況爪之本體。亦有害健康。故當速行矯正之。矯正之法。塗附辛物於指端。爲數多醫師所主張。然此奏效者甚少。又小學生徒。有咬鋼筆軸之癖者。但咬爪癖與咬鋼筆軸之癖不兩立。有咬爪之癖。便無咬鋼筆軸之癖。有咬鋼筆軸之癖。便無咬爪之癖。此外尚有種種類似之惡癖。此等習癖之發生。大抵效法年長者或朋友之所爲。矯正方法。以催眠術爲最佳。但世人不樂用之。不得已行塗附辛味物等之下策。世之爲父母者。當注意小兒之此等惡癖。先事豫防之也。

一種之救急法

歐洲之學校。遇有火事。敎師奏音樂。生徒練習樂譜。絕無狼狽狀態。又同洲之盲啞學校。生徒入學後。以敎授避火方法爲第一義。是亦一種之學校救急也。

稀有之長壽者

西洋有一百五十九歲之長壽者。一千七百四十五年十一月二十四日生於墨西哥之某市。執業於稅關。身長五英尺重九十斤。腰屈而散步於庭園此長壽者不吸煙草與酒。好食柔物長命之原因。係平素之浴於日光中。

勉學與精神病

歐洲之學生。每耽於飲酒。及至將近試驗之日。猝然勤學。一時攪亂腦部。因是而起精神病者。往往有之。蓋因暴酒則酒精中毒。而起病血症。繼之以過度之勉學。無不起精神病。日本則此種之學生甚少。蓋平時小心翼翼。食粗惡之食物。日日勉學。此等之學生。雖非無偶發之精神病。然其數甚少。近時學生之多自殺。其原因亦不外精神病。

夏季休業之久暫

小學校之夏季休業。其時間之久暫。各國均無精細確實之研究。故欲確定其時間之界限。勢有所不能。苟細考之。小學校休日之長短。當隨地方之習慣、及校舍之構造、位置、方向、收容之人員、氣溫、溼度等而加減。普通則以氣溫爲主。就德國而論。午前十時。日陰中之寒暖計。若達攝氏二十五度。則停止午後之授業。日本則平均溫度較高。故達二十七度後。停止授業。

就日本之九州地方而論。八月中固必須休業。七月九月則以上旬中旬下旬之平均氣溫爲準。自超過二十六七度之月旬。開始休業。至降下之月旬爲止。似無不可。宮崎縣惟八月之全月停止授課。似亦適當。自鄙意考之。夏季休業。除八月外。苟有過熱之候。則學校之學生。不授正課。於教師之監督下。聽有益之談話。或隨伴教師而行旅行水泳等事。最爲佳妙。即在正當之休業期內。亦可開學校之門。任學生遊戲其中。此說諒爲世人所贊成。無待躊躇者也。

衣服之改良及學校醫

學校醫宜注意學童之衣服。負改良衣服之責任。現今通行之衣服。對於人身之生理發育。有莫大之障礙。其缺點如左。

一　袖之過長。

二　裳之長而且重。

三　衣裳之過小過緊。

四　紐之過多。

五　履之過重。

以上各節。均壓迫身體之各部。妨害肢體之運動。減殺內臟之作用。稍通生理學者。對於現今之衣服。莫不知其有種種之缺點。若希望身體之發育。汲須改良之。芟除上記之各點。總觀今日之情勢。衣服改良之事業。尚極不振。醫師之注意此點者甚少。醫師與體育上有密接之關係者。學校醫是也。余雖未爲學校醫。不知衣服之改良。然如小學校醫與兒童之體育有絕大關係者。尚無熱心提唱之人。此乃余所深爲痛心者也。

就小學校而論。學校醫所當注意之事甚多。當注意生徒之疾病以前。必須注意兒童一般之體育。蓋對於各種疾病之人身抵抗力。其有無隨體力之消長而決。當爲學理上所不可變更者也。學童之體力。若十分發育。則對於疾病之抵抗力亦强盛。可免疾病之侵襲。然欲生徒體力之發育。必須盛肢體之運動而後可。欲肢體之自由運動。必須輕便衣服、使運動上之操作、絕無遺憾而後可。故學校醫對於生徒之衣服。不可不監查其運動上之效力。誠以生徒之運動。不特在學校內行之。卽在學校以外。亦當勵行運動。使體育日益進步。此其所以不可不注意也。

窒扶斯之蔓延與學校生徒

古弗博士於某都會附近之某村。發見窒扶斯患者八人。遂調査該村之歷史。而知該村之窒扶斯患者。相續不絕。豫防非常困難。博士遂準研究虎列拉、瘧疾之方法而研究之。該村之患者。固一一診斷。卽類似健康而非完全健康之人。亦診斷之。此等人均與康健之人相隔離。經此番之診查。發見之窒扶斯患者。有七十二人之多。其中之大部分。係肄業學校之生徒。雖有疾病。發微熱。家庭問絕不介意。甚至有症狀已嚴重、尚赴學受課者。此卽其蔓延之一大原因也。故如此等之傳染病。學校之主持者。最宜注意。

小兒之神經過敏

據英國某醫學者之說。小兒之身體雖健全。神經往往過敏。何則。蓋小兒之神經。非常纖弱也。夫嬰兒初生之時。腦部與成年者相比較。似非常强大。其神經組織。亦非常銳敏。彼小兒之腦。至七歲已與成年者有同一之重。其他之身體機關。不達成年者之半。又小兒之腦。係極柔軟之肉塊。苟非良好之機會。不能制御他之機關。故小兒之神經過敏。實無足怪。爲父母或保姆者。若不注意此等之事。徒加以苛刻之行爲。有害小兒之神經。洵非淺鮮。此等之小兒。成長後。未有不苦腦病者也。

鷄卵中之砒素

法國之某學者。發見鷄卵中含劇毒之砒素。但爲數甚少。故無害於生命。若集一百七十八萬九千二百五十個鷄卵中之砒素。亦足以害吾人之生命。由是論之。世間之人。食卵而欲達自殺之目的。是猶若被蝶踐踏而求死。烏可得耶。

精神之疲勞

因學校學科而起之精神疲勞。雖有種種之研究。然仍屬於疑問。英國發行之敎育雜誌中。載德國學者實驗之成績。今摘錄於左。

第一表係洛特氏之說。用數字表疲勞之度。

數學	一〇〇	算術	八二	羅甸語	九一
希臘語	九〇	體操	九〇	法蘭西語	八二
德國語	八二	理化 博物	八〇	歷史	八五
圖畫	七七	地理	八五	宗敎	七七

第二表係倍兒氏之說。自疲勞最甚之學科爲始。依次排列。

一　體操　五　外國語　三　德國語

二　數學　四　宗教　六　理化、博物、地理

七　歷史　八　唱歌圖畫

以上二表。除歷史及宗教外。無大差。數學之地位。實驗上最爲確實。體操之地位。則在意料以外。夫身體之鍛鍊。爲驅退疲勞之良法。此學說雖通行於世。觀此不得不謂其誤謬。夫體操之科。知識之活動較少。身體之勞動較多。實際上如器械等之簡單運動。無須注意。與安息相同。此外當區別疲勞與嫌厭。嫌厭一事之兒童。往往有十分之勇氣。勤於他事。其所以嫌厭者。實因未得作事之興味。動作之變換。實足以消散嫌厭。阿達麻斯氏揭記前表之缺點如下。曰此處設有數學敎師。其敎授若巧。則學生之疲勞度數。必不滿百。又設有圖畫敎師。其敎授若拙。則學生之疲勞度數。必超過七十七。故前表所列之疲勞度數。不過約略記之而已。

運動及遊戲

運動遊戲。爲體育上所不可缺。早爲世人所公認。無待吾輩之喋喋也。然觀近年學生間之運動遊戲法。頗帶競爭的趣味。其結果不免有過度之弊。世之衞生家。往往不甚

注意。歐美各國。近年遊戲益甚。過劇之運動。時或不免。我國及日本運動界之趨勢。近數年來。不特有劇烈過度之傾向。競爭之結果。學校與學校。一若有莫大之爭執者。若不設法改良。漫無限制。後日將有噬臍之悔矣。蓋遊戲及運動。苟失之過度。不特礙健康之增進。并有莫大之害及於身體。世間不論何種之運動。苟有競爭或比較優劣之事項。存乎其間。於不知不識中陷於過度之弊。乃必然之事也。既陷於過度。已釀成種種之害因。故必須防之於未然。今將運動過度之衛生的傷害。爲歐美各國學子所調查者。記述於左。

美國醫學博士克那靈氏調查競爭的遊戲有害人命之事例。一千九百五年中。死亡數百二十八人之內。有五十人死於競爭的遊戲所誘起之疾患。其餘之七十八人。死於種種之傷痍。疾患中以心臟病爲最多。

又某大學之求麻斯教授。實見運動家之多心臟病。某某等氏之耽於運動者。均發心臟衰弱症。

博士惠依兒氏說述運動遊戲之弊害如左。

（一）運動家易罹心臟病。其心臟病有種種。生理的肥大、生理的肥大乘擴張、心內

所羅挨　標　商標 'SOLOID' TRADE MARK
內淨　標　商標 'NIZIN' TRADE MARK

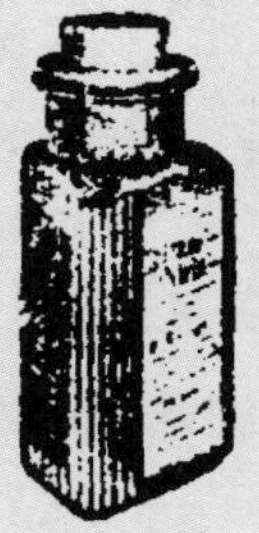

所羅挨內淨瓶樣

所羅挨內淨西名鉦化硫安尼林酸醫藥界業已證明其減殺效力較勝他種鉦鹽類。有激發性。水易溶化。如按分劑作藥消水。施於酒膜上。無刺戟發毒諸弊。據醫者之經驗。謂治急性白濁症有良效。射尿脂與陰道。用二釐至六釐。0. 13 Gm至0. 389 Gm化水一量兩。實有良效。不致痛癢。亦不發炎。用此所羅挨內淨。既極簡便。又可縮短療治期。又設此分劑之藥消水。洗頑瘍(久不收口之頑瘡)爲最妙之消毒激發藥。各種皮膚頑症。洗之亦效。治眸白濁炎、眸炎積血及他眼痛。皆有靈驗。其良方如左。所羅挨內淨二釐　所羅挨硼強酸六釐　水一量兩溶化。用眼盃洗之。每日四五次。爲最廉最美之眼藥水。

本行著有大寶來醫藥淺說一書。爲醫界最有用之本。如蒙函索。當即郵奉。惟須詳示姓名地址。並聲明因閱中西醫學報而知云云爲要。

英京　上海　寶威大藥行

著名良藥

TRADE MARK 'KEPLER' 商標

COD LIVER OIL WITH MALT EXTRACT

商標 解百勒

麥精魚肝油

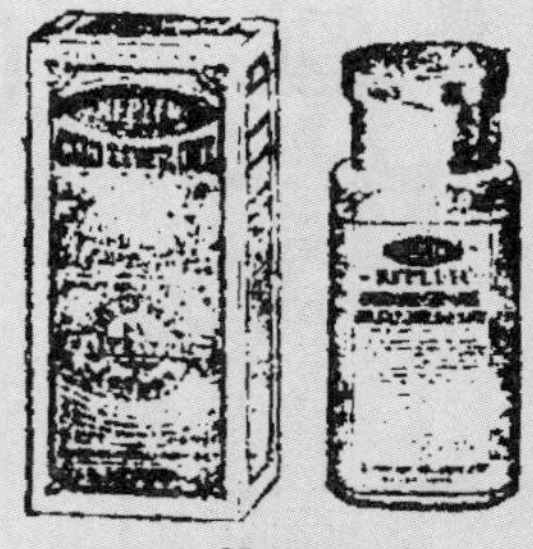

此圖由眞式縮小

解百勒麥精魚肝油。含有兩種最可貴食物要素。即純繁魚肝油與解百勒麥精是也。○繁魚肝油。醫學界久已承認。爲消耗諸症與疾病匱乏育質者之最妙食品。惟其氣味每爲病者厭惡。又胃消化力不强者。亦常不能受容。因此不能得其實益。是爲憾事。自有解百勒麥精魚肝油以來。此種缺憾。悉行解除矣。因繁魚肝油一化入麥精中。其滋味便成佳美。不第食性乖僻者易於進服。即慮不受補者。亦可得其化育之功。○解百勒麥精涵有茁壯大麥之濃厚育素。亦有消化作用之糟粕。以增繁魚肝油之效力。且使別種食物亦易消化。○解百勒麥精魚肝油。既有此兩種寶貴食物。則其自爲各症匱乏育質之妙品。癆瘵瘰癧虧弱人服之。其恢復元氣之效力。堪稱無雙。病者藉此强壯之力。得以止遏病勢。更因此得以健痊。其於肺體炎症。以及各種熱病。難進飲食者。惟此可容納而消化之。○久病未痊。重症新愈。此爲至寶至美之食品。○稟賦柔弱。小兒單薄。按法投服。獲益匪淺。力量增加。○乳母日常服之。身體强健。乳汁濃厚。○解百勒三字。爲此品之商標。如果所服者。爲眞解百勒品。其獲益也。必如願以償。 此品有大小瓶兩種。

上海 英京 寶威大藥行

西曆一千九百十六年八月出版

中西醫學報

第七年第一期

本期之目錄

本報全年十二冊本埠洋八角四分中國境內洋九角六分日本臺灣洋一元零八分香港南洋各島洋一元三角二分零售每冊洋一角上海英大馬路泥城橋西首龍飛馬車行西間壁三十九號丁福保醫寓發行

散拿吐瑾(Sanatogen)延年益壽粉爲近代最純良之補劑內含蛋白質燐質二種滋養要素一以補助體胴一以培養腦系凡癆病血薄心悸健忘消化不良陽痿陰虛神經衰弱產後病後等服之均有奇效絕無激刺品及熱冷性質之原料在內故無論何人何時均可服用爲衞生唯一之良劑中西名人醫士來書證明此藥之神驗者已達二萬餘通又一九一三年英京倫敦開萬國醫藥會時此藥得最榮譽之獎品名剛伯利(Grand prix)者亦可見此藥之價值矣

福美明達(Formamint)藥片爲環球著名醫治喉痛獨一無上之品其治法又極簡便但將藥片含納口中而已且能脫免最危險之喉症如喉瘤發炎喉痧及最劇之熱病紅疹瘄子肺癆等凡有喉患者每次用一片含納口中迨含至數片自不致再有痛苦矣且此藥片味極甘美以治嬰孩尤較他藥便利

日商 **仁壽堂大藥房廣告**◉醫療用各種藥品◉醫療用各種器械◉工業用各種藥品◉棉花綳帶材料◉閨閣用各種化裝品◉代售各售靈藥

敬啓者本大藥房專向日本著名各大廠販運上等原封藥品並寄種仁丹　日月水　中將湯　胃活　靈效丸等著名靈藥茲値交易伊始**特廉價發售以廣招徠**賜顧者請認明牌號庶不致誤此佈

上海虹口吳淞路〇字第一五〇號 **仁壽堂大藥房謹啟**

電話第四〇五七番

哺兒之正軌

溯本公司之代乳粉未經行世欲求一良好哺兒之食品依次漸進而成效卓著者寡矣愛蘭百利各號代乳粉之成效昭然如嬰孩或失母乳此粉即爲不可少之品褒奬此粉哺兒功用日有所聞寰球各處醫士看護人及爲父母者郵遞證書盈箱累篋左函第其一耳

啟者大小兒未及週歲即失乳日夜啼哭瘦弱不堪雇人哺乳因人面生疎不肯吃喂以他家之麥液粉味覺太甜又不喜吃先是前年弟曾代友人向貴公司購辦乳瓶等物當蒙惠贈仿書內載二號乳粉之功用甚詳弟即向嘉興中西大藥房購一瓶試服小兒頗喜吃自此常服貴公司之乳粉小兒得以存活現已三歲非常活潑毫無小病痛今年二小兒又乏乳服尊號之乳粉已將二月觀其面色較服人乳時更佳並不啼哭據此足見貴公司貨物精良實有非常之功用他家之乳粉或失之太

甜或服後覺熱（即眼中多脂）正不可同日語也

海鹽泰源艺記何德培鞠躬

凡食代乳粉之兒皆肌膚充盈筋骨堅固足徵此粉之功用矣

愛蘭百利代乳粉爲代母乳之最良品第一號哺初生至三月之兒　二號哺三個月至六月之兒　三號帶麥精粉哺六月以後之兒欲知詳細祈函致本公司爲荷

代乳粉各大藥房均有出售　上海廣東路四十號愛蘭百利有限公司啟

愛蘭百利代乳粉。發行已二百餘年。爲各國醫士所稱許。內含酪質、油質蛋白質及糖。品質純良。功用確實。實爲寰球獨一無二之上品。欲購者。請直向上海靜安寺路三十九號購買可也。又該行印有代乳粉保證書。欲索者。請通函上海廣東路四十號。該公司即有寄贈。

醫學書局謹啟

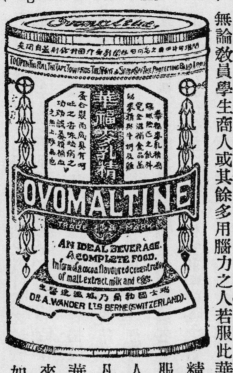

Ovomaltine from Dr. A. Wander, Ltd. Berne (Switzerland)
Sole Agent for China A. Volkart, 21, Nanking Road

乳汁充足。嬰兒亦可得其母天然之乳汁。為之滋養之品。

幼孩正在發育之時。若因身體瘦弱。或發育不足等情。均可服華福麥乳精。以助增其發育。因此種麥乳精內含有增漲肌肉發育骨格。以及助長腦氣筋之各種實質。

年老之人。消化機關必然滯弱。且齒牙多半脫落。於是難以吸受尋常食品。以及肉類中之滋養料。若服華福麥乳精。可使身體健壯。筋骨活絡。精神鑊鑠。

凡病後初愈之人。飲食最宜謹慎。且須略服滋養品。以調養其元氣。華福麥乳精最易消化。故於病後初愈之人。亦甚相宜。其中所含之質地。實足以助增精神。增漲肌肉。補足腦力。故為久病新愈者之無上良劑。所以各國醫生。無不頌揚此華福麥乳精之功效。近來滬上中西著名醫生。亦皆知此麥乳精實為各界無論男婦老幼之無上補品。現在世界各國人士之購服者。日見其多。故近來銷出之數。亦大為增加。可見此麥乳精之實效。誠非虛言欺人者可比擬。請嘗試之。方知非虛語也。

中國總經理上海大馬路廿一號華嘉洋行

華福麥乳精 敝局 亦有代售每瓶一元三角照加郵費二角醫學書局謹啓

女誡註釋

後漢班昭撰。無錫裘梅侶女士註釋。設辭淺顯明白。如白香山詩。老嫗都解。教女者宜取則焉。每部二角。

溫氏母訓

明溫璜述其母陸氏之訓也。著錄於四庫全書。是書於立身行己之要。相夫教子之大。簡賅切至。字字從閱歷中來。能耐人尋思。發人猛省。末附趙撝謙之吉德三十條。凶德四十條。今吾國女界之知識。漸入昌明。捨凶趨吉。先從兒童始。欲兒童之果能去凶入吉也。先從母始。每部兩角。

少年進德錄

世道日漓。人心不古。一般青年學子。日流於淫佚驕奢。放蕩邪僻之途。推其弊因無去僞存誠之心學。以陶淑其性情。無化民成俗之專書。以矯正其趨向所致。無錫丁君福保有鑒於此。特編纂少年進德錄。計約十萬餘言。以餉吾國少年。舉凡吾人處世立身之要道。悉備於此。且讀之足以引起其道德上之觀念。而消滅其不道德之行爲。浮薄之少年。得一變而爲意誠心正身修之君子。則是書誠少年之換骨金丹。其最寶貴而最有價值。初無待贅言。書共二十七章。第一章總論。第二章幼學。第三章孝友。第四章修身。第五章立志。第六章慎獨。第七章改過。第八章刻勵。第九章慎言。第十章勤儉。第十一章戒殺。第十二章寬和。第十三章救濟。第十四章讀書。第十五章懲忿。第十六章窒慾。第十七章知足。第十八章治家。第十九章治事。第二十章交際。第二十一章處世。第二十二章志節。第二十三章理財。第二十四章閑適。第二十五章衛生。第二十六章貽謀。第二十七章達觀。綜觀以上各章。薈萃前人至理名言。輯爲成書。無一語不有益於身心。幷無一語不切中於日用。而其精警透闢處。直如當頭棒喝。能喚醒癡迷。如暮鼓晨鐘。能發人猛省。凡吾國少年。所急宜購置座隅。以爲朝夕省察克治之資也。　每部大洋六角

漢法醫典緒言

日本醫學士 野津猛男 著
無錫丁福保 譯述

研究和漢醫法之始

著者在門司開業之時英國之軍醫官阿來甫氏亦在該地患胃症屢屢嘔吐絕飲食者久矣當此之際阿來甫之弟適爲船醫與美醫寗馬氏協力治療之百施其術嘔吐卒不能止患者日益衰弱有宣教師者心竊憂之乞診於余當時已認患者爲不起之人但求余一決其死生而已余遂往診寗馬氏等遂將患者之症狀及治療之經過一一告余然余所欲行之普通鎭嘔療法兩氏均先我行之故余對患者之病症幾無下手之餘地豈知此一瞬間中余之胸中忽有一治法發生卽漢法藥之應用是也余遂向兩氏曰余

有一策姑試行之余遂辭別歸家檢查漢法醫書製小半夏加茯湯盛諸瓶內令其服用一二服後奇效忽顯嘔吐幾止治療數日竟回復原有之康健至今半夏浸劑遂爲一種之鎭嘔劑先行于醫科大學次及于各病院與醫家追想當日余之應用小半夏加茯湯乃偶然之事决非倣襲大學及其他之醫院也然自偶然之着想克奏厥功余乃深知漢方醫術之不可全廢而余之研究漢法之念實始于此

對于漢醫方之今昔感

余嘗思之余之少壯時代卒業于高等學校醫學部頗以所學自豪以爲泰西學術之一斑得稍稍窺探之矣由是應用于臨床既可以救治患者以爲彼漢法醫術係粗疏之解剖學無稽妄誕之生理病理論浮誇之藥物說其虛無飄渺如蜃樓海市已達破壞敗滅之運命不過爲前代之遺物而已故余畢業歸家見祖父所遺之漢代醫方及漢法醫書陳列于書庫中者往往

起不快之感見鄉人之患病者求治于漢法醫士起可憫之念然爾後之十餘年在醫科大學及傳染病研究所胃腸病院等加以數多之臨床經驗始知泰西醫術之不可全恃漢方醫術之不可全廢也由是前所嫌忌之漢法醫冊自書庫中檢出搜得小半夏加茯湯之處方乃竟博可貴之功效可謂一種之奇事也余自得前述之效果後對于老漢法醫起欽仰之念并擬刊行本書使世人得窺漢法醫道之一斑而希望今世之醫士及將來繼起者均當應用漢醫方且庶幾不致妄加非議也

進步之新醫學與漢醫方之應用

今日醫學之進步眞可驚歎其闡幽發微幾靡不詳盡有解剖、生理、病理、醫化、藥物等之精密研究及細菌、微生物學之極大進步因之而醫學之基礎始立又雷錠、愛克斯光線、數多之血清療法、化學療法等相繼發明外科醫術進步亦極速臨床治療上遂有異常之勝利西洋醫學既有種種如上之良果漢法醫術便全失其光彩不能與之對抗似無待言矣由是世之研究醫學者均以西洋醫學爲正宗然以之治療疾病未必能全無遺憾也試觀今日之醫學嘐嘐豫防一厤疹然果能完全達其目的乎內科、小兒科等之服藥後之功用與漢方醫術相比較果何如乎概言之應用藥物之種類範圍幾雖一定治療成績之統計殊未必滿足由是而知今日之新醫學在治療上亦未必能奏偉大之功績也吾嘗考之處今日之世界除泰西醫術以外于治療上研究奏效之良方以之救治患病者乃醫家當然之任務則彼漢法醫方非我國臨床醫家所當應用者乎　按雷錠或譯作鐳

有二千年歷史之醫學寶庫

漢法醫方其學說之根柢與今日進步之醫學實不相容中世漢醫方之病理學說一本諸陰陽五行之空理并以牽强附會之辭荒誕無稽之說加以文飾眞不値識者之一笑也然其醫方之基礎大抵出于實驗之結果本諸

經驗而發達四千年來之經驗決非千言萬語之空論所可比竟有重視之價値焉至于我日本帝國二千年來之經驗由無數前賢之研究思考而成其所傳至今者洵爲我日本漢醫方之圭臬醫道家之寶庫也今之爲醫士者苟以日新之學理爲根據開二千年來醫道之寶庫而益闡明之不特有裨于日本醫學之發達幷于世界之醫學上或有多數偉大之貢獻也

醫學界中一奇異法之實驗醫方

前途遠大之希望固屬別一問題至于臨床上之小實驗漢法醫方屢次能奏卓越之效果此乃吾人所不能反對者也余所深信之漢法老醫井上鵯瀞翁即用本書之方經驗最多者其臨床上所示之妙技愈足堅吾人之信念觀夫赤痢腸窒扶斯流行之際翁曾治療數十名之患者一一治愈此外如盲腸炎既化膿則必須開刀學西醫者人人知之今用漢方醫治得由內服藥而化其毒竟不必開刀也如老者幼者及病衰者所生之十二指腸蟲

亦可免絕食及其他之苦痛。藥物中毒之危險。亦可免矣。至于神經衰弱、喘息、百日咳、脚氣、疫痢、霍亂等之諸症。一一奏治愈之效。能此雖由于該氏之才學。亦實驗漢醫方之良結果也。老翁所應用之實驗醫方。在漢法醫家或研究漢醫方之人觀之。似無足奇異。至于未習漢法之醫士。讀德國醫書而未讀漢法醫書之醫師。對于平常之漢醫方。不得不目爲醫療界之一奇異良法。然應用此異法之漢法醫。至今日而日漸凋零。爲數甚少。此少數之漢法醫家。不曉西洋醫學之通則。通曉西洋醫之多數醫師。絕無漢方醫術之概念。同道而不相謀。使臨床上有效之一異法。泯沒無聞。實遺憾也。余本鴨瀞翁之教示。將其秘錄與實驗。輯成此書。一則表彰有力之異法。以資臨床家之應用。一則令二千年歷史之醫道寶庫。保存其書。使不至泯滅也。

本書以簡明爲主之特長

本書非爲漢法醫解釋漢方也。今日之醫師。受新醫學智識者。檢閱本書之後。即可以應用漢醫方。故本書所記載者。乃最有效。最簡明之漢醫方。此係。著者苦心孤詣。若漫示多數之類似處方。以衒內容之豐富。則讀者之採擇。不易。直害多而利少。考普通臨床醫典。各種疾病之原因、症候、豫後、及治療法等。一一詳述。至于本書著作之目的。其與普通臨床醫典之旨趣不同。專以簡明。爲主。無益之記載。概刪除之。如是則檢閱本書之臨床醫家。非常便利。決無不得要領之苦矣。

本書內容中之備考

本書所揭載之處方。大抵表示其一回之用量。至于煎法、服量等。均不附載。易言之。煎法等雖每方皆有一定。然大同小異。決無過甚之懸殊。例如一回之總量。至多加入水一合五勺。煎煮後得六勺而已。又如一回之總量至少加入水一合二勺。煎煮後得六勺而已。以此爲標準。當無大差。惟此等之一回量。以成人爲標準。除頓服一回之外。普通則一日內宜服三回。小兒服用隨年齡而異。普通則七八歲以外者。將成人二回之服用量。于一日內分三回服之。七八歲者。將成人一回半之服用量。於一日內分三回服之。五六歲者。將成人一回之服用量。于一日內分三回服之。一歲以下之嬰兒。將成人一回量之半。于一日內分數回服之。

本書所揭示之藥品。指漢方醫所用之和漢藥而言。例如大黃一物。用日本藥局方所載之日本大黃。雖收圓滿之效果。必須用陳舊之唐大黃（卽中國大黃）而後可。其他如藥品之良否、新舊之選擇。尤須注意。購用之時。必須向信用素著之藥舖購置。不可怠忽也。

漢法醫術之治療要則。與西洋醫術之治療要則。不特不相一致。時或有全相反對者。例如西洋醫術之對于腸窒扶斯、赤痢等。連用下劑之後。卽制止其便通。若漢方醫術則不然。連用大黃等之下劑以爲常。此卽全然相反之實例也。故以西洋醫術之治療法爲基礎。應用本書揭載之處方。不特不克收豫期之效果。且意中大爲反對。洵可異哉。然使漢醫術與西洋醫術絕然不同之治療範圍之內。倘能本此書中所云一定之順序而應用之。亦大抵能收良好之結果也。詳言之。漢法治療法中之汗、吐、下三法。苟巧爲運用。與西洋醫術之要則。不相一致者。雖屬不少。然于治療上克奏良功。至于應用之妙諦。決非本書所能一一詳述也。

和漢藥中之草根木皮。今日之醫家輕視者甚多。豈知草根木皮中。如巴豆、附子、烏頭等。往往有劇烈之毒性。使用此等藥品之時。當謹慎小心。分量不可錯誤。若用之分量失於過多。則隨藥物之性質、患者之體質及疾病之種類。而起瞑眩者有之。例如附子一物。應用之量過多。往往起痙攣或麻痺。其輕微之中毒。於口中卽起麻痺。由是論之。有此等劇毒作用之藥品。應用時非加以綿密之注意不可也。

治附子之中毒。煎黑豆而服之。最有效。又附子劑服用中。禁用醬油就煎法而論附子不可長時煎煮其他如大黃、沉香等煎煮之時間尤不可過久。

本書所揭示之各方乃就各種疾病之應用上而記載不述藥劑之效果其分量係最普通之量應隨病症而加減者不少如人參附子及巴豆等觀症狀之如何加減尤多人參一物自二三分爲始如大下痢及子宮出血等應用二三錢者有之附子一物自二三分以至五六分或五六分以上本書無暇細述臨床家應用此等藥品之際細心斟酌行之可也。

本書之附錄

本書之中如和漢藥之配合禁忌、十八反十九畏之歌、和漢藥之生理的比較分類、和漢藥劇毒藥表等均採自他書彙集而附記之雖不甚重要可爲讀者之參考焉。

本書實驗者之人格

本書之實驗者井上鴨灣翁氏。其人格之如何。應略述之。氏與著者生於同鄉之隱岐。闇齋派朱子學之造詣頗深。明治維新之前後。唱尊攘之大義。與同志論國事。鞠躬盡瘁。往來於死生之間。事平後。隱于鄉里。從事醫業五十年間。以救濟民生爲心。此乃鄉黨所畏敬之人也。

譯者案、原書各病名下。不載症候。其理由已詳緒言。惟日本醫生。一見日本病名。無有不知其病狀者。故可畧而不載。若吾國人則不然。見書內日人所定之病名。如胃加答兒、胃癌、腸窒扶斯之類。若不將各種病狀。詳細註明。則閱者頗爲不便。故譯者凡遇各種病名。皆詳加案語。非故與原書之緒言相背。實因中日醫生之情形。各有不同也。

漢法醫典 緒言 十二

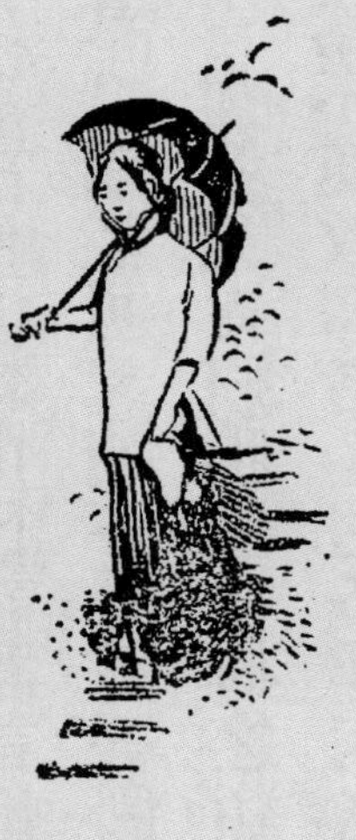

記前大總統項城之病情幷書後

平湖韓溥杞良

西報論袁項城爲一代之偉人實中國之大政治家。惟有謂惜其僉壬蒙蔽。託民意而造作帝制。違背約法。竊國殃民。以致海內鼎沸。始猶敢怒而不敢言。繼自滇黔首義。桂粵浙蜀陝湘。聞風響應。必欲達擁護共和之目的。雖將帝制明令取消。而人民困苦流離。已呼號於道。遂有各處英傑之士。紛紛函電勸退。南方護國軍要求袁氏退位尤甚。將欲訴諸武力。未幾而袁氏病作。竟至不起。西報謂未得觀其晚節云。然我儕非言論政治之人。因將申報每日所載項城之病歷。逐一記之。在謀醫學之進步者。亦足爲研究之資料。願與諸君子共討論之。內經有云。足以治卿相。不足治王侯。然則大總統之病情。顧可不記乎。爰錄如左。

五月二十九日。譯路透電。袁總統二十五日得病。不能言語。勢頗沉重。

三十一日。又聞袁總統病勢甚重。疑係中毒。

六月一日。譯英文京報。項城上月二十四五日間稱疾。二十七日延某西醫二人入診。又最近西醫調治。據聞患腸瘀症。

二日。載項城之病像。爲夜不能寐。日不思食。喘嗽。焦悶。胸膈不利。形容憔悴。又曰時患痰喘。昨傳醫官群雲診治。胸膈已解。
三日載某中醫入診出云已消瘦非復平日狀態。又京漢鐵路醫院院長法醫診治。
云係痰氣直壅。現服中醫蕭方駿之藥。內有石決明二兩。醫云由肝鬱所致。
四日載前有法醫學博士診治病狀。云因精神過勞。名神經衰弱症。不易根治。又總
統府消息云。精神尚未若何衰頹。容顏漸著老枯瘦。飲食頓減。
五日載容貌益見消瘦。前醫均未見效。近另延中西醫診治。除眠食不佳外。腹中似
有積核。某醫言爲腸癰要症。又呼吸疼痛。惟神氣尚旺。星期三日諸要人入寢室見
項城形容極枯。不耐久坐。又譯英文京報云係患煩躁。夜不能眠。飲食不進。據西醫
云係胃部發漲。又帝制報。謂肝氣過旺。夜間失眠。經蕭方駿君投以涼劑。已見輕云。
又一消息。近日確有肝氣症。且容易動火。
六日載項城腦筋已呈紛亂之象。總統府某醫官云。爲精神過勞與胃擴張之二症
併發也。其精神過勞。爲時局刺戟所致。其胃擴張。因平日食量極大。而少運動之故。
又內史某君云。所患之病。實係足疾。前淸在直隸任時。亦時發時愈。此次乃舊疾復
發云。

七日載項城已逝。爲尿毒。症又袁氣鬱。傷肝膀胱閉。塞藥石難。投病勢增劇。昨延法醫施注射術。無轉機。今晨(六日)氣喘痰湧氣絕。又云因腎炎症去世。又最近神經衰弱。加以憂鬱。甚至精神錯亂。又云本星期以來。腹內隱痛轉劇。胸膈氣逆。精神委頓又謂因政局不利於己。憤鬱成病。兼之中西醫初未相知。各按已法用藥。藥性適相違。忌袁并服之。病因轉劇。又謂袁已兩月不能離牀。中毒之說不確。因憂慮過度所致。

十一日載中醫某云。大約病原由於肝鬱。而事皆拂逆。不能靜養。乃至驟變。又譯英文京報云。日前服蕭方駿之平肝舒氣藥。頗見效。惟口燥舌焦。以爲蕭氏藥不妥。復由步章五開方。內有石膏一兩。袁本數日不大小便。服藥後。大便一次。神氣稍清。晚晚間忽洩瀉不止。昨(五日)晚昏厥。勢不可爲。又云時局瓦解。因之肝鬱。煩躁。飲食不進。加以惡消息。時受激刺。又謂數日前本已稍愈。至三日忽又吐血。終日不止。西醫主張藥針。據云腰下施第二針後。內透出黑血。神氣忽變。家族即欲停止。醫力言無妨。五針甫畢。神氣更殆。又聞前日向藥舖購肉桂一百二十元。未知曾否煎服。又當彌留之際。由法醫某診爲尿毒症。其死徵發現之時。係在六日上午三時。於十時十分逝世云。

十三日載當時家族主張不一。有擬服羅瞎子之附子肉桂者。有擬服步章五之石膏香附梔子者。

綜觀以上各節始謂不能言語則似腦出血症(卒中)又云疑係中毒繼曰名腸痧症(霍亂)或謂痰喘胸膈不利痰氣直壅肝鬱神經衰弱腹中積核有曰腸癰症呼吸疼痛煩躁不眠不食肝氣過旺動火或曰精神過勞胃擴張足疾尿毒症腹痛憤鬱憂慮所致洩泄腎臟炎吐血等種種病狀却無一定徵實之病名果爾病情俱備年近花甲如此複雜即逐漸變動亦在難治之列其所用中藥均無藥方表示但蕭氏方內則有石決明二兩步氏方內則有石膏香附梔子俱屬無從揣摩其用藥之宗旨西醫則更無證斷書及藥名發現即用注射針透出血液曾否注入藥物亦無表示欲懸揣其正確病情固屬甚難而中毒之說既無事實則無論矣而足病一說諒亦爲內史某之偶言耳如他之各病苟皆證實又不知何前何後何種病爲同時併發何種病爲繼續發現亦均未明若蕭氏方之平肝舒氣重用石決明夫曰平肝舒氣則必不專用涼劑而六月五日帝制派報言其用涼劑已見輕則此說定然不

確今彼既用中藥試將中法述之素問云肝苦急亟食甘以緩之肝欲散亟食辛以散之用辛補之酸瀉之云以辛補之者順其性也因肝喜暢茂條達也或兼用酸因酸性斂與散爲對待數、故曰瀉瀉之卽寓平之或兼用鹹因鹹入腎以爲腎屬水而涵木也夫既曰平肝是必兼用辛酸既曰舒、氣亦必兼用辛酸而辛酸之性每涉於溫甘味之性多平少寒鹹味則頗涉於寒如用石決明本草綱目謂氣味鹹平無毒保昇曰寒然此亦微寒耳以蕭氏藥證之則爲肝鬱胸膈不利祗見一斑至曰口燥舌焦、疑蕭氏方不妥更可證其用辛散之藥而非專用涼劑可知矣則帝制報實毫無價値耳至於步氏用石膏一、兩香附梔子因其數日不大小便服後大小便通利神、清晚又洩瀉而石膏香附梔子、非通大便之藥必尙有涼降通利之品雖然醫學最爲微妙或開其上而下自通利其前陰而後、陰通例如啓南牖而北牖風生又如吸水筒緊塞其上端之孔而下端之孔卽不能吸水入筒再如注水器上下兩端各置一孔器中滿貯以水則必涓滴若閉其上孔而器中之水卽不得下泄倘下端傍孔甚多則不在此例是雖由於外界之氣壓而人在氣交之中故身中之通塞亦有此理也至攷石膏一味、西法化學言其無用不過製作器皿及入骱後供紮縛之用

記前大總統項城之病情并書後

在中法則非常愼重為少壯火盛者每獲奇效老弱虛熱者禍不旋踵本草綱目載其氣味辛微寒無毒別錄曰甘大寒主治逆氣口乾舌焦三焦大熱等余每用之亦頗有驗或者化學於氣息尚未盡善耳至於香附氣味李時珍曰甘微寒無毒宗奭曰苦蘇頌曰辛主治心腹客熱一切氣霍亂腹痛膀胱冷氣解六鬱消飲食積聚痰飲等梔子苦寒主治五內邪氣胃熱大小腸大熱心中煩悶瀉三焦火通小便懊憹不得眠吐血等以步氏三味藥論確為涼劑而兼辛散按中法六經六氣標本之間直接間接為舒氣開鬱解熱除煩但尚難指其主旨而入晚洩瀉之果當然難究其因以步氏方證之為肝鬱胸膈不舒氣逆痰喘膀胱閉塞腹痛及類似熱霍亂吐血失眠等症似皆有之矣然則起始之不能言語要非卒中病亦明矣或其時氣逆痰喘之劇烈而不得發言也若羅陼子之附桂大熱純陽附子助元陽逐痰水鹹則更峻肉桂能助膀胱氣化既不見有他藥更難擬議況湖南用藥此等藥品一若習尚使然余每診湘人有自請加此者或與病不合猶言我們體氣如此但究有自誤耳至於西醫方藥不載已如上述獨有施注射針一事此或因腹中劇痛吐瀉形容消瘦呈虎列剌之現象神氣有衰脫之勢故施之耳或注入食鹽水樟腦丁幾或有用

莫爾比涅者若爲因此致誤恐未必然殊不知科學的治療斷無魯莽之流弊況已在垂危之候云無轉機概可想見嗟乎醫學無一定之法病情有千變之多誠難言之矣觀其主張不一雜藥亂投雖欲俾生其可得乎寄語病家亦宜鑒諸但究係怒傷肝耶思傷脾耶抑不能臥爲飲食傷胃耶抑憂愁恐懼傷心耶余據精神衰弱上推測之曰是必羞憤抑鬱有以致之耳昔歐陽修有言百憂感其心萬事勞其形有動於中必搖其精此之謂歟質諸醫學家其有以證明而教益之快甚幸甚

轉老還童之術

德國醫學博士什巴文近在倫敦電醫病會演說謂經多年研究乃發明一種醫術有轉老還童之功效其法以一特製之器具與滿儲清水之玻璃罇相接罇中之水以李汁和之其器具之一端接近中年人之血管即能使血管中之凝結化消蓋血管中之凝結質最能催人入於老境而死常能使之化除則神清體健永無老死之患矣且罇中之李汁雖數百年猶可用惟罇中之水漸減則須稍稍增入若取此水而飲之其功效可與銜接血管等云

肺癆病之警告

江蘇省立第八師範學校校醫　泰興余鴻耔濟

疾病之戕人生命。足以滅一家弱一國者。無過於時疫。而孰知更有甚於此者。則肺癆是也。蓋時疫之戕人生命也顯。肺癆之戕人生命也隱。時疫之戕人生命也速。肺癆之戕人生命也緩。病之顯而速者。症狀瞭然。爲勢猖獗。舉世皆知其酷而豫防之。且祗發於一地。生於一時。其爲害也猶淺。病之隱而緩者。潛伏臟中。逐漸生殖。世俗不知其烈而玩忽之。遂致到處蔓延。四時無間。其爲害也最深。徵諸載籍。長卿於方壯之年。神疲氣促。經歲未瘥。以患肺病也。拿帝於征俄一役。發熱頻咳。全體竟衰。以染癆菌也。由是以觀。可知肺癆一症。無古今。無中外。其有害於人也深矣。惟其害之深也。故西人畏之如蛇蝎。防之如寇敵。英美德法等國。曾開萬國肺病豫防會。經各大名醫講求撲滅與調治之法。而政府及慈善家。亦無不發宏願。具堅力。決然毅然。嚴加防禦。令患肺癆者。呈報於衛生局。禁止吐痰於地。廣設療肺醫院。期於五十年中。滅除肺癆毒菌。雖將來能達此目的與否。未可逆料。然觀其統計表。近數年來因此病而死者。已較昔時減少。(一八九〇年之統計。因肺癆而死者。占全死亡數七分之一。至一九〇〇年。因肺癆而死者占十分之一)成效卓著。概可見已。起視吾國。上而官紳。不知地方衛生爲何事。下而黎庶。不識肺癆細菌爲何物。閉窗闔戶。濁氣盈庭。是培養癆菌之生機也。任意吐痰。腥膻遍地。是擴張癆菌之勢力也。職此之故。吾國之患肺病者。獨多於東西各國。（近據上海英工部局死亡統計。謂吾國死於肺病者居全死亡數四分之一）嘗見十室之邑。卽有此病數人。甚或一家之人。輾轉傳染。盡死於此病。嗚呼。豈非最慘之事哉。攷肺癆疾患。因一種桿狀黴菌。侵襲肺臟所致。此菌形體至小。增殖甚速。其抵抗力。非常强大。最適生於肺中。西歷一千八百八十二年。德醫古弗氏始發見之。因其致人於癆。故曰癆菌。令人肺中結核。故亦曰結核菌。其傳染也。多以痰爲媒介。據德國海來爾氏云。罹肺癆者。一痰塊中。含有癆菌三億。以如許癆菌。與塵埃混合。飛颺空中。散布各地。苟有肺病素因者。吸入肺中。器官失其功用。無抵抗力。癆菌遂發榮滋長。漸增多。吸人血液。耗人脂膏。陰伺間隙。蠢然而動。一若攻人之不備者。是以肺癆一症。有因風寒外感而發者。有因情志內鬱而發者。有因勞動過劇而發者。亦有因色慾過度。精神疲乏而發者。而患者貿然不悟也。始則咳嗽間作。以爲傷風。繼則寒熱微發。以爲陰虛。當斯時也。卽有富於學識之醫士。診斷而明告之曰。是爲肺癆。不治將深。而患者聽之。其有不嗤然非笑。目爲誕妄。如齊桓之疑扁鵲者幾希。卽或因症狀稍進。不得已延醫治療。而病勢暫退。即放任之。不知加意防範。靜心調養。以絕其根株。其與敵氛不靖。疆宇未固。忽焉遣散兵士。自疏戰守者何異。迨至結核細菌。日盛一日。分泌毒素。瀰漫周身。而咳嗽寒熱等症。因之增劇。火勢燎原。不能撲滅。始自知其爲肺癆。悔不聽良醫之言。抑已晚矣。嗟嗟。癆菌播傳。既無未雨綢繆之計。病魔侵擾。又失及時治療之機。一誤再誤。致成痼疾。豈非自貽伊戚哉。吾鑒於此。不忍緘默。爰大聲疾呼。爲吾同胞正告曰。凡未患肺癆而欲身體康健者。宜知先事豫防之法。已患肺癆而欲疾病痊愈者。尤宜堅心醫治。注意攝生。慎毋泄泄沓沓。陷於不治之症也。茲將調治法及豫防法略述於左。

(甲)肺癆調治法

一　居於乾燥清潔之處。室中宜通空氣透日光。

二　晝間宜居於戶外。(如園庭等處)多受清氣日光。但宜用傘或帽蔽其頭部。以防腦部發炎。

三　夜臥時。窗牖不可全行關閉。惟榻前宜蔽以屏風。不使身體直接當風。以防感冒之患。

四　室中之溫度宜常保持平溫。如劇寒劇熱。宜設法調和之。

五　每日早晨午時晚間。俱宜行深呼吸法一回。（挺胸直立、緊閉其口、由鼻呼出肺中濁氣、呼至不能再呼、乃從鼻吸入清氣、以吸至不能再吸爲止、是爲一次、行此法時宜徐緩、忌急劇、其初每回三四次、練習既久、可漸增至十餘次）惟咯血時。不可用深呼吸法。必血止數週以後。始可行之。

六　食易消化之滋養食物。如半熟雞蛋（先以開水注入壺中、後以連殼雞蛋浸入約數分鐘取出。將雞蛋之大頭敲破吸食之。）新鮮牛乳及含脂肪不多之魚肉獸肉等物。每次食量宜少。而次數宜多。並宜細細咀嚼之。

七　禁用煙酒及酸辣等物。（惟眞葡萄酒可少飲之）

八　沐浴全身。或行摩擦皮膚法。（體弱者用軟布乾擦之、體强者用布浸於溫水、稍稍絞乾而摩擦之、約一二分鐘速用乾毛巾揩乾、臥入褥中）但咯血者不可用此法。

九　身體宜安靜。切忌勞動。

十　精神尤宜安舒。忌淫慾憂鬱忿怒恐怖等感情。

十一　咯血或發高熱。以靜臥爲要。
十二　毋多言語。
十三　用有蓋痰盂。內加消毒藥水。以便吐痰。愼勿隨地亂吐。以免傳病於他人。且可免自己復將毒菌吸入。加增病勢。如病者外出。可吐於紙囊或手帕中。隨時以火焚燒。或以沸水洗滌之。
十四　病者切勿將痰咽下。

(乙)肺癆豫防法

一　平時宜注意體育。保持身體之健康。
二　實行深呼吸法。以擴張肺臟。俾癆菌無由侵入。
三　居處宜嚴守淸潔。幷宜洞開窗戶。多受空氣日光。
四　室中宜備痰盂。禁止吐痰於地。
五　勿與患者同寢室。共食具。
六　與病者語。須在三尺外。以免傳染。
七　病者所居之室。必嚴行消毒。他人方可居住。

八　患者所用之衣服寢具及各器物。宜行相當之消毒。方可使用。

九　掃除塵埃。宜先灑水不可乾掃。窗戶几案及一切器具。宜用濕布揩拭。切勿用帚與刷。以徽菌塵埃飛揚。易吸入肺也。

十　凡衆人聚集之處。(如學校旅館劇場茶肆等)公衆所用之手巾茶杯等物。不可使用。而宴會時授受酒杯。尤宜避之。

十一　勿用無罩煤油燈。

十二　凡感冒憂鬱嗜酒縱慾過勞缺眠等。俱能損人身體。引起肺病。宜嚴戒之。

十三　如有患傷風咳嗽疲倦消瘦等症者。宜速調治。切勿疏忽。

十四　牛乳中往往含有結核菌。必煮沸後。方可飲之。

肺癆調治法及豫防法。非片楮所能盡記。以上數端。謹舉其大要。固猶有未及之處。然苟能實力奉行。始終不懈。則不難防免肺病。强健身體。閱者勿以其簡略而忽之。欲知其詳。則有丁仲祜先生譯述之虛癆病講義、肺癆病救護法、肺癆病豫防法、肺癆病一夕談、肺癆病天然療法等書。請購讀之可也。

傳染病一夕談

美國醫學博士日本細菌學專科士常州福音醫院院長 王完白

蘇州東吳大學師範研究會演說文

近數星期間。承各地團體之訂邀演講衛生者。已五六起。咸以時居夏令。易得傳染病症。欲作未患之防。完白以演講所及。範圍尚小。不若文字流傳之較易普及。爰擇本篇。編成淺文。刊登報端。以廣傳播。

傳染病之所以能傳染。昔人多不得確解。近今細菌學大爲昌明。乃將從前黑幕一概揭開。大凡危重之症。詳究其原。幾無不因感染病菌所致。故細菌學在醫學中實佔最高位置。茲依細菌學之理。略述傳染病之大意如左。

一傳染病之種類　醫學書上所記傳染之症。約四五十種。惟中多不常見者。據美國鈕約衛生局章程所列。則指定二十四種。吾國政府今春新頒傳染病豫防條例。乃根據日本法律。規定八種。即

虎列剌（霍亂）　赤痢（痢疾）

腸窒扶斯（傷寒）　天然痘（天花）

發疹窒扶斯（瘟熱）　猩紅熱（紅痧）

實布的里（白喉） 百斯篤（鼠疫）

以上皆常見之急性傳染病也。尚有慢性者多種。爲害實更甚於急性病。如肺癆梅毒等症皆是。

二傳染病之危險　人類病敵雖多。然蔓延之速。死亡之衆。未有如傳染病之劇烈者。試舉百斯篤一病言之。西歷一千三百年。歐洲大疫。歐人死於此症者四分之一。又一六六五年。倫敦大疫。死者達七萬人。數年前吾國滿洲之役。死數亦五萬有餘。然此猶急性之症。盛行於一時。而不久即消滅者。若慢性之傳染症如肺癆病。則死亡之率佔全世界人類死數七分之一。僅就吾國計算。每年死於肺癆者在八十五萬以上。較滿洲難逢之疫。死數尚增十七倍也。可不懼哉。

三傳染病之原因　舊時科學未興。疫癘之來。人皆諉之於天災鬼祟。今日得細菌學家之苦心研究。已確知傳染病之原因在細微已極之病菌也。今請略言細菌之形性及處置之方法。

甲形狀　有球形、桿形、螺形各種。小者長約一英寸十二萬五千分之一。甚至一針尖之微。可容細菌百萬也。

乙性質　其發育必在潮濕、幽暗、溫熱之處。孳生極易。以裂體法一化二。二化四。以至千萬。如虎列刺病菌一分時一枚可化生二萬枚。

丙檢查　須用染色法。置千餘倍之顯微鏡下。始能見之。若欲察其動作。可用育質培養法。及動物接種法試驗之。

丁殺滅　普通用熱力及藥力二種。蓋細菌不耐高熱。大概經沸度後卽死。藥物則石炭酸。昇汞等。皆足毀滅之。

四傳染病之媒介　傳染病發生於病菌。已如上述。而病菌之何以進入人身。則必有下列各物爲之紹介。如蠅能傳染霍亂、瀉痢、傷寒等症。蚊則黃熱症、瘧疾。蚤則鼠疫。虱與臭蟲則再歸熱症。又咯痰之於肺癆、指甲之於眼病、皮膚病。皆絕好之媒介物也。餘如公共用物之手巾茶杯等。及病人之用品。不潔之飮食。均易傳染疾病。例如日本某玩物舖主人。身患梅毒。彼售喇叭於孩童。多先爲試吹。其結果有一百餘之孩童。由其吹過之喇叭感染梅毒云。

五傳染病之豫防　約舉四條於下。

甲隔離　病者務必獨居一室。禁止親友探視。衣食器用愼爲分別。勿與家人通用。

護病者進出病室。須更換衣服。并以藥水洗手。若工場學校等公衆處所。發生急性傳染病。應立卽停閉以免傳播。

乙消毒　病者用物。凡可經水者。均宜煮沸。笨重之器。則洗以消毒藥水。房屋則待病癒後。嚴封窗戶。以硫黃熏之。

丙接種　近時細菌學家發明多種敵毒素。當某病流行時。或接近病人時。可預爲注射。以抵抗病毒。理與接種牛痘相似。

丁衞生　大抵衣食清潔。則病菌無機侵入身體。健康則雖偶遇病菌。亦多抵抗之力。故平時講求衞生。亦卽爲預防之法也。

六傳染病之治療　傳染病種類不一。療治之法。自不能以數言概括之。然既知其原因由於病菌。則僅依舊醫法之以寒熱風邪立說者。自難見效。細菌學上有各種敵毒素。療病血清等發明品。對某症則用某品。皆針對本症之病菌而發生效力。病菌既滅。則各種因病菌而起之病狀。亦皆隨之而退。傳染病之根本解決。蓋莫善於斯矣。

胃亞篤尼症(胃筋弛緩症)

萬鈞 叔豪

胃筋呈衰弱狀態致胃之器械的作用與筋力間不能自由運動此卽所謂胃亞篤尼症或胃筋弛緩症也然胃筋雖弛緩絕無病的增大之狀態不過略爲擴張(因攝取食物之故)蓋胃亞篤尼症係獨立之官能的障害不若胃擴張症有解剖的變化胃筋弛緩症可分爲二種卽急性與慢性是也急性之胃筋弛緩症往往發生於患急性胃加答兒時一般醫者準據胃亞篤尼症之原因分爲數種如左

甲　原發性胃亞篤尼症

本病大抵爲先天的症狀間或有繼神經性疾患而起者

乙　續發性胃亞篤尼症

一　繼他種之胃疾患(例如胃下垂症神經性消化不良症胃潰瘍及慢性胃加答兒等)而發生者

二　繼他種之臟器疾患(例如腸管狹窄症膵臟腫瘍)而發生者

特發性胃亞篤尼之原因係個人素質之筋肉薄弱多食各種物品而胃臟過勞時往往見本病之發生如多食難於消化之各種物品則發生本病尤易其他可目爲本病

之補助的原因者爲嗜好品或藥品之濫用多用酒精飲料或濫服下劑麻醉藥(例如莫兒比涅亞篤羅必涅必魯加兒必涅等)時發生本病亦多又有爲神經性疾患之續發症而發生例如全身神經症(如神經衰弱歇斯的里)脊髓癆及反射性神經症等均易續發本病

本病之症狀可分爲自覺的症狀及他覺的症狀之二種

論本病之自覺的症狀最多者爲胃部膨滿患者之食思雖無異狀而每回之食量甚少易覺飽滿因之起壓重之感其餘本病之自覺的症狀爲無臭之噯氣亦有帶食物臭者若是則病勢有輕快之現象至食思之缺損在時或不能免殆以食思之關係初無一定之規則胃腸器官若同陷於亞篤尼狀態則便秘症由此起病勢嚴重時則起頭痛或胃眩暈薄婑斯氏曾言凡胃亞篤尼患者往往起消化不良性喘息

論本病之他覺的症狀醫者於診察時覺胃部膨隆往往發見胃之大彎但此種現象與健康胃無甚差異檢視患者於攝取各種物品後胃部因筋緊張力之弛緩而增大送入水分或空氣時所呈之現象亦同然此於本病之他覺的症狀中尙非最確實之準據其準據之最確實者於本病之他覺的症狀中爲振水音本病患者殆靡不有此

雖測知之亦復不難於患者飲液質或飲米粥時以手指擊之音聲頗響亮其所在部分位於臍部之附近打診上若注入液體或空氣而檢查之其體積雖見增大要不得謂為本病之特徵

茲據長與氏之實驗就患者於午餐後經五時間取其胃內容物而檢查之中含有食物之渣滓其與健康胃相異之點在此即胃之運動力衰弱之確證又據同氏之試驗於患者朝餐後而檢查其胃內容物則其現象又未必同是殆因此種現象隨患者之病勢而異故酸度無一定之增減惟有機酸以增加者為多

本病之經過大抵具慢性如行規則的治療法時則易達治愈之目的但罹此種疾患恆不免敗壞全身之營養倘不注意於此點安保不易為他種疾病所侵襲竊願世之患本病者對於全身之營養尚其注意而無忽焉可

當據以上所述本病之自覺的症狀及他覺的症狀與他種之胃疾患相鑑別

一 本病與胃擴張症之鑑別

罹胃擴張症後必食思不振罹本病則未必盡有此現象況胃擴張症胃內之醱酵作用極為顯著蛇兒矢那及釀母菌甚多所食各種物品其停滯之時間較本病為更久

時起惡心嘔吐吐出物爲腐敗性而多量靜置之可分爲三層用顯微鏡的檢査法則見有釀母菌分裂菌蛇兒矢那等胃部之振水音較本病尤著音聲傳達之範圍較本病爲更廣運動力之障害較本病亦爲顯著如患者於晚餐後至翌朝而行胃洗滌法則所食各種物品之渣滓殘留甚多患本病者則否不特此也患胃擴張症後煩渴而大便秘結其現象爲患本病者所無時或起胃眩暈或帝答尼(參照下期胃擴張篇)患本病者亦無此現象

二 本病與神經性消化不良症之鑑別

論胃之運動力之關係初難得確實之鑑別是殆因消化不良症往往隨運動力之障害而有此現象至考證他種之症狀則鑑別甚易所謂消化不良症者概屬於神經性其症狀則覺時時變換而無一定之狀態且不隨所食各種食物品之性質或分量而有增減呈神經衰弱之各徵則有一定之疼痛點幷有不規則之背痛點患本病者則決無以上所述之現象鑑別中之最難者爲神經衰弱之患者而罹本病此時誠甚難診斷其爲原發性或續發性也

三 本病與慢性胃加答兒症之鑑別

本病與慢性胃加答兒之鑑別須行物理的檢查與胃內容物化學的檢查純粹之原發性胃加答兒胃部決不擴張運動力亦無阻礙間或有時亢進胃內容物之混有粘液患胃加答兒症時較爲顯著患本病者則否至分泌障害慢性胃加答兒症於初發時即有此現象若患本病者則必經過多日始覺有此障害

四　本病與胃下垂症或內臟下垂症之鑑別

行物理的檢查法後其境界雖得以明定然猶宜行他種物理的作用之檢查且須注意於此二症之併發

本病之療法條分如左

一　豫防法

豫防法中所最關緊要者即對於原發性或續發性之各動機而豫防其筋肉弛緩是也故於此等務宜注意當急治療原發疾病此外所宜注意之要點即爲平日之攝生如一切事項覺不合於生活狀態者均在所宜避例如食事之遲速齒牙之清潔及便通之整飭等隨在宜有嚴密之注意若便秘而或濫用下劑非徒無益而且有害故於下劑之服用尤宜注意餘如妄飲妄食亦足爲發生本病之原因據此以觀飲食動作

之規則自有一定要當以遵守爲是

二　食養療法

本病發生之原因係胃之消化器械的作用陷於病的變態致筋肉弛緩故本病之治療法第一義在節食以輕胃之負擔而免其過勞然既欲免胃之過勞又欲使軀體日卽於強健細思實無他道惟準據飮食一定之規則而授患者以食養療法則鮮有不能達以上希望之目的者一日中之食事不必拘拘於三回其回數宜多每回所食之物宜少且須擇其易於消化而富於滋養者食之食物在口中時宜細嚼而後嚥下平日之食事須與各種之物品混食鹽酸餘剩過甚時則宜多食肉類鹽酸缺乏時則宜多食植物性物品肉類中以野獸及鳥類或犢牛肉爲最宜然必須煮熟而後食魚類中以脂肪較少者爲合宜食時亦必須煮熟食牛肉及豚肉以切細爲度鹽漬之肉類及脂肪過多之肉類(如鰻或鵝鳥之肉)則不宜食植物性物品中如五穀類及荳菜類富於滋養脫皮而食之最佳此等物品宜製爲粥狀物或盛於液汁中而食之間亦宜與雞卵同食或與牛乳同食香料須有限制不宜多食蓋以香料有刺戟胃粘膜之作用足增進胃之消化機能亢盛運動力也

液性物品雖不宜多食然每回如飲用二百瓦據多數醫者之經驗其通過胃部較速絕不見有患害但一日中所飲之液汁（例如牛乳珈琲酒精及其他之飲料）總量不可過千五百瓦至牛乳食養近日之醫學家多賞用之而謂其頗有效果然使平日所食之物盡服用牛乳勢必不能完全各種之營養觀此則欲保守全身營養之佳良須兼食他種之物品乃可其他如用酒精飲料及服用少量之蒟藥赤酒等其作用均能亢進胃之運動力故飲用之亦頗佳特不宜多飲耳

若發生便秘之豫兆宜將各種之果實煮熟而後食之（例如林檎梨桃等）但於食時須剝去其皮食蜂蜜亦宜除以上所述外在一般醫者所最宜注意者卽本病與他之胃疾患（例如胃下垂症分泌過多症或胃加答兒症）相併發時而所謂食養療法者例須兼數種疾患而行之

食養療法一日中食事之回數宜多每回所食之物宜少既有如前所述然吾國風俗之慣習食事多係一日三回茲欲多其回數必羣苦其不便於不得已中特設一變通辦法卽於一日三回之食事減少其食量後宜於此三回食事外略行間食輕症之胃亞篤尼症不宜食粥仍食普通所煮之米飯食時須細嚼至疾病之經過中宜時實行

胃之運動力之檢查復食含有刺戟性物品爲恢復胃臟運動力之計此等患者食事後不宜遽行運動或須營自己之職業者則必靜養二三時間此時以左側臥位置爲最佳

三　器械的療法

行以上所述之食養療法後若覺患者胃筋之衰弱猶不能漸即於恢復於此而欲思所以強健其胃筋則須用器械的療法器械的療法中所最賞用者爲洗滌療法電氣療法按摩療法水治療法及體操療法等胃洗滌之應用頗廣若胃部有膨滿或壓重之感必須行水滌療法以此等症狀多起於因食各種物品之停滯或醱酵醫者若發見患者有停滯食品之現象則施之以胃洗滌法以增進其胃之衰退之運動力而患者遂有爽快之感故此法醫者多賞用之又於食品停滯時如實行胃洗滌法則能豫防因此而起之胃擴張症

電氣療法應用亦多然對於患者須先行全身電氣療法次則於胃部應用感傳電氣

按摩療法有亢進胃之運動力之效故行此法如患者有便秘症狀時則須行腹部之按摩療法

胃部灌水法應用頗廣羅層撻爾氏曾建言欲恢復胃筋力之衰弱行胃部灌水法最爲有效灌水之時間約二十秒鐘水之溫度則自攝氏十二度至二十八度灌水時水初如雨點後則大如指頭灌水法之效果係亢進筋緊張力若初用溫水而後用冷水則其效尤著

四　藥品療法

藥品療法有亢進胃筋力衰弱之效而其應用之藥品甚多在一般醫所目爲最有效者係斯篤里幾尼涅烏屋洛氏曾言胃羅亞篤尼或胃擴張症時若應用斯篤里幾尼涅必能恢復胃之運動力次則爲酒精而苦倫配累兒氏頗賞用之至用結利阿曹篤亦頗有效但用結利阿曹篤同時有防腐及醱酵制止之作用

處方

重曹　適量　蕃木鼈越幾斯　○、一

右藥爲一日三回之服量每回於食後二時至三時服之

依比知阿兒　○、三　蕃木鼈越幾斯　○、○五

右藥盛於膠囊內一日三回每回於食後三時服之

胃亞篤尼症

十

蕃木鼈越幾斯　〇、〇三　重曹　〇、四　大黃末　〇、四

右藥爲一包之量給患者以十包一日服兩回每回一包但須包於阿布拉篤中而服之

法列兒水　一〇、〇　蕃木鼈丁幾　二〇、〇

右藥混和後一日三回每回服二十滴

蕃木鼈越幾斯　〇、二　徤質亞那越幾斯　適宜

亞爾答根末　適宜

右藥研和爲丸三十粒一日三回每回於食後服一二粒

蕃木鼈越幾斯　〇、〇三至〇、〇五　炭酸蒼鉛　〇、五

右藥混和後一日三回每回服一包

結利阿曹篤　〇、〇三

右爲一回之量

蕃木鼈越幾斯　〇、〇三　薄荷油糖　〇、五

右藥爲一包之量給患者以十包一日三回每回於食前服一包

單寧酸亞列規聖　○、五
右藥爲一包之量須包於阿布拉篤中而服之
羅本病之患者若有消化不良症或異常醱酵之現象則須應用種種之藥品

處方

蕃木鼈越幾斯　○、六　結利阿曹篤　一、○
亞爾答根末　一、五　甘草越幾斯　一、五
右藥研和爲丸三十粒一日三回每回於食後服一二粒

撒里矢爾酸蒼鉛　一○、○　重曹　適宜
煆性痲倔湼矢亞　一○、○
右藥混和爲三十包一日三回每回於食後服一包

列曹爾聖　二、○　哥囉倣謨水　一五○、○
右藥混和後貯於着色瓶內一日三回每回服一食匙

列曹爾聖　五、○　大黄末　一○、○
撒里矢爾酸蒼鉛　五、○　硫酸曹達　一○、○

乳糖　一五、○

右藥混和後一日二回每回於食後服一小刀尖

依比知阿兒　○、一

右藥盛於膠囊內一日三回每回服一二囊

拔滋庫氏準據以上所述之處方令患者服用多獲奇效餘尚有醱酵制止藥多種例如撒里矢爾酸曹達安息香酸曹達或撒魯兒等其用量自○、五至一、○與此等藥劑同時服用者爲斯篤里幾尼涅劑

本病患者若發現種種之症狀須以相當的藥劑爲之治療例如發疼痛時則投以抱水格魯兒哥囉仿燐酸古垤乙涅或莨菪劑等是至於阿片劑則對於胃之運動力有阻害之作用故不宜用治便秘宜選用緩和之藥品例如大黃及加斯加刺撒克刺答等頗佳（以上藥品之處方參照慢性胃加答兒條）

開腹術後上腹部膨脹且發嘔吐及虛脫之狀態時。可視爲急性胃擴張。

胃潰瘍之症候

胃潰瘍非必備疼痛嘔吐出血之三徵。有僅具消化不良之症候者。初常容易將該病忽略。

胃消息子之禁忌

器質的心臟病或動脈瘤患者。除萬不得已之救急法外。無入胃消息子者。

胃潰瘍之脾臟侵蝕

確爲胃潰瘍而來戰慄者。是侵蝕脾臟之徵。

胃潰瘍之初徵

於中年或稍老年。喜食辛辣且酸之食物者。多爲胃潰瘍之初徵。

胃癌之初徵

可疑之胃疾患而體重漸減少者。爲罹癌腫之徵。

在惡性貧血者。須探癌腫之有無。

胃癌與萎縮腎

胃癌之特徵。爲嘔吐、增進性貧血、胃液之鹽酸不足。然於萎縮胃亦有之。殊尿中不含圓壔及蛋白時易誤診斷。

由胃液檢查胃癌之診定

由胃液之檢查。診定胃癌。概準於左。

(一)有鹽酸及胃運動力者。恐爲胃癌。

(二)無鹽酸及乳酸者。有胃癌之疑。

(三)無鹽酸而有乳酸者。近胃癌之事實。

胃癌與手術

胃與腸、十分疑有癌腫發生時。行試驗的開腹術。

行胃癌根治手術前之注意

在行胃癌之根治手術前。須於肝及其他臟器。檢轉移之有無。

胃癌手術後之再發徵候

施行胃癌根治手術之後已久。而更起嘔吐時。是爲再發之徵。然亦有由腦之轉移而起者。

椎骨炎及急性胃擴張

椎骨炎患者而罹急性胃擴張症時有呈急性腹膜炎樣之徵候者。

胃腸手術後之內臟脫出

行胃腸手術之後創口縫合法不宜常有來內臟之脫出者故就創口縫合上注意。能限制手術後之嘔吐。

第二十二章　腸

小腸之潰瘍或新生物

呈貧血或來數度衰弱之發作者別無原因可徵時檢糞便而帶黑色者則生小腸之潰瘍或其新生物之疑。

小腸癌之疑徵

老人之貧血益加不現他徵候者。懷潛伏小腸癌之疑。

腸閉塞之徵候

不發熱而有疼痛嘔吐鼓腸之三徵者。爲腸閉塞又雖有一面之放屁或少量之排便不可據爲非腸閉塞。

腸轉位之徵候

腸發雷鳴。下腹部有疝痛。爲腸轉位之徵。

窒扶斯患者之脾破裂

窒扶斯患者之脾臟破裂。呈與腸穿孔類似之徵。

網膜之捻振

有腸管閉塞之徵。而於腹部觸有稍大之腫瘤時。須詳檢網膜之捻振與否。

腸間膜血管血塞

心臟病者。現急性腸管閉塞之徵。同時排血便時。爲腸間膜血管內生血塞。

膽石性腸管閉塞

原因不明之腸管閉塞。而患者之既往歷有曾患膽石病時。該閉塞能認定爲膽石性者。

腸重積

小兒發劇疝痛、兼下痢、且排少量之血液時。爲腸重積。

十二指腸潰瘍

呈蟲樣突起炎症之患者。若排黑色便時。須就十二指腸潰瘍注意。

臍部之腫瘍

於臍部能觸知之腫瘍。雖多為橫行結腸之惡性腫瘍。然網膜之良性腫瘍。亦有生於此部者。

腸間膜囊腫

腸間膜囊腫。類似小卵巢囊腫。能推動。然多與上行結腸連繫。故由直腸送空氣。結腸膨脹時。則腸與腫瘍之關係甚明。

腸之增殖性結核

在下腹部認腸詰樣之抵抗物。而能推動。且訴發生日久。甚為緩慢者。可推測為增殖性結核。若肺有著明之徵時。診斷益為容易。

橫隔膜下膿瘍

橫隔膜下膿瘍。在右方與肝膿瘍同。在左方與脾膿瘍同。又肝膿瘍、橫隔膜下膿瘍、膿胸俱合併者。區別之甚為困難。若在蟲樣突起炎、流行性感冒、窒扶斯、胃潰瘍等。則為橫隔膜下膿瘍。在赤痢則為肝膿瘍。凡由胃十二指腸膵而來者。徵候顯著。由肋骨腎臟來者。隱匿於後方。由結腸來者扁平。而隆起不顯著。致肝臟轉位者少。

大腸捻振症之手術

對大腸捻振症。而行手術之際。於回轉之先。只由肛門將腸管高扛舉之。膨脹之腸整復。而有不必取出腸於腹膜外者。

腸重積之整復

整復腸重積時。不將進入之腸管引出。受重積之腸不能撫下。

糞瘻

糞瘻由燒灼法或里曹兒浴而能治癒。

蟲樣突起炎之初徵

蟲樣突起炎之初。胃部覺疼痛者不少。

急性蟲樣突起炎之病歷中。劇痛突然止時。屢示穿孔。

卵巢囊腫之莖捻振

卵巢囊腫之莖捻振。不現蟲樣突起炎之一般徵證。

蟲樣突起炎之疑徵

右腸骨下部。觸有硬抵抗物時。多爲蟲樣突起炎。然隣接網膜周邊之滲潤不現。迴盲部之結核。須要顧慮。

蟲樣突起炎之壓痛部

蟲樣突起炎之壓痛部。非現於滿苦巴奶氏點者。多在突起之尖端。故結合此部與滿苦巴奶氏點時。能推知蟲樣突起如何之位置。

滿苦巴奶氏點

滿苦巴奶氏點。爲結合臍與腸骨前上棘之直線上、由腸骨前上棘起算六仙米之部。與蟲樣突起之附着部相當。

慢性蟲樣突起炎之診斷法

慢性蟲樣突起炎患者。於攝氏四十一度之溫浴中診檢時。膨大之突起。爲索狀。能容易觸知之。

蟲樣突起炎手術後之併發症

蟲樣突起炎手術後數日、卒然起戰慄體溫昇騰時。爲生門脈之血塞、或多發性肝臟膿瘍、或橫隔膜下膿瘍之徵。

蟲樣突起炎手術後體溫昇時。行直腸檢查。若向右前方膨隆時。爲租古拉司腔膿瘍。

蟲樣突起炎手術後久遺瘻孔。通常雖由蟲樣突起之一部遺留。然亦有由滲出物潴溜或異物嵌留於創內而來者。該瘻孔終必自閉。若不閉鎖。則務須探其原因而除去之。尚不奏效時。瘻孔小者。行烙白金燒灼法、或久芬巴哈氏糞瘻成形的縫合法。大者由腹壁剝離腸管。而直接行腸縫合術。

第二十三章　歇爾尼亞

歇爾尼亞與尿意頻數

發歇爾尼亞者。訴尿意頻數時。因膀胱之一部入歇爾尼亞囊中故也。

嵌頓歇爾尼亞與歇爾尼亞囊炎

嵌頓歇爾尼亞與歇爾尼亞囊炎。其證候甚類似。故須區別之。卽甲於初期疼痛限局於歇爾尼亞門。在乙者腫瘤全體訴壓痛。便通不閉止爲特徵。但在乙者。勿濫試還納術。

腹膜前歇爾尼亞

膜炎。心筋炎及種種之瓣膜傷害是也。

(二)運動家發肺炎之時。以死亡者爲多。蓋發肺炎之時。往往併發心臟障害。

(三)運動家易罹傳染病。且以死亡者爲多。

(四)運動家之死亡原因中。以肺結核爲最多。

(五)運動家之平均死亡年齡。較諸普通營業之人爲短。

(六)千九百五年之遊戲季節中。美國盛行之某種遊戲因之而喪失生命者頗多。良可慨也。今爲防止其危險計。嚴行干涉之。

(七)各種運動的遊戲之理想。不外高尚人格。養成勇壯之男子。至於增加不具者罹病者及夭折者。非其本意。故過度之競爭。不可不戒。

要而言之。運動遊戲之種類中。以競爭爲目的者。不可不避。競爭的遊戲。適宜行之。可強壯心臟。苟失之過度。便招莫大之危險。十八歲以下身體嫩弱之人。尤爲有害。

交通與傳染病之關係

我國古來雖有傳染病。然不若今日疫種之多。流行之盛。此徵諸文獻。彰彰可考者也。其後外交漸盛。傳染病之輸入。與交通之便利爲正比例。

洋無論東西。時無論古今。傳染病蔓延之原因。大抵藉海陸運輸之便。取襲擊之捷徑。而達交通頻繁之地。彼歐洲之地中海及日本之長崎神戶等。均爲惡疫侵入之門戶。於此亦可窺見一斑矣。要之。世界各國。惡疫之流行。均屬於海陸交通之後也。

百斯篤之蹂躪歐洲。約有三路。第一、爲黑海。第二、爲韃靼地方之陸路。第三、爲地中海之航路。此了無疑義之事實。逞其傳播力之助手。非河海及鐵道之交通機關而何。西曆千三百四十八年。歐洲百斯篤之大流行。死亡之數。伊大利百十九萬。德意志二十六萬。英吉利十五萬。法蘭西十二萬。合計有百七十二萬餘之多。其後一千六百六十五年。英吉利之流行益甚。以猛烈之勢。殺七十餘萬之生靈。當日倫敦市中一週間之死亡。實在五千至八千以上。一千七百二十年。流行於法蘭西之馬耳塞地方。病勢之急劇。非筆舌所可比擬。其最初之原因。乃由某船中之土耳其人死於百斯篤始也。

虎列拉之流行情狀亦同。西曆一千八百十六年之流行。其病源發生於伽恩奇斯河口及普拉買蒲特獵之海口。具劇烈之傳染性。利用交通繁盛之運河及街道。蔓延各處。自中國之東部而及露西亞之西部。漸歸絕滅。日本之長崎。亦被其慘毒。至千八百二十年。其病源復發生於印度之兩河口。踰倍加兒灣而蔓延於四方。千八百二十九年及三十年。侵掠歐洲。襲露西亞。翌年遂入德意志。全歐之大地。悉被其蹂躪。一千八百三十二年。自英吉利上陸而至亞美利加。如是則坤輿上之列國。不受虎疫之病毒者無之。經十年之後。流行於波斯。頗極猖獗。一千八百四十八年。自德國之彊土。復至歐洲。全土悉其慘酷。日本安政五年及文久三年之流行。亦其餘波所致也。

痘瘡之蔓延情狀。與上相同。侵入日本。乃日本金武天皇之天平七年。延喜之十五年。流行頗盛。十月十一日。醍醐天皇卽以是病駕崩。

紀元六百年。痘瘡之猖獗於歐洲中央及北部。乃以十字軍之南戰北鬬爲媒介。法蘭西蒙建國以來未曾有之天然痘大流行。其原因卽千八百七十一年二月二十六日。惠依兒塞衣出之和議告成。巴里之人民。乘交通之便。奔走於四方故也。

日本自明治三十六年百斯篤侵入神戶以來。病毒散布於各處。綿綿不絕。是亦交通機關便利之所致也。要而言之。國際的衛生之發展與交通衛生之進步。實爲刻下之緊要問題。吾願世人其三致意焉。

蚊族及傳染病

蚊族與傳染病之關係。近世東西洋人。皆甚爲注目。英國某醫科大學派遣之第二熱帶醫科大學探險隊。曾報告象皮病原因之寄生物及痲拉利亞之原蟲。均含於蚊嘴中。謂蚊族實爲該病傳染之媒介。又英國某博士。自濠洲送至英國之蚊族。有同樣之發明。印度求痲司氏。研究蚊族之結果。謂蚊之刺嘴。有該病之原寄生物。就日本而論。凡屬於熱帶之地方。均設法限制蚊之蕃殖。爲豫防傳染病之計。

生體與國家

身體之中。有一中央部。司全身之活動。以國家譬之。大腦內閣也。延髓脊髓等各省府縣之行政署也。此中樞由神經而與身體之各部相聯絡。若中央電報局或各地方局藉電線而與各地相通。一旦有事。主腦命令各部。得爲整然之機敏活動。端賴乎此。生體與國家構成全屬同一之說。爲近今學者所公認。其中如英之斯賓塞、德之利靈等。實爲主唱之人。憲法爲國家之精神。議院官衙爲四肢五官。國家之進化或退化。余細細研究之。實與生體相同。但一一比較。非常繁雜。其中有最宜注意者。約如左之三條。

第一　死亡及生殖保續。非爲一個體而發生。乃爲全種屬之團體而起。即爲公共而起。此事最宜記憶。

第二　爲公共之團體計。則個人行動之自由獨立。不得不有一部分犧牲其生命者。此事亦當記憶。何則。蓋生活於社會中之個人。其利益雖屬自取自求之私利。然決非一人之力所可爲。大抵因社會一般之協力所致。故一般之利害。卽我之利害。古之人憂天下之憂。樂天下之樂。職是故耳。夫個人爲團體之原素。抱國家主義之人多。則團體强固。國家隆盛。反是而抱個人主義（祇知自己一身之私利不知社會多數之公益便曰個人主義）之人多。則社會腐敗。國家滅亡。印度波瀾。堪爲殷鑒。故當國家危急存亡之秋。不可顧一人之私利。自圖獨立。必須舉全體以供國家之犧牲。譬如飢餓時之脂肪細胞及骨肉肝臟等細胞。爲維持神經中樞及心臟等之重要機官計。自行消滅。將身體中所有之養分。悉供給之也。

第三　主權者所發之命令。吾人均有服從之義務。是亦不可不記憶也。蓋集個體而成大團體之際。必須有統一之主權者。不然。非特不能占分業之利益。且無敏活之處置。故本員之共和體。悉見諸下等生體。若夫高等之生體。悉係君主獨裁。

右之所述。乃研究生物之結果。國家與生體。其組織旣屬同一。則對於生存之公共心。果何如乎。諒爲世人所共知也。

衛生事業。既爲國家事業。則公共心之必要。固無待言。今試舉實例以證明之。新鮮空氣與清潔飲料水之必要。已爲世人共知。然此二者均非個人所能專有也。空氣之共同。人皆知之。飲料水亦然。夫我家井中之水。果何自來歟。約言之。由雨水之滲入地下而來。蓋雨水既入地中。達不透層後自高方向低方而流。故井雖爲一家所私有。水則爲公衆物。由是論之。空氣及水之二者。苟土地不潔。亦不能保清潔。然土地之清潔。胥賴公衆之力。設有一地不潔。其不潔物隨水而散布。爲害實非淺鮮。願世人三致意焉。

某家有就學兒童數人。其中一人罹痲疹。該兒童之父母。仍令其偕健康之兒童入學。傳染之危險。亦所不顧。是亦乏公德心之一例也。

小兒之活動與教育

活動乃兒童之天性。爲現今不易之學說。據某雜誌之報告。謂文靜之小兒。其疲勞反甚於運動之小兒。彼强壯而有望之少年。若欲强責其靜肅。則一種之苦痛。有非言語所能形容者。故教育少年。自以活動爲必要之手段。少年之活動。即可施教育之先聲。不能活動之少年。即屬無望之標幟。故少年之有望與否。當以活動與否爲準。此脩身教育上所當注意天性之活動行爲也。

眼病生徒之診查與職業之選擇

德國某眼科醫著一通俗眼科書。其中詳論眼之攝生。以豫防眼病爲目的。凡通俗醫學書中所缺乏之者。如療法之類。悉詳述之。蓋此書之著者。兩眼本有缺點。曾操視力之過勞職業。卒至中途廢棄。或再三變更。遭種種之不幸。故檢查同居地方之小學生徒一萬零八百三十二名之眼。其中有一千十三名。卽百分之九零三。視器甚弱。有多數之職業。因妨於視器。不能操之。該氏遂向該生徒及其父兄說明之。謂後日之選擇職業。極須注意。以防他日遭種種之不幸。又論小學校生徒卒業前之一二年。必須由學校醫診查其眼。若有缺點。當勸諭之。使該生徒後日之選擇職業。不可怠忽。

僧侶與醫師之壽命

據英國之統計。僧侶之十分之三。得保七十歲之壽命。醫師之得保此壽命者。僅占其十分之二。蓋以精神上之治療。較高於肉體上之治療也。

最高溫度與生物之生活

美國某大學教授攝志易氏爲推知生物得生存於最高之溫度。就生活於溫泉中之有機物而研究之。其結果發見一種之植物。(有黴菌形狀之植物)在華氏百五十八度之熱湯中。尚克生存。至華氏百九十六度。(攝氏九十八度)始行死亡。彼生物得生存之溫度。實以此爲最高溫度也。

沐浴之沿革與衞生上之必要

就日本而論。古來卽有沐浴之美風。雖下等社會。每月必入浴數次。歐洲各國則反是。下等社會。固無論矣。卽上等社會。日常入浴之人甚少。但入浴一事。爲衞生上所不可缺之要項。自公衆衞生發達以來。公共浴塲之建設。日見繁多。

徵諸歐洲之古史。沐浴爲神聖之一端。沐於湯中。以淸潔身體。屬於一種之禮式。故通上中下之三等社會。無不裝設浴室。富者則浴塲壯麗。目爲一種之娛樂地。其後每家建設浴塲之風漸衰。別有浴塲之專業者。設一大浴塲。日日收納多數之浴客。當此之時。沐浴與宗敎上有絕大之關係。僧侶禮拜神佛。必先沐浴。其他凡有特別之信仰者。均行同一之禮。又如癩病患者。非入浴七次後。不可禮拜神佛。

吾人之體內。苟無新陳代謝之作用。便不能保續健康。故健康之人。常有新陳代謝之作用。滲出於體外之物。附着於皮膚表面。含有害成分。往往爲傳染病感染之媒介。然

丁氏藏書目錄緒言

丁福保

光緒三十有四年余來海上以醫爲業自朝至暮常有疾病死亡憂愁悲哀之景象現於吾前入夜則往往於夢寐中紛擾紾胷力揮之而不能去蓋以日間之業務印於腦海者深矣遂欲於日入後謀高尙之精神上娛樂以拭除日中業務之暗澹景象以爽快其心志卒求其術不可得或曰其爲音樂家抑書學家乎然余性不喜從事於美術也其或淸夜西園飛觴金谷挾秦箏鼓齊瑟爲中年忘憂之具乎然余性恬淡不耐煩劇之酬應也其或鬬雞東郊走馬長楸爲擊球射獵之戲乎然余性簡默且亦無此好身手也此外如馬吊雀戲博奕等余又卑視之而不屑爲也於是不得已乃退而求之於書籍

書籍者索居者之良友失塗者之導師無助者之佳伴果寢饋於其中能使飢者忘其食寒者忘其衣病者忘其痛楚貧者忘其困乏憂者忘其挹鬱兼能增人之壽益人之智識學問而使人精神愉快之物也一入室見卷帙充物即未抽閱已足令人心快彼縹緗之中若有語我者曰余輩之所蘊藏者甚富內有聖域禮園潘江陸海以及雕龍繡虎琪花瑤草靈珠荆璞一切怪怪奇奇之珍物無不畢具甚願閱者欵其關入其室

而登其堂奧結典籍而爲罟驪儒墨而爲禽匪惟摭華乃尋厥根子盍來爲嵇生之青眼乎

余性素嗜書童年之所購者亦屬不少今則所嗜益深五六年來購書費逾萬金而所得者新舊雜陳約有六七萬卷余以所儲書使及門諸子依四庫提要分經史子集四部編定目錄以撰人姓氏校刊版本一一爲之揭櫫列於編目之下余自慚寒窘不能無掛一漏萬之譏加以區類詮次牴牾複雜時所難免余又卒卒無暇晷不能爲之校正聊命侍史錄之如甲乙帳簿以備遺忘便檢覓而已

古之書必手自繕寫蓄書至千卷所費已不貲矣自板刻行而得書甚易費亦較省今則新刻日增石印鉛版又充滿於書肆朝擔千金入市暮捆載而歸十萬卷可立致也惟坊本紙墨陋劣陶陰魯魚之譌別風淮雨之感觸目皆是得鉛石印十不如得木版一得新刻十不如得舊刻一所以書貴精而不貴多也

余每於甲夜迭取精刻善本置諸几案時時開卷讀之尋繹其趣如嚼諫果待回甘而味益雋永視其卷之首尾昔人收藏之印纍纍如貫珠而名人批校之手蹟亦狼籍於字裏行間紙作深黝色古趣盎然似告我以閱盡滄桑凡幾藏此書者之興亡隆替

離合悲歡苟詢諸此古色斑斕之書無不知之此余所以覽舊刻而不禁慨然有所永懷也舊刻中或偶得一希見之本一似植物學家擷得新奇之花草細細把玩其奇亦足醉心而悅目覺口中所遇各病之慘淡景象此時已蕩滌無遺不復留儲於腦海中矣

邇來世變日亟行見披髮伊川言支離而衣左衽不復知有書籍云矣於是不惟先王之大經大法兵農禮樂不能知其旨趣所在即六藝九流切於民生日用者亦未嘗過而一問津論語當薪三傳束閣諸子百家之籍不適於姝姝僅篋之謀羣將使之蕩爲荒煙野草豈不重可惜哉余因此而藏書之念愈摯故凡朝章國典制度文物歷代所因所革以及山經野乘浮屠神仙醫藥卜筮之書靡不兼收而並蓄爲保存古書計又不僅爲消遣自娛而已

藏書之室古人每謂在在處處有神物護持歸震川曰書之所聚當有如金寶之氣卿雲輪囷覆護其上余則謂貯萬卷書於胸中則字字皆吐光燄繽紛繚緲從百竅而怒生才如左莊馬班學如許鄭杜馬德行如周程張朱文章如李杜韓柳歐曾蘇黃其胸中之所有者粹然見於面盎於背施於四體其光燄殆萬丈而上燭霄漢皎然與日月

爭輝也。故書之藏於室者。雖有神護寶氣。又不如藏諸胸中遠甚。所以藏書不如讀書。讀書又不如畜道德能文章爲貴也。不然。雖錦縹緗帙。牙籤玉軸。不過與鼎彝尊斝古磁名畫之屬。同爲一種珍玩而已。於學問奚益哉。

醫學書目

上海

郵買書者書款從局亦可匯寄

英大馬路泥城橋西首龍飛馬車行西間壁第三十九號

醫學書局發行

（書籍出門概不退換）

◎醫學門徑書

- 醫師開業術　八角
- 醫學指南　二角
- 醫學指南續編　三角
- 醫學指南三編　四角
- 新內經　一元四角
- 醫學綱要　一元二角
- 新醫學六種　五角
- 實驗衛生學講本　一元二角
- 普通醫學新智識　四角
- 家庭新醫學講本　四角
- 公民醫學必讀　二角
- 醫學問答　五角

◎醫學總類

- 醫學補習科講義正續二編　三元
- 德國醫學叢書　三元
- 歷代名醫列傳　五角
- 人體寄生蟲病編　七角
- 南洋醫科考試問題答案　二角
- 腦髓與生殖之大研究　四角
- 子之有無法　三角
- 身之肥瘦法　六角
- 近世催眠術　五角
- 醫話叢存　五角
- 西洋按摩術講義　五角
- 西洋醫學史　五角

◎普通生理衛生學

- 蒙學生理教科書　一角
- 蒙學衛生教科書　一角
- 公民衛生必讀　二角
- 衛生學問答　五角
- 丁譯生理衛生教科書　五角
- 生理衛生學講義　五角
- 人體生理圖五幅　一元
- 無藥療病法　四角
- 胃腸養生法　八角
- 食物新本草　六角
- 實驗卻病法　三角
- 學校健康之保護　五角

◎基礎醫學

- 胎生學　七角
- 新撰解剖學講義　八元
- 組織學總論　一元三角
- 人體解剖實習法　九角
- 生理學講義　六元

◎中醫書類

- 漢法醫典　一元
- 四庫全書提要醫家類　三角
- 歷代醫學書目　二角
- 家庭新本草　四角
- 古方通今　二角
- 刪定傷寒論　二角
- 傷寒論通論　二角
- 內經通論難經通論合編　三角
- 正續醫說二十卷　一元四角

◎中西醫匯通書

- 醫界之鐵椎　八角
- 化學實驗新本草　一元四角
- 中外醫通　二元
- 中西醫方會通　二元

◎內科學

- 內科學一夕談　六角
- 內科學綱要　二元五角
- 內科分類審症法　七角
- 內科全書　二元
- 漢譯臨牀醫典　二元二角

近世內科全書	四元
新纂兒科學	一元二角
神經衰弱之大研究	三角
脚氣病之原因及治法	六角
中風之原因及治法	五角
喉痧新論	二角
實扶垤里亞血清療法	五角
新傷寒論	五角
赤痢實驗談	四角
赤痢新論	四角
瘧疾新論霍亂新論合編	二角
花柳病療法	七角
◎癆病類	
癆蟲戰爭記	四角
新撰虛癆講義	七角
肺癆病學一夕談	三角
肺病救護法	六角
肺癆病預防法	五角
◎傳染病類	
傳染病之警告	四角
預防傳染病之大研究	五角
急性傳染病講義	一元二角
◎外科學	
外科學一夕談	三角
創傷療法	一元四角
簡明外科學	一元
瘰癧之原因及治法	七角
外科總論	五元
◎皮膚病學	
美容法	四角
皮膚病學	二元二角
◎病理學及診斷學	
臨牀病理學	二元四角
病理學一夕談	三角
新撰病理學講義	四元
診斷學一夕談	四角
應用診斷學	四角
初等診斷學教科書	七角
診斷學實地練習法	一元
診斷學大成	四元
新脈學一夕談發熱之原理	四角
◎細菌學	
免疫學一夕談	五角
病原細菌學	三元
◎法醫學	
近世法醫學	一元八角
◎婦人科產科及育兒類	
生殖談	五角
近世婦人科全書	四元
育兒談	四角
妊娠生理篇	七角
分娩產褥生理篇合編	八角
不妊娠症及治法	四角
妊婦診察法	三角
產科學初步	七角
竹氏產婆學	六角
◎看護學	
家庭侍疾法	八角
看護學	七角
◎藥物學及處方學	
藥物學大成	四元
藥物學一夕談	六角
藥物學綱要	一元五角
普通藥物學教科書	一元六角
中外藥名對照表	四角
西藥實驗談	一元六角
漢藥實驗談	一元七角
新萬國藥方	三元
實用兒科經驗良方	四角
◎附尺牘類	
國朝名人書札	一元五角
張嘯山先生尺牘	二角
顧亭林先生尺牘	二角
朱鼎甫先生尺牘	二角
吳穀人先生尺牘	三角
陳其年尤西堂先生尺牘	二角
惲子居張廉卿先生尺牘	二角
洪稚存楊蓉裳先生尺牘	二角
管異之梅伯言先生尺牘	二角
芙蓉山館王眉叔尺牘	二角
劉芙蓉李申耆先生尺牘	二角

西曆一千九百十六年九月出版

中西醫學報

第七年第二期

本期之目錄

本報全年十二册本埠洋八角四分中國境內洋九角六分日本臺灣洋一元零八分香港南洋各島洋一元三角二分零售每冊洋一角上海英大馬路泥城橋西首龍飛馬車行西間壁三十九號丁福保醫寓發行

奉送育兒寶鑑廣告

本公司現印就最有益家用良書取名育兒寶鑑是書英文原本早已分送各國均奉為至寶本公司不惜工本將此書譯成華文俾中國育兒諸家同享其益況中國育兒一道甚不講求屢以罐頭牛乳新鮮牛乳以及乳糕拌不適用食品哺於嬰兒以補助乳之不足不論嬰兒月份多寡腸胃可能容納致受病而天殤者不知凡幾間有微恙兒母閱歷未深亂投藥石致病沈重或有天花紅痧喉風等症又不預防離隔致傳染者亦不知幾許是書最講求嬰兒一切食品並治理各種疾病之善法無不便捷詳明瞭如指掌種種不勝登載如有欲得其詳細者請來函并寄郵票一分至上海廣東路大陸報館對面四十號本公司即將此書寄奉惟須注明住址為要凡親友不見此廣告者請為通知俾可得以問津本公司所製各種代乳粉無論中國嬰兒由初生至長成均用之體質吻合且能強健發育永保無憂如貴處藥房現無代乳粉出售請來函與敝行直接可也

總發行英京　分行上海愛蘭漢百利
西藥公司謹啓

康健指南

人生負陰抱陽食味被色寒暑相盪喜怒交侵既非木石難成金剛不壞之身故虛弱者多而健康者尠或先天不足或後天失養加以心力勞瘁腦系耗竭因而百病叢生死亡相繼職是之故吾人對於調養身體一事誠不可視爲非當務之急矣茲欲求調養品之最爲妥善而無一弊者莫如購食本公司拜挪珍補系粉蓋此粉係用奶朕𥻗膠麵糖與鈉鍋鎂之䤈硫强礬集合製成質料精純氣濃味美凡氣體虛弱者服之無不身强力壯病後新愈者服之無不康健如初心神腦系衰耗失寢者服之無不心寧腦安精神暢旺以及血虧損瘦或消化不良者服之立奏奇效婦人育嬰乳哺費力者服之尤滋補益按其養益之功允推補品中聖藥且此粉之特點其雜合之䤈硫强礬如平常食品中之非蔗底質不致令人便秘故其功效尤在市上所售各種相類之粉以上惟願邦人君子善養身者一經試服當知斯言之不謬也

上海廣東路四十號愛蘭漢百利有限公司啟

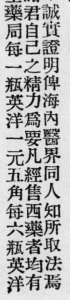

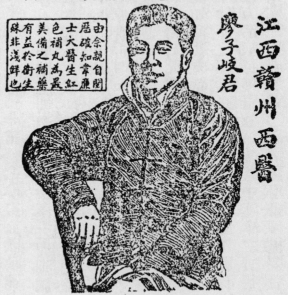

漢法醫典序

日本野津猛男先生。畢業於醫學專門學校。得醫學士。入醫科大學、傳染病研究所、胃腸病院等。研究醫學十餘年。深知漢醫有特効之方。可補西藥之所不及。於是訪求彼國之漢醫專家井上香彥先生。得其五十餘年之經驗良方。編為漢法醫典。其特異之優點。約有二端。漢醫方充棟汗牛。探討匪易。此則選方僅百有七劑。漢醫書中病名繁夥。眩人心目。此則僅列最普通之病六十餘種。撮取大綱。一目了然。其優點一也。以百有七劑之方。治六十餘種之病。如治絲然。密而不棼。如穿珠然。纍而必貫。如協律然。損益相生。如和味然。甘酸悉備。其效驗如形影之相隨。如桴鼓之相應。其優點二也。余以旬日之力。譯為漢文。學者苟熟覽焉。未始非迷津之寶筏。歧途之老馬。學繡者金針之度也。民國五年七月丁福保仲祜識

漢法醫典序

腦力衰弱之調度法

楊疇

腦部症甚多。腦力衰弱亦其一。青年之學生。患斯症者最多。此由教科繁重。多用腦力。怠於運動。以及手淫之遠因所致。此外最多者。爲勞心過度之人。如官吏、營商者、事業家、審判官、律師、政治家、新聞記者等。彼普通所謂腦病者。類皆屬此也。蓋此病初起者。固未見病狀。或不覺十分苦痛。於是因循姑息。罔加注意。至其結果、病勢日增。困倦日甚。雖就醫診治。亦難收旦夕之效果。吁可畏哉。今將該症之病狀及其調度法。臚列於後。以備患者得所豫防也。腦力衰弱之症候。不一其類。而頭重目眩。健忘恍惚。夜眠不甯。惡夢交集。是爲普通狀態也。如前所述之頭重症候者。俯仰不遂。如負重者然。又頭痲。臥枕處。立見痲痺。又頭疼。或前額及後頭部痛。或兩眉間攣痛皆是也。其他患斯病者。凡事易厭。而且憊。雖作簡易事務。或短少時間。而莫不立覺厭倦者。苟稍須忍耐。頭輒沉重。而感疲勞。疲勞回復。一經操作。遂又厭倦。

且此病者。最易動氣。凡事稍不投機。則怒髮衝冠。而有不可抑遏之勢。又復荒怠成性。筋驁肉緩。雖關於重要事件。亦置之於不顧。唯終日優游。無所用心。由是事業之不圖進取。操作之不能順序。且多錯誤。固無論矣。又記憶力薄弱。萬事健忘。思索不能明瞭。

入校不能讀書。絕少理解力。亦乏決斷力。無論何事。漠不關心。又眼力困疲。不能久於凝視。若觀閃耀之物。則頭暈眼花而耳鳴矣。甚且夜不成眠。惡夢交作。腸胃漸惡。消化器受害。飲食無味。喉疼齒痛。食慾頓減。縱而飲食不時。若胸膈痞滿。若噦嘔氣逆。若腹飢胃痛。若胃鳴作惡。則心部驚悸。常人每目爲心病。若手顫。眼瞼動。若偏身疼痛。常人每指爲痺症(風溼)又當對談之際。腋下出汗。口濺唾液過量。呵欠頻作。時或噫逆。若手搔皮膚。立時顯有紅腫。

此症之調度法。所最要者。規律的調度也。如朝起夜寢之時刻。飲食執務運動之時間。各當有一定之標準。非有不得已之大故。決不可紊亂之。而實行是等規律的調度。則無論一切舉動操作。須依一定之時間。以養成其習慣性。其次爲普通就寢時間。須以八句鐘爲度。倘爲規律的調度。按法運動。則更別無障礙。可得安眠。若入夜不能就眠。當就牀前輕微運動。或洗溫浴及濯足。或時行深呼吸。均無不宜。每夜睡前。不宜飲食。人有非讀書而不眠者。是爲惡習。不可不除。惟養成其就枕即眠之態可也。其三爲勤勉法。執務法。若職處宜用腦力者。須以煩冗之事。操作於前。娛樂之事。執行於後。方免腦之受害也。即在學校。亦莫不然。如令人易疲之學課。理化代數幾何算術等。須於午前行之。而圖畫習字音樂等。宜於午後行之。因午後腦已疲。若加以煩冗之事。徒使桎梏腦筋而已。至夜間。尤須以樂事舒鬱其腦。愼毋加以煩惱而擾害之也。其四爲休息法。日間操作。休息愈多愈妙。若用腦過久。而後休息。則疲勞之回復亦難。學校之休息時間。一句鐘休息十分鐘。尙以爲多。然亦有以此爲不足者。如瑞士溫麥多爾中學。對於每四十分鐘之授業。而與以二十分鐘之休息。依此而行。則腦之疲勞。庶得快復。因而腦病者亦鮮。立於實際社會之執業者。雖不能效而行之。惟不可連次操作事務。而以休息散步爲要務可也。其五爲心機轉換法。卽煩冗與簡易之事。更迭爲之。先煩冗而繼以簡易。使腦稍得休養。而不致困倦。又由簡易而更以煩冗。則腦既得休養。而及時可用。如此輾轉更動。則固有之腦力不損。而愈用愈靈之效果可收矣。其六爲飲食法。消化器不健全者。直接關於身體之營養。而腦部亦有不充分之處。均當注意。如定一標準之分量與時間。務須勵行之。一切間食（糕餅菓物介乎飲食之間）須嚴禁之。飲食不可過度。煙酒等物亦當戒之。茶以焙過而無刺激性者爲佳。總之無有損腦之物均可食也。其七爲運動法。運動方法程度及種類。當依人而別。而其方法甚多。不勝枚舉。若就一般言之。最爲有效者。卽呼吸新鮮空氣。冷水摩擦身體。以及器械體操。鐵啞鈴。鞦韆。自動車。野球。庭球。游泳。拳術。劍術等。種類不一。可以任人選擇。唯玆所欲注意者。卽爲運動之主眼。運動之主眼。不啻使肉體健康而已。尙有勇氣。克己。自信力。固結力等之精神修養。尤須銳志勉勵。是爲至急。依此而論。而於今日普通學校之運動時間。一星期僅有二三句鐘。尙不足也。舍課業外。學生各宜具有運動之趣味。方稱美備。於是最後所欲注意者。常須涵養德性。克勝情慾。以爲己任。凡於青年子弟。尤當如此。無論如何實行他法。然於此點。倘有所缺。則終不能使腦健全也。至克勝情慾之最良法。乃自勉行修養。而振興道德的勇氣耳。而所謂方法者。卽多方運動。增進生活力。並須勵禁晚後飲食。善排尿。輕衾被。務使被褥毋觸局部等。是雖屬消極的。亦宜視爲有效之方法也。

胃擴張譚

萬鈞 叔豪

胃擴張與亞篤尼相類似此二症均指胃之運動力減退而言然其間不同之點要亦可得而言之蓋胃亞篤尼症於攝取各種物品後胃腔有弛緩增大之現象平時則初無異於健全之胃本病則反是其所謂擴張者係有解剖的變化之病的擴張平時與健全之胃亦異其運動力之障害較更甚於亞篤尼症試進而論之凡生存於第三星球上之一般人類間有生成此一種巨大之胃其胃之運動力亦復如常者此之巨大胃決非病的胃也

本病之原因約可分爲二種一爲亞篤尼性擴張即因胃筋弛緩症而起一爲器械的胃擴張即因幽門部之器械的障害食糜不能通過致呈擴張之現象茲試論列此二種之胃擴張症

甲 亞篤尼性擴張之原因

一 罹亞篤尼症後若治療不得其法病勢必日漸增進往往有因此而成胃擴張者故發生亞篤尼症之原因即胃筋衰退之各種動機均可謂爲本病之間接的原因例如慢性胃加答兒胃潰瘍胃癌胃下垂症等是胃筋弛緩之現象

又有因全身之營養障礙或貧血或肺結核而起至於其他臟器之疾患亦足誘起本病與亞篤尼同

二　罹他種慢性胃疾患(例如胃癌)時筋肉起亞篤羅必及脂肪變性因此發生亞篤尼性擴張者亦往往而有

三　罹分泌過多症後胃液之負荷較重致胃筋衰退其時常起亞篤尼性擴張

乙　器械的胃擴張之原因

一　良性幽門狹窄(潰瘍瘢痕幽門筋之肥厚及惡心幽門狹窄(癌腫))

二　隣接器官之壓迫

器械的胃擴張原因於幽門狹窄此原因得自先天性者甚多要即幽門部之先天的筋肉肥大是也其屬於後天性者以幽門癌及潰瘍瘢痕爲最多

亞篤尼性擴張之基於筋肉弛緩既有如前所述本病之發生雖以慢性爲多然急性亦有之此實不外乎中心性之原因(頭部之損傷、腦疾患)或反射的原因(外傷或腹腔手術後)間亦有因急性胃加答兒或過甚之不攝生而起

本病之症候始起時頗類似胃潰瘍或胃加答兒自消化不良之症狀而始者亦有之

其症狀不著明時往往誤認爲胃加答兒罹此症後食思大抵減退然亦有時呈反對之現象而發生善饑症且口渴殊甚胃部有壓重或牽引於下方之感時或發呑酸嘈雜噯氣等現象發出之噯氣時或無臭時或臭甚惡而瓦斯中則含有燃燒性之物例如沼氣是

大便大都秘結尿則呈中性或亞爾加里性反應嘔吐爲患本病所常有之症狀患者於嘔吐時吐出之物則非常之多且多有因幽門狹窄而起者然亦有胃腔過大經三四日而嘔吐一次病勢增進至將死時則嘔吐全止推嘔吐停止之原理實由於失其嘔吐之力恒見多數之患者於朝時之嘔吐而吐出物較多

吐出物大抵呈酸性反應蓋此種嘔吐因過多之有機酸及鹽酸而起其氣味則有酸臭或甘臭或腐敗臭患胃癌時亦然其外觀與色澤雖關係於攝取之各種物品但陷於癌腫變性時之吐出物外觀往往呈珈琲沉渣狀或煤色取此吐出物而盛於器內放置後而檢視之可分爲三層上層呈泡沫狀中層由液體而成下層則由食物殘渣及粘液而成此吐出物醱酵較易放置經二三時間泡沫必多若行化學的檢查則可知此吐出物中含有乳酸脂肪酸及醋酸等其他有百布頓不消化之蛋白質或澱粉

等用顯微鏡檢查時即不難發見食物殘渣蛇兒矢那釀母菌及絲狀菌等

胃部之膨隆頗著且達於臍之下方恥骨縫際之上大彎之輪廓顯而易見又胃部往往見有活潑之蠕動運動如本病因幽門狹窄而起時則此種之蠕動運動爲最著大抵自噴門向幽門而進行取反對之方向者亦有之此所謂逆蠕動也

輕敲腹壁或加以電氣刺戟亦能發生此種運動此運動於診斷上爲必要之標準其波紋狀運動若過臍而達於下方則尤爲特異

觸診上胃部有一種固有之抵抗彷彿若膨滿之空氣枕於胃部之下亦得觸知之其他得聽取振水音但此種振水音非本病之特有症在胃之下方得觸知或聽取時則必係本病

實行胃部之打診時可準用人工膨滿法此法爲最簡單而最確實茲據富累理喜斯氏之炭酸瓦斯膨滿法令患者胃部膨滿而胃之輪廓則顯而易見打診上有高調之鼓音得以明定其境界又據朋紫兒獨氏之法送入液質於胃內以實行打診則亦得以準患者之體位而明定其境界例如患者于直立或默坐時胃內之液質沈降于下方因此胃之下部呈濁音靜臥時則濁音便消失如此則一般醫者對于患者胃之下

界可以明定但此種境界雖過臍而達於下方尙不得盡指爲胃擴張必須確定胃之左右界而後可若胃之左右界(左界爲前腋窩線右界爲右副胸線)不明焉得遽定之爲胃擴張欲明視此等之境界則須用亞衣氏之胃透照器

胃部因送入炭酸瓦斯而膨滿則由聽診以確定胃之下界頗易蓋送入炭酸瓦斯於胃部後必發生微細之水泡音然患本病者卽不送入炭酸瓦斯於胃中亦恆有發生較大之水泡音蓋以其胃內有醱酵現象也

觀以上所述之事項一般醫者縱使確定胃之下界與結腸之區別頗覺困難此時而欲確定其境界則非從肛門送入(向結腸)水液或瓦斯不可

對於本病所最宜注意者爲胃之運動力之減退健康胃於早晨行胃洗滌時絕不見有食物之殘渣罹本病後則殘渣之量頗多不特發見前一日之食物殘片往往有發見前數日之食物殘片者食物之殘片愈多胃之運動力之減退愈甚而病勢亦愈重其時食物久停滯於胃內因之而起異常醱酵者甚多

患本病後吸收作用亦因之而減退據敷培爾氏之學說行撒魯兒試驗時欲尿中發現撒里矢爾酸反應其經過須在二十七時間以上沃度加里反應較之健康胃則極

爲遲滯故此時非獨運動力減退即吸收力亦無不減退因幽門癌腫而起之本病游離鹽酸往往缺乏故蛋白質之消化甚難因胃潰瘍而起之本病則與此相反游離鹽酸往往餘剩故蛋白質之消化極易

大便多秘結有閱旬日而始思大便者論其原因大抵係腸內之食糜過少尿液呈中性或亞爾加里性酸性嘔吐劇烈時則尤著推其原理則實因血液中之酸類缺乏餘如嘔吐回數之多與尿之分量有莫大之關係一日有達至三四百立方仙迷者薄矮斯氏以尿量爲標準分本病之時期爲三類

第一期　二十四時間內之尿量自一〇〇〇至一五〇〇立方仙迷

第二期　二十四時間內之尿量自五〇〇至九〇〇立方仙迷

第三期　二十四時間內之尿量在五〇〇立方仙迷以下者

觀以上所述之三時期病勢愈達於高度尿量必愈見減少然據此而論亦不得謂爲精確之標準也

罹本病之患者起各種之自覺的症狀即嘔吐嘈囃胃部有膨滿或緊張之感病勢愈增進而營養亦愈障害顏面呈一種汚穢之灰色皮膚乏脂肪筋肉弛緩呼吸困難心

悸亢進胃內發生之瓦斯過多時尤著蓋胃部膨滿之後壓迫橫隔膜於上方肺或心臟之運動被其阻害故心臟愈壓迫於上方脫落培氏之半月狀部愈高因之肝臟或脾臟亦壓迫於上方

除以上所述外病勢增進後起神經症狀皮膚面有蟻走狀之感或有厥冷之感發頭痛症間亦有起胃性眩暈時或起帝答尼其發生之原因則係中毒或組織中之水分減少致呈乾燥現象此時之筋肉往往起痙攣或強直性此種現象起於四肢筋肉者其例甚多而亦有發生於顏面筋肉及軀幹筋肉者其最劇烈者爲知覺喪失陷於昏睡狀態全身起間代性或強直性之筋肉搐搦而其體溫初無一定或上升或在常溫以下

本病患者之起帝答尼症狀則不多見倘不幸而起此症狀對於豫後頗難判決統計上有死之轉歸者約在七十%左右

據以上所述之本病他覺的症狀診斷甚易若欲與其他之疾患（例如亞篤尼巨大胃及胃下垂）相區別則必須就各症之病狀而注意於研究此爲最要

經過及豫後　本病之經過爲時甚久且與原病有關係而亦有不治者例如本病因

癌腫性幽門狹窄而起經過之時間愈久患者之軀體愈衰弱致不免於餓死輕者之治療固易但閱時過久亦頗難達治愈之目的

本病之豫防法人人在所當知研究本病之豫防法則爲一般業醫者之天職對於既罹本病後之患者先宜注重於食養及洗滌療法次則爲電氣療法藥品療法或其他之補助療法行以上之各種療法後而猶或不能見效則須行外科的療法

就豫防法而論急宜豫防亞篤尼症之發生其足以誘起亞篤尼症之各動機則悉宜避去注意於胃之攝養法罹胃潰瘍時則須行根治的療法以防本病之發生

一　食養療法

患本病時之食養療法較之患胃亞篤尼症時其注意尤須嚴密平日之食事宜準據左規則行之

一　每回之食事所食之物不宜過多緣過多則胃之負擔較重症狀必日益加劇

二　每回所食之食物宜少每日食事之回數宜多如每回所食之食物既少而每日食事之回數不加多則反足以阻害一般之營養

三　準以上之二理由而推考之則液質以少飲爲佳蓋以胃臟之吸收水分極少

胃之運動力衰退時所食之各種物品停滯甚久如多飲液體則徒增重胃之負擔而於實際上之營養覺毫無裨益故所食之各種物品宜取其乾燥與患亞篤尼症時之食養相同但本病往往基於幽門狹窄而發生若食過於堅硬之物品不特有勞胃臟而於狹窄之部分亦不易通過故宜常食易於通過幽門之各種物品要之本病患者所宜食之物以富於滋養不含多量之水分而易於消化者爲主要食時須細嚼而後嚥下每回所食之物切忌以多爲貴若爲易於通過幽門部計而投以粥狀物則誤也

四

患者之病勢愈增進煩渴愈甚尿量亦愈少其時應用液質不宜從口腔送入宜從直腸以送入灌腸液質每日二三回灌注二三百瓦之微溫湯（加入食鹽亦可）於腸內呈衰弱之現象則亦宜與滋養品同時注入倘遇特別之事項液質不得從口腔注入則每日之注入量祇可在一立脫耳左右如將米汁茶牛乳或肉羹汁等混合而後注入頗佳若此而猶不能止其煩渴則行胃洗滌法用酒精飲料胃壁能直接吸收故有排出胃內液質之功用斷不宜飲衰弱之患者於食思不振時宜略飲少許之葡萄或赤酒但患加答兒症狀時則不宜飲

固形物品與患亞篤尼症時所食者相同例如肉類鷄卵穀粉或豆類之脫皮者此種物品於食時須細切或研磨之製爲湖泥狀之食物

蛋白質食品中鷄卵以半熟者爲最佳卵黃亦可與赤酒(不可過多)同食所食之肉類中如牛肉須細切煑熟餘如幼鷄肉鳩肉犢牛腦豚肉等亦以細切焙煮者爲佳魚類中如鮭大口魚梭魚等食之亦宜植物性物品中粥爲首麪麭次之要之各種之穀粉調製物品均須煑食軟而未熟之物品決不宜食餘如用牛乳製之穀粉粥(例如以米麥粉或西穀米製成之物)頗佳菠薐草或胡蘿蔔等煮熟後可供食用至蔬豆如研磨而成糊泥狀食物亦可供食用砂糖類於調劑物品時所必需以此物能亢進胃之運動力減少過多之酸故應用頗廣

脂肪之易於消化者在所宜食其中以乳脂爲最佳牛酪次之餘如柯柯阿酪亦佳但食量不宜過多牛酪及柯柯阿酪用於調理食品時頗爲適宜

觀以上所述一般醫者對於本病之患者雖宜行食養療法然患病過久體力日益衰弱狹窄症狀日益增重胃之運動力及吸收力日益減退食思缺損全身之營養日益妨害此時以爲除行滋養品灌腸外覺無他法但用滋養品以灌腸不過防止患者一

時之飢餓斷不能回復全身之營養計惟有令患者靜心安臥以養精蓄銳爾後再食易於消化之各種滋養品以爲恢復營養之地步至用滋養品以灌腸僅乃一時救急(對於衰弱患者)之策更欲爲器官之安靜(例如行外科的療法時)計故暫時行之不得目此爲根本的恢復營養法也灌腸液之處方及種種之說明別有專書故不復述

按除上述外又有所謂皮下營養法行者頗多然其效果不甚顯著故近日之醫學界上賞用此法者甚少

二　器械的療法

器械的療法中莫如胃洗滌於本病療法中爲最主要實行此法者始於胃腸病學大家克斯買烏爾氏此洗滌法應用於亞篤尼性胃擴張之初期獲效甚大行洗滌療法之結果不外如左之所述如實行洗滌療法後能減退胃部負荷之重漸呈安靜之狀態筋肉之緊張力得恢復其常度神經之剌戟症狀亦隨之減輕以後所攝取之各種物品因吸收力之增加而吸收較多醱酵之現象絕不發生食品得免於腐敗各種苦惱之症狀均有治愈之望身心爽快煩渴頓解食思增進大小便正常全身之營養佳

良體力遂從此恢復

洗滌之回數每日一回醱酵現象過甚時則宜一日二回行洗滌之時間以早晨空腹時爲最佳除去夜間停留胃內之宿物使新食之物品易於消化但醱酵現象過甚時又宜於傍晚食事前行洗滌一回此次之洗滌不特有制止醱酵現象之功用并能減少有勞胃臟之作用然其弊之所在往往除去胃內之食物故非醱酵現象劇烈時此法終以不行爲是又此法有行於上午食事前者要之於早晨行胃洗滌一回病勢險惡時於晚間後行胃洗滌一回至患者於睡眠時所宜注意者在務取背臥之位置使食糜易入於腸內

此法已詳述於前茲不復贅在一般醫者所最宜注意者爲洗滌液所應用之洗滌液當隨疾病之輕重而異例如酸過多時宜用加爾爾斯泉鹽(一%至二分之一%)併發下痢症時宜加入同量之炭酸石灰若本病之發生原於潰瘍狹窄宜用一至二%之硝酸銀水或二%之格魯兒鐵水酸減少時宜用一%之食鹽水醱酵過甚時宜用%一(一與千之比)之知諾曹兒或五%之知母兒水餘如撒里矢爾酸等藥品亦多應用

按摩療法實行頗多應用於頑固之便秘則尤有特效排泄宿便而旺盛血行胃症狀因之有輕快之現象食糜易入腸管行此法之時間於食事後一時間為最適當蓋此法能使該器官之血行旺盛以資營養之輸送

欲亢進衰弱胃筋之緊張須行電氣療法用皮面電氣或惠揶累氏之胃內電導子瓦斯發生過多及狹窄症狀過劇時行按摩療法及電氣療法鮮獲良效且行此二法斷難奏效於片刻間必醫者與患者之兩方面均須有耐久性而後可

水治療法應用亦多行全身之冷水摩拭頗佳此等患者若實行此法於夜間就枕時前睡眠自能安靜此外治療法則有局部灌水法等

除以上所述外尚有矯正療法及體操療法等但行之不甚見效故畧之

三　藥品療法

藥品療法之主眼在令患者食物易於通過胃部次則為防遏胃內有異常之醱酵補助食養療法器械的療法等之所不及對於此等目的有種種應用之藥品

欲胃之運動力亢進宜用蕃木鼈越幾斯或其丁幾并宜用亞爾加里劑之粉末與炭酸蒼鉛撒里矢爾酸蒼鉛莨菪越幾斯同時用之則尤易見效鹽酸減少或缺乏時多

有投以鹽酸者。餘如醱酵過甚時。則用列曹爾聖。撒魯兒。結列阿曹篤等。

處方

(一)亢進胃之運動力。增進食品驅逐之處方。參照胃亞篤尼部。

(二)關於醱酵制止之處方。亦有如前章所述。茲試摘錄二三處方於左。

列曹爾聖	二、〇	酒精大黃丁幾	五、〇
單舍利別	二〇、〇	水	一七五、〇

右藥貯於着色瓶內。一日二回服用。

石炭酸	二、五	亞爾答亞根末	適宜

右藥混和爲丸二十五粒。一日三回。每回服一粒。

列曹爾聖	二、〇	哥囉仿謨水	一五〇、〇

右藥混和後。一日三回。每回服一食匙。

其餘之制酵劑。則與種種之藥品同時用之。其中主要之用量如左(一回之量)

一 撒里矢爾酸 〇、五至一、〇

二 撒里矢爾酸(或安息香酸)曹達 一、〇

三　撒魯兒　〇、三

四　撒里矢爾酸蒼鉛　〇、三

五　石炭酸　〇、一至〇、二（大抵製爲丸劑）

六　結列阿曹篤　〇、一至〇、二

此等藥品可與煆性曹達或重曹同時用之。除以上所述外行對症療法時所應用之藥品有多種例如行胃洗滌後仍不能制止其嘔吐則須用藥品如左

處方

嗬囉仿謨　二滴至三滴

右藥與冰片同時嚥下

薄荷腦　一、〇　酒精　二〇、〇

單舍利別　二〇、〇

右藥混和後每一時服一茶匙

三　鹽酸古加乙涅　〇、三　餾水　一〇、〇

硫酸亞篤魯比涅　○、○○三

右藥爲注射料每回之注射量爲上記數之三分之一或注射全量

四　鹽酸莫兒比涅　○、一　餾水　一○、○

右藥爲注射料每回注射一筒或二筒

餘如用古加乙涅爲注射料或內服藥頗見效服阿爾篤忽爾謨亦能有效以上之制酵或鎭嘔藥無甚效力惟斯篤里幾尼涅劑用於此兩症奏效最爲確實蓋此劑實治療本病最良之藥品日本國胃腸病院內所用之處方如左

處方

結晶重曹　九、○　蕃木鼈丁幾　二、○至三、○

餾水　二七○、○

右藥爲一日服用之量分九回服之

患本病時若兼頑固之便秘則須行石鹼灌腸油劑灌腸倔利設林灌腸等以圖便通之順利藥品中所最賞用者係旃那舍利別或加斯加刺撒克刺答

因瘢痕形成而起之本病近日醫者賞用知阿奇那明注射以解離瘢痕組織成效卓

著故排姆斯泰爾克氏及封大薄拉氏等最稱賞此法惠爾累氏亦有治愈之一，例行此注射法時用稍長之針注射知阿奇那明十五%之酒精溶液隔日一回注射於臀筋之部分注射量每回一筒同時行局部按摩然此種療法其果安全無害要不能斷言。

帝答尼之處置法

行以上方法後若不幸而發生帝答尼症狀爲患者利尿進步計從直腸注射牛乳幷投以興奮藥或痲醉藥胃洗滌之有效與否此種問題尚待解決然仍以實行爲是朋紫兒獨氏曾遇一中等之帝答尼患者行胃洗滌後症狀遽呈輕快之現象此患者殆因幽門癌而起本病後復行手術病果痊可故氏遂主張下記之學說在診察患者症狀若須行外科的手術時則速行手術爲佳

信石亦有止痛之功

崔俸奄

余村有張某者。患胃氣疼。業已年餘。按時而發。疼不可忍。病人欲自戕者屢矣。余所配胃疼藥數種。遍試之無效。遂亦束手。繼又思之。此症按時而發。必於腦係有關。然中藥之可能治腦病者。惟信石爲最。惜又太毒。因用少許爲丸數十粒。令彼服之。由漸加多。不半月而病竟愈。余雖不敢謂此症之愈。必係信石之功。然病已年餘。多藥無效。而獨用此而病愈疼止者。似亦不得謂信石與此症爲絕無關係。書曰。若藥弗瞑眩。厥疾弗瘳。是耶否耶。願與諸君共研究之。

脚氣病原因及預防法攝生法大意

江蘇省立第五師範學校校醫　陳邦賢

我校同學自五月一日迄今凡二十日。染脚氣病者。約全數十之一。而以本二甲本一乙較多。原擬以課業餘暇講演脚氣病梗概藉供我同學研究之資料。顧以目疾頓發。力與心違。爰述脚氣病原因及預防法攝生法大意以代講演稿也。

脚氣病古名壅疾。內經名厥。兩漢間名緩風。晉宋呼爲脚中。唐人謂之軟脚病。韓昌黎曰。是疾也。江南之人常常有之。吾國以廣東上海爲甚。揚州地居江北。不圖亦有斯症發見。殆因邇日天氣陰晦。地土卑下。有以致之與。

脚氣之原因果何爲而得乎。舊說謂脚氣係一種水毒。其毒酷厲峻烈。淫血脈則爲痲痺萎弱。溢水道則爲尿少浮腫。下注則膝脚不仁。上奔則冲心悶絕。李東垣曰。（東垣明人發明脾胃之學說）脚氣實由水溼所致。其發必始於夏終於秋。希有涉冬者。（按所謂始於夏終於秋者。非夏季染病秋季始愈。乃自夏至秋皆易染脚氣病也）更有倡脚氣二因之說。一外因自外而感者。以陰寒水溼雨霧之氣。或坐臥溼地。致令溼邪襲人。辱肉筋脈。而凡清溼襲虛。則病始於下。致爲腿足之病。一內因自內而發者。以肥甘過度。酒醴無節。或多食乳酪溼熱等物。致令熱壅下焦。走注足脛。而日漸腫痛。或上連手節者。

若以新說論之。脚氣病由多數末梢神經之變性的炎症而發。爲一種之傳染病。有謂由基於腐敗肉類者。有謂爲青魚科中毒者。有謂爲一種腐敗米含有脚氣毒者。有謂爲地土卑溼而造成者。無論如何。要皆飲食與起居有以致之耳。更有可以爲脚氣原因之研究者。卽身體强壯營養佳良之青年。往往易罹急性脚氣。從事於坐業者較戶外勞動者爲多。罹本病一次者。有屢罹本病之素因。此乃可以參攷者。

脚氣之徵候。以運動及知覺障害。筋肉變性爲主徵。在舊說有乾性、溼性、衝心性三種。不腫者曰乾性。腫者曰溼性。少腹頑痺不仁。三五日後而嘔吐者。曰衝心性。以新說攷之。可分之爲四種。

(一)神經性症。其發作輕而緩徐。往往以感冒胸悶泄瀉爲前驅。未幾卽下肢倦怠。腓腸筋緊張及疼痛。脚部及手指並口圍知覺鈍痲或亡失。下腿畧浮腫。心悸亢進。食思不振。小便減少。大便秘結等症狀。(二)萎縮性症。亦以脚部倦怠。腓腸筋緊張而起。爾後脚部筋肉。漸次陷於萎縮。遂呈內翻馬足之狀。上肢之運動力障害。知覺障害較減輕。於神經性。脈搏及心臟均無異常。浮腫亦微。(三)水腫性症。以脚部萎弱。腓腸部緊張而起。脚部浮腫。漸延於全身之皮下。運動麻痺。與筋肉萎縮之度不强。患者心悸亢進。呼吸促迫。心窩苦悶。小便減少。大便秘結。心臟與脈搏與神經性症無異。(四)急性惡性症。一作心臟性症。多突然而發。以心悸亢進。心窩苦悶。呼吸促迫爲特徵。患者之顏貌呈汚穢蒼白色。煩渴。惡心嘔吐。食思亡失。小便減少。大便秘結。腓腸筋緊張壓之則發疼痛。下肢畧爲浮腫。知覺鈍麻。心臟之廣袤增大。右心室尤甚。四者之中。神經性。萎縮性。卽乾性者也。水腫性卽濕性者也。急性惡性者。卽衝心性也。神經性較輕。萎縮性能使下肢愈後有異常處。急性惡性者。最爲危險。

預防法在節飲食。守清潔。排除一切汚穢之物。行適當之運動。謀正規之便通。既發病。則宜易食豆麥。因麥飯之利。在元盛胃腸運動。赤小豆含蛋白而有利尿之效也。病劇者宜平臥安靜。或施射血。或用下劑。竊更以爲斯病有三禁焉。(一)禁飲酒暴食。因酒能傷害心臟。暴食能遽傷腸胃。增進病勢也。(二)禁熱湯沐浴。因熱湯能增高血液之溫度。影響於心臟及呼吸之運動作用也。(三)禁精神感動。劇烈之精神感動。能催病勢之進行。精神感動之中。而以手淫爲尤甚。宜力戒之。

此篇匆促告成。諸多罣漏。文字工拙。未遑計及。仍有研究原因療法續篇。續印布之。

洄溪老人徐靈胎乾隆間人。博學能文章。嘗作行醫嘆一首。語雖俚。深得個中三昧。見所著洄溪道情錄之以博一粲。

嘆無聊。便學醫。唉人。命關天。此事。難知。救人心。做不。得。謀生。計不讀方書半卷。只記藥味數枚。無論臌膈。風勞。傷寒。瘧痢。一般的。望聞問切說是談。非要入世投機。只打。聽近日。時醫慣用的是。何方。何味。試一。試。偶然得效。倒覺得希奇。試得不。靈。更弄得無主。意。若還死。了。只說。道。藥不。錯。病難。醫。絕多。少單。男獨。女。送多少高。年父。母。拆多。少壯。歲夫。妻。不但分。毫無。罪。還要。藥本酬。儀。問你。居心。何忍。王法。雖不。及。天理實。難欺。若果有。救世。眞心。還望。你。讀書明理。做不。來。寧可。改業。營生。免得陰。誅。冥。罰。

（鈞）

下腹部之腹膜前歇爾尼亞。外觀上不認著變。唯訴下腹部疼痛而已。

嵌頓歇爾尼亞救急處置

在嵌頓歇爾尼亞救急處置之場合。離解歇爾尼亞頸部之組織。單行腸截開術。而奏救命之效。複雜之手術。却有來死者。

嵌頓之股歇爾尼亞

有腸管閉塞之徵。而病原不明之時。必須檢臍部、鼠蹊管、及股管。嵌頓之股歇爾尼亞。觸之有腫脹淋巴腺樣之感。往往有誤診者。

大網之結紮切除

在結紮切除大網。決不可結紮大網膜部分比指大。

歇爾尼亞手術後之血便

於歇爾尼亞手術。切除腸間膜之一部後。有排血便者。是因血塞蔓延於結腸動脈故也。

第二十四章　直腸及肛門

小兒之腸出血

小兒之腸出血。有由直腸茸腫來者。

肺楔狀出血與痔核

肺楔狀出血、急劇發生時。須探痔核之存否。又攝護腺靜脈之血塞。亦有爲其原因者。

腸重積與下血

腸重積有單來少量之下血者。故必須由肛門檢查之。雖生於小腸。由直腸入指檢之。有能觸知者。

粘液便之排出

由患者之自訴。往往有排帶便色之粘液。而稱爲下痢者。該粘液係因糞便滯於直腸內。變爲硬固濃稠。起一種刺戟而來。醫者往往有誤診者。須要注意。

肛門皹裂或潰瘍

排便中或其後暫時間。肛門覺劇灼痛。爲肛門皹裂或潰瘍。該潰瘍有因過小而不能見者。

肛門周圍之溼潤與痔瘻

訴肛門周圍溼潤者。須注意痔瘻之存否。

內痔核之出血療法

直腸上部之內痔核出血。由冷鞣酸水灌注。則可止血。此際須注意該部生有潰瘍與否。

小兒之直腸脫

小兒之直腸脫。有由絆創膏固定法而治愈者。又巴拉芬注入法亦奏效。

痔核手術與局所痲醉法

痔核手術局所痲醉法。先將蘸痲醉藥之綿球。插入於肛門內。以乙號或丙號液。於距肛門緣約一仙米。肛門之前後左右四點。使起皮膚浸潤。此等之點。爲刺入點。將注射針經肛門括約筋之內側。而深刺入。注入藥液。此際須將左示指入於肛門內。以察注射針之尖端。及注射液浸潤之狀態。但經驗家不妨省之。而後注入於肛門周圍之皮下。則五乃至七分時。卽現痲醉作用。

痔核手術前之注意

行痔核手術之前。務攻治其原因。且須注意由肝臟病起障礙於門脈系否。

痔核之姑息療法處方例

茲舉痔核姑息療法二三處方例於左。

(一)格魯兒加爾叟謨　〇、〇五

沃度加爾叟謨　〇、〇一

百露拔爾撒謨　〇、一

怕拉乃夫林(副腎製劑)〇、〇〇〇一

右為坐藥一個

(二)阿片越幾斯　〇、三

次硝酸蒼鉛　二、〇

拉納林　二〇、〇

右用於外痔核

(三)阿片越幾斯　二、〇

古加乙涅　〇、六五

薄荷腦　一、三

亞鉛華軟膏　三〇、〇

右用於內痔核

（四）次硝酸蒼鉛　八、〇

甘汞　二、五

硫酸莫爾比涅　〇、二

倔里設林　八、〇

華攝林　三〇、〇

右用於痔核潰瘍

（五）苦里沙羅賓　〇、〇八

沃度仿謨　〇、〇二

莨菪越幾斯　〇、〇一

柯柯阿脂　二、〇

右爲坐藥一個一日二三個用於出血

痔核之根治手術

根治手術之燒灼法切除法。最爲賞用。不能行手術者。施藥液注入法。

燒灼法

行燒灼法時。於手術前二日。與蓖麻子油。手術前夜。行清潔的灌腸法。上部用滅菌綿紗栓塞。行麻醉法。擴張括約筋。使結節脫出。按法行燒灼法。

手術後處置

手術後。將殺菌綿紗。卷於拇指大之護謨管。其長亦等於拇指。於其上塗布華攝林。而插入於肛門內。護謨管之外端。以大安全針絆之。因其輕壓。可防後出血。血液縱流出於外方。亦容易察覺。腸內瓦斯之放出不痛。浣腸亦便。

手術後排尿困難。將兩足浸於冷水。可見輕快。

切除法

行切除法時。先用下劑灌腸。使腸管爲空虛。手術之際。清洗肛門周圍直腸下部之後。送入殺菌綿紗於直腸內。以防便之漏泄。乘全身麻醉。擴張肛門。用動脈鑷子牽引痔核。使露出。因避糞汁之漏泄。傳染創面之機會。先由前上方起始。次及於側方。最後於後下方皮膚粘膜之境界。以刀將粘膜環狀剝離。於其上緣。將血管結紮。而切除粘膜。以絹絲縫合。其先插入之綿紗。手術終交換新者。半遺於外部。縫合絲端。亦約遺一寸餘。術後七日乃至十日拔去之（北川博士之法）

痔核注入藥

痔核注入藥。用石炭酸倔里設林。（一與三或一與五之比例）即於核之周圍塗華攝林向核之中心。注入該藥。但用二三回。效果不十分顯著。近時三輪博士注入過酸化水素液於結節內。頗見成績。今尙在實驗中云。

第二十五章　腎臟及輸尿管

尿沈渣與結石

由尿沈渣中之結晶種類。不能斷定石之有無及其種類。唯於沈渣中檢出正規之奇司欽結晶。且有結石之臨牀徵候存在。則可推定爲腎臟之奇斯欽結石。

血尿與出血部位

有排血尿者。依其發現之情形。可略推知其出血之部位。概準左表定之。

出血部位	色	赤血球之變化	凝血塊之形狀	發現狀態

尿道	鮮紅	不變	不正塊或桿狀	由尿道前部不斷流出後部始終血尿
膀胱	褐色或暗紅	少變	不正塊狀	初尿色尋常中淡紅最後濃紅或純血
腎臟 腎盂輸尿管	褪紅	有變崩壞	細長如蚯蚓血液圓壔	尿中平等混合

腎石之診斷

腎石之診斷。血尿爲重要之徵候。通常其量不多。時有一見透明。而由鏡檢之。始得證明赤血球或其痕跡者。故有此病之疑者。必連續檢尿數日間。

酸性尿中之血球崩壞

強度酸性尿中赤血球崩壞。而鏡檢上呈無晶形物之觀。如更欲詳檢之。須行血液之化學的檢查。

血液之檢出法

將可檢液十立方仙米。入於試驗管。加九十%酒精十立方仙米。更加哥囉仿謨五立方仙米。輕振盪之。加新製之五%癒瘡木丁幾十乃至二十滴次滴加含有阿宗之的列並底油十乃至二十滴。則沈降於試驗管底之哥囉仿謨或全液。從血色素

厄米汀𦵏𦈚鹽治阿米巴赤痢之實驗談

葉蘧伯

孫姓男。二十八歲。患便血三年。屢延中西各醫診視。迄無起色。今夏益劇。形容枯槁。顏面蒼白。就治於余。余初投以蘆薈鐵丸無效。改用麥角越鉛糖單寧酸等止血劑。亦無效。繼乃照治痢疾法。與以甘汞蓖麻油次硝蒼阿片諸藥。仍如石投水。每日必大便五六次。便中或少混血液。或純爲血水。飲食日減。脈搏細弱無力。因思如係觴出血。或慢性腸加答兒。則服上列諸藥。縱不卽全治。亦應頓挫其勢。今乃頑痼若此。或爲阿米巴赤痢歟。細詢患者前曾患痢疾否。對以三年前曾罹之。治愈後十餘日。卽得是疾。余乃恍然所料之非差。遂給以厄米汀𦵏𦈚鹽四粒。先囑其一日試服二次。每次一粒。二日分服。初服一粒後。一小時許。覺頭目暈眩。胃中煩燥欲吐。經一二時而止。是日便中卽未見血。乃於夜間就寢時更服一粒。服後卽臥。因未感何等之困苦。次日大便僅二次。血液全無。仍早晚照法各服一粒。至第三日。遂完全收功。繼服散拿吐瑾首穀藥片等滋養劑。今已兩月餘未發。三年來百醫束手之痼疾。竟獲此四粒厄米汀𦵏𦈚鹽而慶更生。曩日憔悴容顏。今已轉爲紅潤之色。豐腴之貌。其效果之神奇。實匪初意所逆料。從此患阿米巴赤痢者。獲此藥當可無憂。以與鹽規之治瘧疾。六〇六之治梅毒。皆可永立不敗之地位矣。後有羅姓女患痢二月。屢治不瘳。余亦疑其爲阿米巴痢。投以此藥三粒而全治。故特表而出之。以告世之留心醫術者。

腸窒扶斯灌腸療法

邯鄲郭雲霄

有對腸窒扶斯病者。每日加五〇、〇古魯叩司(Glncose)或甘蔗。於一里得兒之溫水內。行灌腸之法。甚稱揚之。灌注此液於腸內時。溫度須在攝氏四十度乃至五十度。每一分時約六十滴。須要三時間或四時間。有心臟衰弱之症狀時。右液內再加盆庇乃福林。(Epinephrin按此藥乃副腎製劑功效與亞篤列那林略同)發譫妄者。加抱水格魯拉兒。併發膽囊症者。加烏羅篤魯必涅。此法較冷水浴療法。甚易施行。而其效果。亦較冷水浴爲優。腸窒扶斯之經過。大爲短縮。又無不幸之併發症。腸出血時。禁用此法。俟出血止後。再施行之。

肺炎之療法

肺炎之熱度甚高。用藥物無效。且呼吸疾速。脈搏充實。發譫語等徵時。貼乾角於一側之肺或兩側之肺之基底部。以瀉出三〇、〇乃至六〇、〇之血液。此法近人甚稱揚之。據巴爾謀氏謂由刺絡疼痛急速輕快。呼吸變爲緩徐。熱度下降。患者亦能安眠云。

拙廬雜鈔

癌之研究

甯宗麟

癌之爲物。在近世醫學界。猶爲未闢之荒土。其性質病因。與夫治療之方法。雖經幾多碩士之苦心研究。而卒無確實之決定。最近法國醫學家斯噉阿旦氏研究癌之性質。發明奇異可驚之學說。使其說非妄。誠可謂開病理學上未開之混沌。氏以細菌學家著名。據其頻年研究之結果。斷定癌爲黴菌病。夫癌之是否原於人體血液中之寄生物。久爲全世界病理學上未決之問題。此說之果否可信。尙待該國醫學院之評定。惟氏則已自信爲確實不誤。其言曰。人體之癌。由於存在血液中之一種寄生物。卽黴菌是也。此黴菌爲不絕變化其形狀之屬。其初狀似膠質物之軟塊。有一種柔軟之根或核。緣缺刻形。用顯微鏡察其成長。或如五瓣花。或如刀柄。或如丑字形。使周圍之狀態適宜。成長至爲迅速。其後成爲狀如有外皮之腫物。根或核漸次脫離腫物狀物質而破裂。成數多之新黴菌。各新黴菌再以急速力爲同一之繁殖。此黴菌之外皮有堅强之抵抗力。一旦成長。卽入患者血液中。於是外皮驟破。侵食患者血液中之窒化物。氏又以此種黴菌。亦有棲息於未見患癌之血液中者。故現今醫士診斷病人。尙不易知其人之是否患癌。欲就黴菌之有無而判斷其病症。不能不望之於將來醫學之進步也。

癌之血精治療法

美國伊古納細亞斯大學化學教授巴瓦埃士氏。及牧師羅裁的氏。發明癌之血精治療法。二氏先謂癌實與痘瘡。及實扶垤亞等同爲傳播於血液之病。因取其黴菌爲培養之試驗。不幸歸於失敗。然因此發見驅除在血液中癌之黴菌之注射藥。據各處醫師之報告。用此藥注射於病人。能立刻奏功。惟僅能用於身體外部之癌腫。若胃癌腸癌等在身體內部者。尚不能奏效也。

電氣寬醉法之發明

最近德國醫學家奈格修密德。發明以電代藥劑之寬醉方法。所用之電流。係特殊之交流電流。詳細方法。尚未發表。而其效果甚著。通此電於患者。需施手術之局部。則電氣僅通過其局部。決不傳播於全身。電氣通過之處。但使其觸覺寬醉。痛覺與溫覺均非全失。而切開其部分之時。刀所觸之感覺。雖及於患者。然絕不知痛。此寬醉作用。惟通電流之間有之。電流一去。則其作用立卽消滅。

消滅道路揚塵之良法

消滅道路灰塵。俾不上揚。其法甚多。然所費過大。均不合於實用。德國最近發明一廉價之新法。頗有效果。其法取製造紙料之亞硫酸工場中汚水之沈澱物。用灑水車撒於路上。隔一二星期一次。七八次後道路卽略具彈力性。灰塵永不上揚。因此物含有膠蠟樹脂等質。故能奏效如是。又用製糖公司及炭酸亞摩尼公司等汚水沉澱物。效果亦同。惟此等汚水皆有惡臭。且含有硫黃。有害樹木。必設法去其惡臭及硫黃。乃可用耳。

鼻孔呼吸藥

人之精神不足者。每靜坐閱書至時久。輒目眩身疲。作瞌睡狀。雖書中有佳句美辭。亦不知味。以致中途輟讀棄書就臥。其過目之頁。不免疎忽。無得此吾人常事也。他若工人之動作。男女學生之誦書。其體質孱弱者。亦時有中輟之弊。故光陰之虛度。在所不免。近年美人有鑒於此。特剏鼻孔呼吸藥一種。能使人終日閱書不倦。且能治傷風咳嗽喉癢哮喘諸症。屢奏奇效。歐洲各國亦有倣造因製此物而致富者。已指不勝屈。初盛行於醫家病院。今則無疾之人及書生勤讀者。亦樂其奇而購之。大小居戶之備是物者。已十有其七矣。

肉體外組織之營養

美國外科醫學家嘉賚爾氏。數年前嘗自動物之肉體切斷組織之一部分研究養於肉體外之方法。現在試驗已有成效。其所試驗者。由雞雛中割取之心臟肝臟及筋肉之一部分。養於氏秘製之一種營養液中。除心臟外。其餘皆因手法不完全。未幾而死。心臟則生存至百二十日。其養於營養液中。每隔四五日。須自液中取出。洗以蒸溜水。再浸於新營養液中。據其試驗。心臟之鼓動雖多不整。然與普通生活之心臟無甚差別。此方法之最堪注意者。爲營養液之成分及洗浸之方法。他人尚未能明也。

散布病菌之蚊蟲

傳染瘧疾及黃熱病之蚊蟲。與其他蚊類。有何區別。傳病時之途術若何。解剖而研究之。頗有裨於醫學也。夫蚊之種類甚繁。非盡嗜血者。嗜血之蚊。亦非盡能傳病者。大多數之蚊類。皆賴花蜜養生。食蜜者爲雄蚊。較雌者多十倍。而蚊中爲疾病之媒介者。祇爲少數之一種。其後足頗長。止息之際。其體斜插壁間。與平面適成四十五度之正角。尋常之蚊。皆與平面平行。最易識別。且傳病之蚊。必昏夜始出。飛行至遠不過一百呎。

然亦非生而卽爲人害者。必刺螫病人後。始成傳病之媒介。患病者血液均含微菌。蚊蟲刺螫時隨血吸入胃中。藉胃液以滋生。漸漸充溢。侵入涎腺。及刺螫他人則微菌隨涎外洩入人血液。而病源種矣。蓋蚊蟲吮血時。一面吸收。一面洩出其涎使血變淡故也。

手與微菌

試以五六百倍之顯微鏡檢查吾人之手。則無不見有種種之細菌附著者。或謂苟十分洗滌則細菌自可消除。不知任以如何方法洗滌。而某種之微菌。仍有依然存在不能消除者。此最近美國肯明博士之說也。據肯明博士言。在多數細菌之中。如窒扶斯菌者。卽爲不易消除之一種。世人皆謂以熱水或酒精洗滌。則微菌自能除去。實屬大誤。有某醫士者。博士諗知之友人也。嘗於診察窒扶斯患者之後。以純正之酒精十分洗滌其手。博士更以顯微鏡檢察其指。則確有生存活動之微菌附着其上。博士經此正確之實驗。以警告於世。衛生上遂起非常之驚愕。博士又就窒扶斯菌危險之事實。述如次之證據。卽昨年九月以新鮮之肉汁。蓄於陶器製之壺內。以附着窒扶斯菌之手。略略染指。露置於空氣中。至翌日取其肉汁之一滴。以鏡檢之。則一滴之內。其窒扶斯菌已繁殖至一萬五千五百有餘。由是以觀。則我人之手。對於我人之生命。其危險爲何如哉。

虎列刺新研究

德國醫學家蓋爾布開氏。爲久居印度研究虎列刺疫之人。據謂虎列刺之黴菌。好潛伏於魚類及魚卵。卽吾人未嘗食此魚類及魚卵。而洗滌烹調之際。沾於吾人手上。或附近之食器而入口中。亦有生疫之患。虎列刺疫夏末秋初流行最盛之故。因此時河水旱乾。流勢緩弱。魚類均向上流。其排泄物與無數之黴菌盡放入河中。且由地中流入於井。故大雨之後。虎列刺疫之勢。可以稍止。因雨水流入河中。魚卵及排泄物皆奔放於海也。惟此時有黴菌之魚類。常潛伏河岸穴中。出穴以後。又漸散其黴菌。則虎列刺疫仍復流行。又據黴菌學研究家品撒尼氏之研究。牡蠣中有無數之虎列刺菌。然此菌無害於牡蠣。氏嘗置諸蒸溜水中而行實驗。至十二日後。其黴菌尚能生存於牡蠣之中。更將他之生牡蠣置於空氣中。至十六日。此黴菌亦能生存。據此研究。知虎列刺菌常潛伏於水生動物中。而時時向陸上侵襲者也。

公衆洗浴所之黴菌消除法

公共洗浴所之池內。黴菌之來原頗多。居民日往就浴。最易遘疾。甚可慮也。衛生家特施消防之法。考得海水一經電化。有消滅水中黴菌之作用。如蓄水池內貯水八萬五千伽倫。(每伽倫合華量六升一合四勺)和電化海水三十伽倫。則池中之水。清潔可歷三四日。不至染有黴菌。若浴池中存水約十萬伽倫。日經三百八十人就浴。則每當立方糎水內。每日黴菌之增加率。約如五百與三十四萬二千之比。由上二例觀之。可知公共洗浴所。最易發生黴菌。必須如法消除。況電化海水。每一千伽倫價不過美金十元。欲使地方人民受其實惠。不可惜此公費也。

肺結核說

萬鈞

結核症為一種之慢性細菌性傳染病。解剖上之特異點。為形成結核。患部生硬塊。詳言之。由細胞羣簇而成之一種小結節。發生於病毒侵入竈也。夫結核症之蔓延甚廣。人類患是症而死者甚多。約占全死亡數之七分之一。且不特人類。即各種之哺乳動物、(例如牛、家兎、猫、犬、鼠等)鳥類(例如鷄、鳩、)其發生結核之原因、係桿菌性狀與人類之結核相異、病變大抵在腹腔內臟、)及冷血動物。(例如魚類、爬蟲類其發生結核之原因、係桿狀菌、起結節狀病變本菌可、目為哺乳動物結核菌之變體、)亦易感染。

但人類之罹結核症者。骨及關節之結核症。約占百分之四十。外表淋巴腺之結核症。約占百分之三十五。肺臟結核症。約占百分之十又六。腸結核症。約占百分之三。皮膚結核症。約占百分之二又六。中樞神經結核症。生殖器結核症。約占千分之五。腎臟結核症。約占千分之四。今試就肺臟結核症而粗論之。

肺臟結核症之發生。原於結核菌。此菌爲細長之桿菌。一千八百八十二年古弗氏發見之。長約一、五至四米庫倫(卽一密里邁當千分之一)其粗大隨發生之動物而異。全體彎曲。可用石炭酸富庫興或古勞氏法染色之。既染色之細菌。作用以酸。不易脫色。本菌於液性或固形培養基(曾加入血清或倔利設林者)內。徐徐發育。形成白色鱗片狀或線狀之絮片。雖不形成特別之芽胞。對於各種之影響。有强大之抵抗力。但二十八度以下、四十八度以上。發育靜止。遇日光卽行死滅。其侵入門爲氣道。然亦有自消化系、秘尿生殖系或皮膚損傷、潰瘍而侵入者。但病變之發生。均自侵入局部爲始。

欲脫除此有害成分。除沐浴外無他法。夫普通之溫浴。不特有消極的效果。幷有扶助血液循環、敏活神經機能之積極的效力。往昔希臘及羅馬之兵士及修練劍道之人。以溫沐爲日課之一。篤信溫浴能增進健康強壯筋骨也。

各種疾病之原因。不關於水之用途者甚少。大抵與不潔之空氣、光線之缺乏。互相關聯。爲傳染病流行之媒介。倫敦東端之貧民市街。卽其實例。蓋彼等羣居一所。呼吸不潔之空氣。室內無光線之射映。日日力役。而浴於溫湯內者。一年中僅數次而已。該部落之常有傳染病。職是故耳。

貧民之怠於沐浴。猶爲可恕。若夫中產以上之人。對於沐浴。亦等閑視之。殊堪怪也。世間之人。有以水浴爲足以清潔身體者。有以浴於狹小之盥內、爲足以持續健康者。究其實。則二者均不得謂完全之沐浴。何則。蓋前者不盡力於剔除汚垢。後者因水量不足。亦不能剔除汚垢也。如浴於廣大之浴槽內。苟怠於摩擦身體。僅僅去汗脫垢。亦不得謂爲完全之沐浴。故爲增進健康計而沐浴。不特須浴於多量之溫湯內。且須用石鹼摩擦身體。如是則潛藏於氣孔內之滲出物。亦克除去。非徒除去皮膚表面之汚垢已也。又行海水浴。須在下水之下流。無不潔之水分。方有益於健康。今日黴菌學日益進步。關於傳染病之原因。日益發明。沐浴一事。遂爲保持健康不可缺之要項焉。

茶館戲園與衞生德育之關係

人於茶館戲園。均不宜涉足其間。夜間尤甚。何則。因與德育上衞生上有莫大之關係也。夫多人叢集之所。空氣易於變敗。若攜發育不完全之兒女。遊賞其間。不特爲種種疾病之原因。且受過度之刺戟。睡眠不足。聽淫猥之語。睹邪僻之態。德育上與衞生上均當嚴禁。不特此也。食菓物則有害腸胃。徹夜不眠。則使用頭腦過度。受種種之惡影響。爲父兄者。其三致意焉。

生物之生命

諺曰。命爲吾人神聖不可侵犯之物。人死之後。萬事皆休。故吾人不可無生命。然人生於世。苟身體薄弱。不足效力於社會。反不如不生之爲愈。故吾人生於世間。以身體健康爲第一義。凡無病、息災、圓滿、長壽。實爲人生最要之事項。通稱之衞生學。無非爲吾人謀健康之法。就西洋而論。長壽者亦多。英國某地有名勞烏特者。享壽二百十歲。德國某地有名德買斯者。享年二百又七歲。不特此也。伯爾西都城。千八百七十三年調查人口之時。發見一老人。已一百七十八歲。其子孫統有二百又四人。此皆顯著之事。

非虛語也。日本明治二十年十月三十。調查人口。四千萬中。達百歲以上者。九十九人。其中年齡最大者。乃百零六歲。統有二人。以上所述。乃享年較久之人。然亦有生後卽行死亡者。故人類之中。長壽者有之。夭壽者亦有之。但長生一事。乃人人所希望。然則果如何而始能長生乎。研究之法。但在人體。尙不得謂之完全。必須將人體與生物互相比較而後可。夫生物中之動物。其壽命長短無定。長者如千年之鶴。萬年之龜。短者如朝生夕死之蜉蝣。然則人類及他種之動物。壽命長短之不一。其理由果安在哉。古昔之人。便有研究是理者。據某氏之說。體軀偉大之人。易享長壽。不觀夫木類乎。生存數千年之木。爲世人所共知。蓋木有歲輪。每年必生長一輪。檢查輪數。便可推知其生長之年數。動物中之鯨亦然。生存至數百年之久。象之生活。確在二百年以上。鯉之生存。亦在二百年以上。此外如馬。壽則四五十年。鼠則六年。昆蟲類不過數週之久。由是觀之。體軀偉大者之克享長壽。蓋可知矣。細按之是又不然。獅子之壽命。不過三十五年。猪之壽命。不過二十五年。猫、蛙、海老等之生存。僅二十年。羊則十年。狐則十四年。兎六十四年。栗鼠及他種之鼠均六年。試將海老與猫、豕相比較。其大小奚啻十倍。而生存之年數則同。徵諸此等之事實。生物壽命之久暫。不係乎體軀之偉大與否。抑亦明甚。不特此也。鳥類之中。亦有生存甚久者。伊太利之突因蒲隆鳥。捕養之後。歷百十八年而未死。其未捕捉之前。生存若干年。未克推知。合計不下百數十年。生存不可謂不久矣。小鳥之中。生存甚暫者亦有之。鶯類自十二年至十八年。金絲雀等亦然。杜鵑三十二年。要之。生物壽命之長短。不係乎體軀之大小。觀此而益信。世之學者。又謂生活機能繁盛之動物。大抵早死。細考之。此說實不確實。蓋體溫極高之鳥類。生活機能頗盛。生存之時期。未必盡短。體溫極低之蛙、蛇。生活機能極衰。生存之時期。未必盡長也。

除上述外。又有謂動物壽命之長短。與成熟期之長短有密切之關係。爲一般學者所深信。細考之。亦不足據。夫所謂成熟期。指體軀成長完全而言。然則動物體軀之成長與否。果何由而知之乎。約言之。軟骨變而爲硬骨。乃體軀成長之確證。動物之生存時期。約爲成熟期之五倍。此說乃法國弗洛拉氏所唱導。人類之成熟期。約二十歲。其五倍數適爲百歲。此乃人類之生存時期。按之事實。不克符合。蓋人類至五十六十。即行慶祝。至七十則謂之古稀。由此以觀。達百歲者。非普通之事。抑亦明矣。又就他之動物而研究之。馬生後四年。軟骨已全化爲硬骨。由上之說。生存期僅二十年而已。抑知馬之生存。達四十年者有之。達五十年者又有之。然則動物之壽命。與成熟期無直接之關係可知。其他如柳蟲食木三年。始克成熟。成蟲之後。歷一月而卽行死亡。又蠶成熟而化爲蝶後。具生活之機能。未幾卽行死亡。是皆反駁上說之實例也。然則動物生命之長短。果何由而起乎。經數多之研究。始知人（他種之動物亦然）之壽命。與生殖保續之難易。有密接之關係。生殖保續者何。卽養子續嗣、使種族不至斷絕之機能也。據達爲依氏等之研究觀之。世間生物之數。實有一定。不論何種之動物。此方日益增殖。彼方必日益衰滅。例如日本之人口。次第增加。法蘭西之人口。漸漸減少。就我國一國而論。人口之增殖與消滅。隨地而異。職是之故。世界生物之數。實無過大之增減也。果如上說。雌雄之生體相合。復生一生體。依次連續。尙不至十分增加。不然。則繁殖日盛。茫茫宇宙。恐不能容此多數之生體。例如鰊之子數。非常繁多。計算之。約四萬七千。此四萬七千之卵子。假使各各生長。半分爲雌。半分爲雄。則有鰊二萬三千五百。此二萬三千五百之鰊。每鰊生二萬三千五百。至孫代已達五億五千一百零五萬。至玄孫則非普通之數所能計算矣。經數年之後。竊恐世界之海。將爲如許之鰊所充塞。實際上鰊之繁殖。大異乎是。他種之生物亦然。然則生物之不能繁殖。果何故乎。蓋生物之生存上。有種種之不良影響。或係食物之不足。或係溫度之過高。或係溼氣之過多或過少。其他如傳染病寄生蟲等。均有種種之害及於生物。故各種之生物。子卵之數雖多。仍不克十分繁殖。余好釣魚。今歲捕得數多之魚。諒明歲必加倍之。豈知經二三年後。所捕得之魚。不特不見增多。反形減少。此余所屢屢實驗者也。由是考之。夫婦二人。平均生男女各一。似爲確實之事。產生兒女之難易。與生命有莫大之關係。卽產生兒女甚易之人。壽命較短。產生兒女甚難之人。壽命較長。惠依士麥復精密研究之。而知生物之壽命。與生殖相終始。既達生殖之目的。壽命卽由是而終。例如蜉蝣。交尾產卵之後。便行死亡。非明證乎。就同一種類之物論之。野獸與家畜相比較。家畜之生命較短。例如猪之與豚。猪有二十五年之壽命。而豚則僅有二十年之壽命。蓋一則受人之餵養。得食較易。產子亦早也。又將家雞與野鷄相比較。野鷄之壽命較長。若夫人類。婦人之生殖時期。在二十歲與四十歲之間。既達四十歲。生殖之目的已達。自外表觀之。一若雖死亦無妨者。豈知四十歲上下所產之子女。必須受父母二十年或二十五年之保養。若產後卽行死亡。子女焉能自立。仍不克達生殖之目的。世間之人。至六十或八十歲始行衰老者。職是故耳。由是而論。人類之壽命。約有百年。豈虛語哉。

女子之運動

女子之適當運動甚少。以女子與男子相比較。女子之身體。足以妨害運動之處頗多。頭顏及足是也。就學校之體操而論。女子頭部之髻。倒懸於頸。體操則有凟亂之虞。兩足均小。體操則非常困頓。天氣清朗之日。若爲戶外之體操。顏面便爲日光所困。衣服則過事寬大。亦爲不適運動之一端。况婦人有育兒之義務。幷司家內之事。不能時時外出。且外出之時。必須更易衣服。有種種之裝飾。是亦不適運動之一大原因也。通俗稱女子曰閨秀。卽女子常處深閨之意。又稱妻君曰內子。卽婦人常居家內之意。要而言之。女子與男子相比較。適當之運動甚少。吾願世之學者。精密研究。發明女子之適當運動也。

生徒之懲罰

罰之一事。以矯正不端之行爲、不良之性質。處罰若失之過酷。不特誘起生徒之反抗心。不能達其目的。且足以害生徒之健康。故爲敎師者。平素懲罰生徒。必須權衡適當。深知處罰濫用之有害無功。不任一已之私情。平心靜氣。一切之處罰方法。悉本諸慈愛心。以期生徒之悔悟。遇有不得已之情狀。必須熟察兒童心身之狀况。加以適當之處罰。尙不至傷害健康。方可行之。蓋具不良性癖之小兒中。精神狀態之不健康者頗多。加於此等小兒之懲罰。若與健康之小兒相同。其有害小兒之健康。不待智者而知之矣。歐洲小學校之生徒。因受教師之懲罰而自殺者。職是故耳。故遇恐怖心甚强之兒童。校長或教員。不可於面前叱責之。又乘怒而揮之以拳。不特卑汚自己之品位。且爲消失威信之基。此時之兒童。頭部或耳部。被其打擊。發頭痛耳鳴等症者有之。由是而論。善保威信之教員。雖未加手於生徒。已足折服生徒之心。生徒之從順。自無待言。苟逢不得不加體罰之事。則用柔滑之棒。擊皮下透見血管之處。此棒不可有角。及尖銳之處。亦不可過於堅硬。以鈍器爲最佳。

又令生徒起立時。六歲之兒。不得過十分鐘。較大之生徒。亦不得過一時。起立之處。不可在通風過烈之地。

罰作課業。不得過全日作業時間之限界。

抑止自由。不可於休憩時行之。精神過勞後之休憩中。尤宜戒絕。

疾病之多寡與土地之關係

法律上之八種傳染病。大抵多流行於平坦之地。而不蔓延於高燥之地。流行病學者

初月樓古文緒論

桂林呂璜月滄錄
無錫萬鈞叔豪註

道光戊子、吳仲倫（吳德旋字仲倫宜興人諸生以古文鳴與惲子居呂月滄以文相砥鏃詩亦高澹絕俗有初月樓集）先生館於鄞、十二月、將返宜興、過杭而璜（呂璜字月滄廣西桂林人嘉慶進士歷官浙江著有月滄文集）遮留爲住叢桂山房凡二十餘日、所親承口講指畫、恐其久而忘也、條記之如左、

作文立志要高。北宋大家（北宋大家如柳開字仲塗著有河東集十五卷王禹偁字元之著有五代史闕文一卷小畜集三十卷外集七卷穆修字伯長著有穆參軍集三卷范仲淹字希文謚文正著有范文正集二十卷詩傳二卷司馬光字君實謚文正著有治資通鑑二百九十四卷考異三十卷目錄三十卷傳家集八十卷家範十卷稽古傳二十卷涑水紀聞十六卷曾鞏字子固著有元豐類稿五十卷隆平集二十卷歐陽修字永叔蘇洵字明允蘇軾字子瞻蘇轍字子由王安石字介甫俱詳後注黃庭堅字魯直著有山谷全集七十卷）雖不可以不學。然志僅及此。則成就必小矣。史漢（史記及漢書也）及唐人。須常在意中也。

古文之體。忌小說、（漢書小說家者流蓋出於稗官街談巷語道聽塗說者之所造也）忌語錄、（宋儒講學門弟子記其言論之書也如上蔡語錄大抵以白話敘述別爲一格。）忌詩話。（評論詩句或記載詩人故實之書也）忌時文、（對於古文而言謂應試之文也又八股文亦爲之時文）忌尺牘。此五者不去非古文也。

國初汪堯峰文。（汪琬字苕文號堯峰又號鈍庵工古文辭根柢六經出入廬陵震川間著有堯峰文鈔五十卷）非同時諸家所及。然詩

話尺牘氣尚未去淨。至方望溪乃盡淨耳。方苞字靈臯號望溪康熙間坐戴名世南山集事下獄後官至禮部侍郎論學以宋儒爲宗皆推衍程朱之學尤注力於春秋三禮文學韓歐嚴於義法凡所涉筆皆有六籍之精華爲桐城派之初祖著有望溪集八卷詩賦字雖不可有。但當分別言之。如漢賦字句。何嘗不可用。惟六朝綺靡。吳東晉宋齊梁陳相繼都建康是爲六朝自東晉以來文詞日趨綺靡以排偶聲調爲尚世稱其體爲六朝文乃不可也。正史字句。正史謂史記漢書等紀傳體之史亦自可用。如世說新語等太雋者。世說新語凡三卷宋臨川王劉義慶撰梁劉孝標註其書取漢至晉軼事瑣語分爲三十八門敘述名雋爲清言之淵藪標所徵引賅博多所糾正與三國志注水經注同爲考證家所取才則近乎小說矣。公牘字句。亦不可闌入者。此等處、辨之須細須審。文章自當從艱難入手。卻不可有艱澀之態。作文豈可廢雕琢。但須自清雕琢耳。功夫成就之後。信筆寫出。無一字一句喫力。卻無一字一句率易。清氣澄澈中。自然古雅有風采。乃是一家數也。

章有章法。句有句法。字有字法。到純熟後。縱筆所如。無非法者。

昌黎謂聲之長短高下皆宜。唐韓愈字退之由進士第累官刑部侍郎在朝鯁直無忌時憲宗迎佛骨愈上表極諫貶潮州刺史除鱷魚患尋改袁州召拜國子祭酒轉吏部侍郎卒贈禮部尚書諡曰文愈於六經百家靡不通貫其文深探本原宏深奧衍後世學者宗之其先世居昌黎宋元豐中因追封爲昌黎伯故世稱韓昌黎著有昌黎文集四十卷須善會之。有作一句不甚分明。必三兩句乃明。而古雅者。亦有鍊數句爲一

句乃覺簡古者總之不可不疏

古文辭類纂（清姚鼐編共七十五卷分論辨序跋奏議書說贈序詔令傳狀碑誌雜記箴銘頌贊辭賦哀祭之十三類每類各爲序目言文體之源流所選錄各家之文亦最謹嚴古文之有桐城派實自此開之也）其啟發後人全在圈點有連圈多而題下只一圈兩圈者有全無連圈而題下乃三圈者正須從此領其妙處末學不解此旨好貪連圈而不知文品之高乃在通篇之古淡而不必有可圈之句知此則於文思過半矣

淡非淺薄之謂淺薄則人人能之正爲文所當戒者也文章之道剛柔相濟史記及韓文（史記漢司馬遷撰凡百三十卷起黃帝迄漢武爲十二紀以序帝王十年表以貫歲月八書以紀政事三十世家以敘公侯七十列傳以志士庶遷歿後缺其十卷元成間褚少孫補之　韓文韓愈之文也）其兩三句一頓似斷不斷之處極多要有灝氣潛行雖陵峻亦寓綿邈且自然恰好所以爲風神絕世也

唐人以五律爲四十賢人不可有一字帶屠沽氣古文亦然通篇容不得一字屠沽然而知此者鮮矣能辨其是否屠沽亦不易矣眞作家所以少也

不受八家牢籠（八家即唐之韓愈柳宗元宋之歐陽修蘇洵蘇軾蘇轍曾鞏王安石也自明茅坤編唐宋八大家文鈔一百六十四卷始有此稱）安得有此

才分。但於八家範圍中有所以表異之處。如姚惜抱所云。（清姚鼐字姬傳桐城人乾隆間由進士官至禮部郎中精研經學又能破除漢宋門戶之見工書長於古文名滿天下所選古文辭類纂學者多奉爲圭臬以其齋名惜抱軒故學者稱爲惜抱先生著有九經說三傳補注及惜抱軒文集等。）尋求昌黎未竟之緒而引申之。則途轍自正。各就其才而可幾於成

戚鶴泉（清戚學標字鶴泉祖父亦庄工詩法宗少陵學標幼承家學長於詩尤善音律著有漢學諧聲二十四卷及詩文集）謂古文不可有古文氣。其說非也。前明多誤於此論。故自震川而外。（清歸有光字熙甫號震川明崑山人九歲能文弱冠通經史諸書嘉靖成進士古文爲有明一代大家著有震川文集三十卷別集十卷三吳水利錄四卷）鮮有成就者。

姚子壽謂文忌爽。（清姚椿字子壽一字春木自號樗寮生穎資絕人十歲許卽通聲律著有通藝閣詩錄八卷續錄八卷和陶詩三卷晚學齋文錄十二卷）亦非也。孟子乃文章之最爽者。（孟子戰國鄒人名軻受學於子思之弟子著孟子七篇其說尊王賤覇重仁義輕功利倡性善之說謂人皆可以爲堯舜後世稱爲亞聖言亞於孔子也）史記戰國策亦然。（戰國策漢劉向裒合先秦諸人所記戰國時事幷爲一編又名長短句亦稱國策太史公作史記多採其文）西漢初年文章之高。猶有周秦氣。亦正以其爽耳。武帝以後。則文太做作矣。

文章不可不放膽做。

作文遇好題目。自易動人。然此乃偶然湊手。非已所能主張。惟有相題行文。還他質。而不俚是能自主者。亦不必刻意求奇。往往通篇只可單點。卻是好文章。便可入集。若無可寄慨而必要感慨。無可援引而必要

援引反支離矣（只可單點卻是好文章讀姚惜抱文能知之厚齋陳增注）。

不得已應酬之作則入集時必去之。如震川集中壽文。已有可以不存者。公牘而入於書中亦少揀擇。小簡則尤不必入集也。（應酬之作難得佳文厚齋注）

上等之資從韓入。中資從柳王（王卽介甫見後）二家入。（唐柳宗元字子厚少精敏絕倫文章卓偉由進士中博學宏詞科擢監察御史坐王叔文黨貶永州司馬徙柳州刺史爲文益進與韓愈齊名著有柳州文集）庶幾文品可以峻。文筆可以古。人皆喜學歐（宋歐陽修字永叔四歲失怙母教之學舉進士甲科爲諫官以論事切實出知滁州自號醉翁後拜翰林學士參知政事與王安石不合以太子少師致仕自號六一居士修博極群書得昌黎遺稿苦心探索遂以文章冠天下卒諡文忠著有新唐書二百五十卷五代史一百五十卷文忠集一百五十三卷。六一詩話一卷洛陽牡丹記一卷歸田錄二卷集古錄十卷明嘉靖中從祀孔廟）蘇。（卽蘇氏父子）以其易肖且免艱澀耳。然此兩家。當於學成後。隨筆寫出。無不古雅。乃參之以博其趣。庶不流於卒易。

孟子文章。無美不備。

老莊列三子。（周李耳字伯陽諡聃亦曰老聃爲周守藏室之史博通今古孔子嘆爲猶龍後不知所終著有老子二篇言道德之意五千餘言爲道家之祖　戰國莊周嘗爲漆園吏其學無所不窺然其要本歸於老子之言楚威王聞其賢迎以爲相辭不就著有莊子十餘萬言與老子並稱爲道家之祖唐天寶元年詔號爲南華眞經　戰國列禦寇與莊周同時其學本於黃帝老子著有列子八卷然書中多稱子列子必爲傳其學者所追記非自作之書也唐天寶元年詔號爲冲虛眞經宋景德中又加稱冲虛至德眞經）老雖道其所道。而最精深。莊子亦超妙。列子較淺。恐是周秦間人。采一時小說。而稗販老莊之旨以爲之。其同於莊處。亦似從莊剽剟者。莊子文章最靈脫。而最妙於宕。讀之最有音節。姚惜抱評昌黎答李翊書。（書見韓昌黎集第十六卷）以爲善學莊子。此意須會。能學莊子。則出筆甚自在。荀子文少變化。（戰國荀況仕楚爲蘭陵令時人相尊亦稱荀卿漢人或稱曰孫卿其學以孔子爲標準倡性惡之說謂人性皆惡不以義禮矯正之則不能爲善頗受後儒之詬詈著有荀子二十卷其書在明周孔之旨崇禮而勸學）其精者已爲禮記所采矣。諸子中。老子似經。其旨與吾儒異。無害也。荀子說理較醇。而文筆近於平。淮南排句亦多。（淮南姓劉名安漢高祖少子長之子好書善爲文景帝以其屬爲諸父而材高頗尊重之後以謀叛自剄死著有淮南子。二十一卷漢志有內外篇此二十一卷其內篇也高誘注此書大較歸之於道號曰鴻烈故宋史藝文注作淮南鴻烈解蓋並高誘之注而言也）卻有精采。莫超於莊子。莫峭於韓非子矣。（韓非子共二十卷凡五十五篇十餘萬言周韓元撰元戰國時韓之諸公子也喜刑名法術之學歸本於黃老與李斯並事荀卿斯自以爲不如後使於秦爲斯所讒仰藥死）孫武子亦先秦之文。（孫武子齊孫武撰武春秋時齊人以兵法見吳王闔廬用爲將西破强楚北威齊晉遂霸諸侯書凡十三篇兵家書之傳於今者以此爲最古）非漢人所及。列子義蘊較淺。亦先秦之文也。史記兩漢。（兩漢即漢書及後漢書也漢書一百二十卷後漢班固撰固父彪以史記自太初以後闕而不錄作後傳數十篇固以所續未詳又綴集所聞以爲漢書起高祖終孝平王莽之誅未竟而卒和帝詔固妹昭續成之後漢書宋范曄撰本紀十卷列傳八十卷志三十卷共一百二十卷後曄以罪被收志未成而卒梁劉昭用晉司馬彪續漢書之文以成之）三國（晉陳壽撰魏四紀二十六列傳蜀十五列傳吳二十列傳裴松之注博採羣說多逾本書數倍足爲考證之資今本凡六十五卷）五代史（有新舊兩種舊五代史宋薛居正撰凡一百五十卷歐陽修以其繁猥失實重加修定爲七十五卷宋史稱其可繼班固劉向　皆事與文並美者。其餘諸史。備稽考而已。文章不足觀也。

史記如海。無所不包。亦無所不有。古文大家。未有不得力於此書者。正須極意探討。韓文擬之。如江河耳。

古來善用疏者。莫如史記。後之善學者。莫如昌黎。看韓文濃郁處。皆能疏。柳州則有不能疏者。

史記未嘗不罵世。卻無一字纖刻。柳文如宋清傳。蝜蝂傳等篇。未免小說氣。故姚惜抱於諸傳中。只選郭橐駝一篇也。所謂小說氣。不專在字句。有字句古雅。而用意太纖太刻。則亦近小說。看昌黎毛穎傳。直是大文章。

史記諸表序。筆筆有唱歎。筆筆是豎的。歐陽文有一唱三歎者。多是橫闊的。

范蔚宗自謂體大思精。宋范曄字蔚宗博涉羣書善爲文章爲秘書丞左遷宣城太守不赴乃删定後漢書成一家之作　而無事外遠致。誠哉是言。事外遠致。史記處處有之。能繼之者。五代史也。震川文也。

史記於左傳長篇。左傳周左丘明撰所述事跡皆證國史故說春秋者必以是爲根據　只用一二語敘過。正是其妙處須知質而不俚。只是敘此等。如道家。常所以高耳。漢文近於平。如劉子政漢劉向字子政漢之宗室爲人簡易無威儀專積思於經術晝誦書傳夜觀星宿或不寐達旦祥符中封彭城伯著有列仙傳洪範五行傳新序說苑列女傳續列女傳從祀孔子廟庭則較之董江都爲不平矣。漢董仲舒少治春秋下帷授講三年不窺園及爲江都相武帝頗善遇之後爲膠西王相以病免仲舒學有原委正誼明道之言度越諸子爲漢代醇儒著有春秋繁露十七卷元至順中從祀孔廟班孟堅學劉子政。東漢班固字孟堅博通載籍明帝時典校秘書續成父之漢書又著有白虎通義漢武故事漢武帝內傳各一卷而文不同。後漢書之筆太鬆。當下班書兩等。三國志得龍門之簡。龍門謂司馬遷也因其生於龍門故以史法論。勝於後漢書。裴松之補注宋裴松之字世期任至中書侍郎博覽墳典玄身儉素注三國志搜羅宏富頗詳遺聞佚事於諸史注中別爲一格有近於小說而亦收之者。須知此等書亦陳承祚所見而不采取。晉陳壽字承祚少舉孝廉除著作郎撰三國志六十五卷時人稱其善敘事有良史之才又著有耆舊傳十餘篇所以爲簡要也。李習之謂昌黎文。唐李翶字習之以進士爲國子博士史館修撰性鯁直嘗面折宰相李逢吉出爲廬州刺史後爲諫議大夫卒謚曰文著有李文公集十八卷如他人疾書之寫誦之。此是何等音節。昌黎品第。當在班孟堅之上。柳州碑誌中。其少作尚沿六朝餘習。多東漢字句。而風骨未超。此不可學。貶謫後之文。則篇篇古雅。而短篇尤妙。蓋得力於檀弓左國最深。檀弓

近世內科全書　四元
新纂兒科學　一元二角
神經衰弱之大研究　三角
脚氣病之原因及治法　六角
中風之原因及治法　五角
喉痧新論　二角
實扶垤里亞血清療法　五角
新傷寒論　五角
赤痢實驗談　四角
赤痢新論　四角
瘧疾新論霍亂新論合編　二角
花柳病療法　七角

◉癆病類

癆蟲戰爭記　四角
新撰虛癆講義　七角
肺癆病學一夕談　三角
肺病救護法　六角
肺癆病預防法　五角

◉傳染病類

傳染病之警告　四角
預防傳染病之大研究　五角
急性傳染病講義　一元二角

◉外科學

外科學一夕談　三角
創傷療法　一元四角
簡明外科學　一元
瘰癧之原因及治法　七角

外科總論　五元

◉皮膚病學

美容法　四角
皮膚病學　二元二角

◉病理學及診斷學

臨牀病理學　二元四角
病理學一夕談　三角
新撰病理學講義　四元
診斷學一夕談　四角
應用診斷學　四角
初等診斷學教科書　七角
診斷學實地練習法　一元
診斷學大成　四元
新脈學一夕談發熱之原理　四角

◉細菌學

免疫學一夕談　五角
病原細菌學　三元

◉法醫學

近世法醫學　一元八角

◉婦人科產科及育兒類

生殖談　五角
近世婦人科全書　四元
育兒談　四角
妊娠生理篇　七角
分娩產褥生理篇合編　八角
不妊症及治法　四角
妊婦診察法　三角

產科學初步　七角
竹氏產婆學　六角

◉看護學

家庭侍疾法　八角
看護學　七角

◉藥物學及處方學

藥物學大成　四元
藥物學一夕談　六角
藥物學綱要　一元五角
普通藥物學教科書　一元六角
中外藥名對照表　四角
西藥實驗談　一元六角
漢藥實驗談　一元七角
新萬國藥方　三元
實用兒科經驗良方　四角

◉附尺牘類

國朝名人書札　一元五角
張嘯山先生尺牘　二角
顧亭林先生尺牘　二角
朱鼎甫先生尺牘　二角
吳穀人先生尺牘　三角
陳其年尤西堂先生尺牘　二角
惲子居張廉卿先生尺牘　二角
洪稚存楊蓉裳先生尺牘　二角
管異之梅伯言先生尺牘　二角
芙蓉山館王眉叔尺牘　二角
劉芙蓉李申耆先生尺牘　二角

西曆一千九百十六年十月出版

中西醫學報

第七年第三期

本期之目錄

本報全年十二冊本埠洋八角四分中國境內洋九角六分日本臺灣洋一元零八分香港南洋各島洋一元三角二分零售每冊洋一角上海英大馬路泥城橋西首龍飛馬車行西間壁三十九號丁福保醫寓發行

日商 **仁壽堂大藥房廣告**●醫療用各種藥品●醫療用各種器械●

工業用各種藥品●棉花繃帶材料●閨閣用各種化裝品●代售各售

靈藥

敬啓者本大藥房專向日本著名各大廠販運上等原封藥品並寄種

仁丹 日月水 中將湯 胃活 靈效丸等著名靈藥茲值交易伊

始特廉價發售以廣招徠 賜顧者請認明牌號庶不致誤此佈

上海虹口吳淞路O字第一五〇號 仁壽堂大藥房謹啟

電話第四〇五七番

廣告

育兒寶鑑　奉送

本公司現印就最有益家用良書取名育兒寶鑑是書英文原本早已分送各國均奉爲至寶本公司不惜工本將此書譯成華文俾中國育兒諸家同享其益況中國育兒一道甚不講求屢以罐頭牛乳新鮮牛乳以及乳糕并不適用食品哺於嬰兒以補助乳之不足不論嬰兒月份多寡腸胃可能容納致受病而夭殤者不知凡幾間有微恙兒母閱歷未深亂投藥石致病沈重或有夭花紅痧喉風等症又不預防離隔致傳染者亦不知幾許是書最講求嬰兒一切食品並治理各種疾病之善法無不便捷詳明瞭如指掌種種不勝登載如有欲得其詳細者請來函并寄郵票一分至上海廣東路大陸報館對面四十號本公司即將此書寄奉惟須注明住址爲要凡親友不見此廣告者請爲通知俾可得以問津本公司所製各種代乳粉無論中國嬰兒由初生至長成均用之體質吻合且能強健發育永保無憂如貴處藥房現無代乳粉出售請來函與敝行直接可也

總發行英京

分行上海

愛蘭漢百利西藥公司謹啓

康健指南

人生負陰抱陽食味被色寒暑相盪喜怒交侵既非木石難成金剛不壞之身故虛弱者多而健康者尠或先天不足或後天失養加以心力勞瘁腦系耗竭因而百病叢生死亡相繼職是之故吾人對於調養身體一事誠不可視爲非當務之急矣茲欲求調養品之最爲妥善而無一弊者莫如購食本公司拜挪珍補系粉蓋此粉係用奶朕穘膠麵糖與鈉鋁鎂之磷硫強礬集合製成質料精純氣濃味美凡氣體虛弱者服之無不身強力壯病後新愈者服之無不康健如初心神腦系衰耗失寢者服之無不心寧腦安精神暢旺以及血虧損瘦或消化不良者服之立奏奇效婦人育嬰乳哺費力者服之尤滋補益按其養益之功尤推補品中聖藥且此粉之特點其雜合之磷硫強礬如平常食品中之非脏底質不致令人便秘故其功效尤在市上所售各種相類之粉以上惟願邦人君子善養身者一經試服當知斯言之不謬也

上海廣東路四十號愛蘭漢百利有限公司啟

有強壯之男女然後有強盛之國度

醫員咸漢仙論及如何能使強健

天下各國之名醫碩士莫不首重衛生俾國中孺子強健將來可期國度強壯也即如漢口名醫咸漢仙君近接其來書云　今人常云吾中國弱不能自強噫試問吾中國何以弱何以不能自強也蓋國弱由於民弱由於體弱耳可知國民之幼乏衛生體育之知識長感聲色貨利之邪毒或受風霜勞苦所暗侵以致血薄氣傷諸虛迭現未衰已老望秋先零性命尚不能自全安望其維持家國而始自強哉故其人民欲得強壯必先使其氣血充足余在漢鎮迭創醫院醫會歷充醫員醫官對於韋廉士大醫生紅色補丸之經驗深知有素此丸能使人化弱爲強實救民之要藥醫國之良方與吾民吾國有絕大關繫豈僅治病有效而稱奇焉紅色補丸能補體之虛即能補民之虛也即能補國之虛也願吾國民人人有服此丸之思想人人有服此丸之經驗人有服此丸養成精鍊之身體造就尚強之精神何慮吾國不自強哉特具數行用以爲證

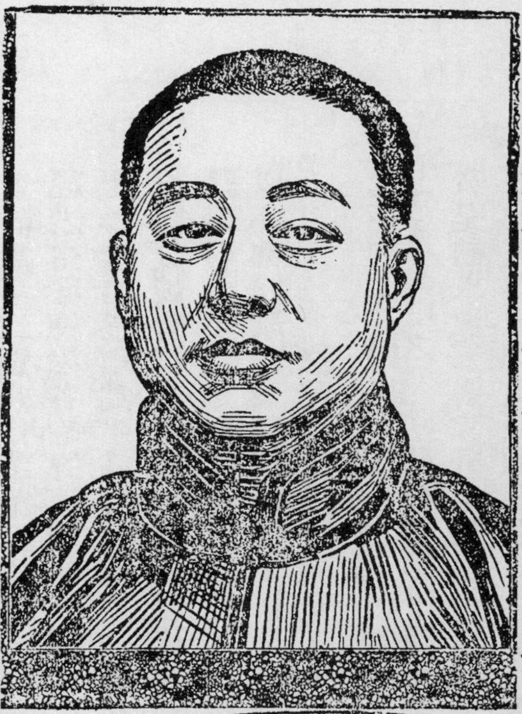

大總統優獎

給憑行部立案醫員咸君漢仙

韋廉士大醫生紅色補丸爲名醫所尋獲之良方爲醫士所信賴　補劑曾經治愈　胃薄氣衰　諸虛百損　少年斲傷　房事無能　夜夢遺精　胃不消化　瘋濕骨痛　皮膚諸症　以及婦科疑難各症尤見神效凡經售西藥者均有出售或直向上海四川路九十六號韋廉士醫生藥局每一瓶英洋一元五角每六瓶英洋八元郵力在內

生理學講義

日本宮入慶之助著。無錫孫祖烈譯。共分三篇。首緒論。凡細胞之形態。生活現象。分化細胞之化學。皆詳焉第一篇爲物質交換。凡血液。血液循還。呼吸。消化。吸收。排泄。皮膚與黏膜之所産。動物體之物質交換。食物皆詳焉第二篇爲作業論。凡體溫。檢溫法。運動。筋之生理總論。各論。音聲及言語。神經之生理總論。各論。脊髓。延髓。中樞大腦。腦幹。腦神經。交感神經。知覺味嗅聽視神皆詳焉。第三篇爲生殖論。凡種族之保存方法。卵細胞。精液精蟲。受精後之卵細胞。妊娠分娩皆詳焉全書取材宏富。條例精當。剖晰入微。深中奧妙。圖畫亦精緻絕倫譯筆質而不俚。繁而不蕪。學者隨讀隨解。隨處可以按圖參攷。吾國之生理學書。當以此書爲最詳最備精博矣。全書分訂兩厚册。定價六元。

總發行所上海靜安寺路。龍飛馬車行隔壁三十九號醫學書局

中醫之秘訣 漢法醫典

日本醫學士野津君在醫科大學傳染病研究所胃腸病院等。研究醫學十餘年。深知漢醫有特效之方。可補西藥之所不及。於是訪求漢醫專家。并上先生。得其五十餘年之經驗良方。編成是書。無錫丁福保將此書譯成漢文。淺顯明白。一目了然。按方治病。每獲奇效。誠漢醫中迷津之寶筏也。定價一元。照碼七折〇外埠買書者。該欵從郵局滙寄。〇欲索醫學書目提要者信內須附郵票三分。爲寄回件之用。〇上海靜安寺路派克路口丁福保醫寓謹啟

種胎術答客問（錄光華醫報）

葉慧博

白日既匿。燈火爛熒。予方晚哺已輟。散步中庭。忽有客手本報第二期造予廬執予裾而訊予者曰。讀內經兩神相搏。合而成形。知胎爲男女體內媾合。未聞有以術種者也。胎果可以術種乎。倜儻非常之事。殊足令人養養於心。玆請罄說以解之惑。予曰嘻。何異爾。膠於內經之言。不足以論斯事。若既有所疑。則試爲先借觀他動物。後詳其種術。以袪其惑而起信根可也。

世界之生物。有所謂脊椎動物。脊椎動物之產卵。有體內受精體外受精兩種。兩棲類也。魚類也。屬於體外受精者也。蛙之至產卵期。雄者跨於雌者之背。俟其卵產下。而射精於其上。則蠕蠕而動。變而爲蛙矣。魚之至產卵期。雄者尾於雌者之後。亦俟其卵產下而射精於其上。則蠢蠢而動。化而爲魚矣。鳥類也。爬蟲類也。屬於體內受精者也。第所產之卵。不爲體外受精。以其卵孵化須藉母體之體溫。非若他種動物之可代以日光。故爲體內受精者也。由此觀之。是知芸芸衆生。蠕蠕庶類。除蜜蜂蚜蟲蚯蚓蝸牛等之特例外。（蜜蜂之卵。有不受精而能孵化。蚜蟲爲雌蟲。不待交尾。亦有生子能力。蚯蚓蝸牛。自具兩種生殖機能。）所有生命各物。未有不循上舉兩種而能生子者矣。人類之對於他種動物。雖號稱首出。然亦爲有脊椎動物之一。其姙娠亦爲體內受精。易曰男女媾精。萬物化生。是知父兮生我。皆此雌雄相愛之感觸。牝牡求偶之性能。化學愛力之作用。然後得此以孳以生。宇宙之生物。其靈樞不亦妙乎。

雖然。篤萬物之生者天地。妙天地之用者人工。若以人類體內受精。爲天地自然的工夫。却疑此外不能成孕。反詰之何以閨房之樂。錦衿角枕。亦有徒勞好夢。不能成孕。當亦啞言無以自解。而此種種術則固未可驚爲不經之談也。

客曰。如子言。胎固可種。其手術果何如乎。胎又何故而以術種乎。請得而畢其說。曰。凡女子生殖器中酸質過多。或陰道狹窄。或女膜堅靭。或子宮涸膜發炎。或子宮形式稍乖。皆爲生育不能之原因。欲彌此數缺點而繁殖種屬者。可用人工代法。以一玻管。管一端連以有自復性之皮球。取男子新鮮之精液。用玻管吸入。後則插管於女子生殖器內。指按皮球。則精液注射子宮。倘與卵脎相合。則胎可成矣。如此手術。平均計算。有七分之一。可以成功。近日更有一器。其式約如平常之皮下注射器。其注射力較上之玻管尤强。而收效尤易。云又據虎律克博士所言。曾實驗一婦人久患陰道痙攣。不能房事。及取其夫之新鮮精液。以注射器注射於陰道內。果得姙娠。蓋當女子之興奮達至。極。度。時。子宮。則。稍。落。陰。道。子宮。口。開。張。無論。如。何。便能。將。精。液。吸。引。於。子。宮。內。因而。卵。與。精。液。得有。會。合。之。方。便。也。又何必一定直接媾合體內受精爲。

抑更有一奇事。與此種胎原理相脗合者。昔一千八百六十三年之戰。美國醫學報載有一傷兵。爲鎗彈洞穿右精腺。外科醫葛斯波爲之療治。同時一女子身下部亦受鎗傷。又經葛氏療治。數月。此女子忽有身。及時。生一子。其家驚絕。醫者亦莫能解。後察所生之子下部稍異於平常。細驗之。含有鎗彈餘質。因是悟此胎爲鎗彈所帶之精液所種。據此不尤奇中之奇耶。董子春秋繁露謂不能察。寂若無。能察之。無乎不在。其斯之謂歟。

嗚呼。自有人類以來。莫不由此一陰一陽之道。體內受精而成。自科。學。發。達。醫。學。進。步。有此種胎妙術。而世。之。艱。於。求。嗣。者。不必。參。神。拜。佛。也。婦人。七。出。之。條。自此。亦。可。刪。却。而。伸。雪。也。卽緯。書。聖。人。無。父。感。天。而。生。之。說。亦不。得。目。爲。譎。怪。詭。奇。也。夫玄黃既判。陰陽以分。大生廣生。胎生卵生。莫不有雉鳴求牡之性。矧人爲萬物之靈。又豈無別術以處此乎。種胎之術。夫何疑焉。客聆言。唯唯而退。乃執筆草此。且以告一般之未信斯術者。

在母胎內經適當發育之後而產出者。謂之胎生。哺乳動物皆是也。在胎內時。以母體乳腺分泌之乳汁哺育。在胎內之時。日體大者長。體小者短。

父母體中之病毒。遺傳於胎兒者。曰胎毒。

當胎兒之在母體。有一物焉。包被於胎兒之體外。俾胎兒得以攝取養料。排棄廢物。日漸長大者。名曰胎盤。卽俗稱胞衣者也。是物也。上面粘貼於子宮頸。下面有臍帶通連於外。猶成人之有肺胃然。

論今日學校宜注意衛生學

繆素靈

國何以強民智則強民何以智多學則智民所以能多學者全賴乎精神之完備腦力之擴充苟欲得精神之完備腦力之擴充必先去病之原以保全身體固有之康健加倍身體之資材然後可夫欲保全身體固有之康健加倍身體之資材又將如何而後可曰衛生學衛生學既有益如此民因之而精神活潑學何憂而不優民何憂而不智國何憂而不富強哉故衛生學爲今地球各國之要務亦爲強國之一大能力也

是以開明之國全在衛生機關之建設強壯之民全在衛生素養之完備國若乏衛生上的機關建設不足稱爲文明之國民若缺衛生的素養之完備不得名爲有敎育之民所以教育與衛生寔爲國家絕不可少之事

故泰西文明諸國凡設一學校其課程必有衛生學一科德國之強人民歸功於德相俾斯馬克而俾斯馬克歸功於學校學校又歸功於衛生學一科考德國衛生學一科唱道甚古卽校醫之設亦屬甚久故爲世界所稱揚之敎育及衛生之先進國也至於日本則自明治三十一年一月十二日始有校醫之設置以爲學校衛生之重責然自設立以來至於今日僅十餘年間其進步之速成績之佳雖不能臨德國而上然亦竟

能并駕齊驅。此則可見衛生學爲強國之原。爲挽回弱國必不可少之事業。亦可見學校必不可少之科學也。

吾且沈沈以思。即對此中國自獎學以來。亦若干年矣。其對於衛生學一般觀念。果何意焉。試觀一二師範學校高等中學外。試問全國之小學校及其他之學校。有注意衛生學者否。即有之。亦不甚注意。以致學生身體尫瘠。精神缺乏。既比茂陵之善病。又類顏子之早亡。使中國四百兆之生靈。等於螻蟻。國何得而不弱哉。夫欲去此積弱之勢。而圖振興之。惟多設學校。謀智力於學生而已。學校而不注意衛生學。則學生不知衛生。或過勞腦力。致精神疲倦。感觸力減少。或所坐之椅桌構造不適其宜。致養成一種上體彎曲之習慣。及近視眼之惡弊。或呼吸不用胸部。而僅用腹部。或不習深呼吸法。致呼吸淺薄而不完全。或飲食不節。而發胃腸之病。或不知潔淨而起皮膚各病。或爲傳染病之媒介。此等病害。幸不染此。亦不免身體尫瘠。精神缺乏。如此焉能不令今日之所學。明日即困倦而厭棄之。噫。以極有用之資財。設學堂而培育其民。而無足精神以赴之。無足腦力以領之。豈非歸咎學校不注意衛生學者歟。余言學校宜注意衛生學者此也。有學務之責者。其亦知此意乎。

學校衛生由學校醫主之
學校醫之職務由法令規定之
區區學校之清潔法亦以法令規定之
有所謂學校的傳染病分三大類
第一類甲痘瘡及假痘　實布垤利亞
發疹窒扶斯　百斯篤　猩紅熱
乙百日咳　痲疹　流行性感冒　風疹
流行性耳下腺炎　水痘　肺結核　痲瘋
第二類赤痢　虎列拉　腸窒扶斯
第三類傳染性皮膚病　傳染性眼炎
學校傳染病之豫防法及消毒法亦以法令規定之
又有所謂學校病　一習慣性脊椎彎曲
二營養不良　三近視眼
四常習性頭痛　五衄血

六肺結核　七神經過敏

八其他體操科之負傷如打撲脫臼骨折等

割烹裁縫科之刺傷切傷湯火傷等

游泳科之溺沒修學旅行之日射病

卒業式久立之卒倒皆歸入學校病類（援）

胃之攝生法

金曾洵

胃病如胃癌胃潰瘍等之重症無論矣。其輕症如胃痛胃炎等。幾於無人不染之病。且爲他病所併發之病。何胃病之侵人如是其易。亦人之對於胃而不講求攝生法故也。今欲講明胃之養生法。不能不從順序言之。故首言胃之生理。

吾輩之胃有兩種官能。其一。爲分泌官能。其一。卽運動官能。兩者之外。更有所謂知覺官能。吸收官能者。然後二者不如前二者之重要也。

所謂分泌官能者。胃臟之壁。本屬腺體。分泌一種胃液。其胃液之成分。含有鹽酸及卑先。凡吾人嚥下之食物。皆爲其所消化。其狀態。恰如投冰及砂糖於水中。漸次分解。故鹽酸及卑先皆有一定之度量。若其量適當。則胃能保其健康。對於食物愈能消化。若其量失之過多。或失之過少。卽生理上失其平均。則消化食物之作用。不能不減弱。至蹈消化不良。

至於運動官能。卽胃之運動。必有一定時間。將其內容物盡行輸送於腸管。故謂之運動官能。

分泌官能。主掌其胃液。如鹽酸卑先等。故有化學的作用。運動官能。主掌其內容物之。

輸送。故有器械的作用。

胃液之中。所含有消化食物之成分。因夫動物之種類。亦各有不同。即如肉食動物。不特食肉。而且食骨。故消化其所食之肉。更消化其所食之骨。則其胃液中之鹽酸量必多無疑。故檢其含量約〇、三乃至〇、四%。至於菜食動物。因夫食物之關係。其鹽酸量必少。故檢其含量約〇、一乃至〇、一五%。至於人類。不獨食菜。不盡食肉。故胃液中之鹽酸量。居夫菜食動物與肉食動物之間。而歐洲人亦與亞洲人多少不同。今就歐洲之德國計之。其含量約〇、一七乃至〇、二%。就亞洲之日本計之。其含有量〇、一二乃至〇、一六%。

分泌官能。上文既詳言之矣。而運動官能。又何如。夫運動官能。亦因夫食物之種類及其分量。各有不同。今試假定一例。一日三食。每食米飯兩碗。獸肉三兩。菜類數兩。以此試驗。應隔五時。即其胃之內容物。由運動官能。全然輸送於腸管。此中庸之人。大約如此。但其中關乎幼時之習慣。有非常之不同者。即如農夫或船工。一日四食。一食五六碗。反臻於健康。異常消化。由此觀之。則運動官能之健康及衰弱。不能以食事之多少言之。而以輸送之時間言之也。

以上所言胃之生理。大約如此。今更言胃之攝生法。

古時所謂胃之攝生法。至屬簡單。不過對於胃弱不能消化。則惟有減食以就之。至今日學問日進。胃之生理愈明。即從養生法寔驗之。知獨減食不足養生。必對於以上所述之兩者官能。全然無害。而後可與言養生也。茲再言養生法於下。

第一胃之養生法所必要者。爲咀嚼。即咀嚼品物之謂也。世界上之動物。其胃有兩種。其一。即筋胃。其一。即腺胃。筋胃者其謂壁之筋肉著明發育。其筋力能使胃中食物磨碎潰爛。有器械之作用。即鷄胃是也。腺胃者其胃壁弛緩。凡食物之入於胃中。無挫碎之力。反受其鼓漲。全憑胃液以溶化其食物。即人胃是也。鷄胃如彼。人胃如此。則食物之由口入胃。可不用咀嚼以助其消化力乎。

咀嚼所以助消化力。此天然之妙用。所以保人之健康也。又況口中。分泌之唾液。有一種舉替連(醱酵液)。最能消化其食物中之含水炭素(即米麥等)。故口中之於食物已具器械的化學的兩者之作用。大有裨補胃之功能。生人之幸福。故一般胃病之人非齲齒之病。即快食之人。故食事一層。不可不留意也。

余所實驗者。食事時用小碗三碗飯。十分咀嚼之。非二十七分時間。不可。即每碗用時。

九分也。故余對於胃病之人。勸其食飯時。必要細意咀嚼。若每食兩碗。即用時二十分。三碗則用時三十分。對時鏢以食飯以如此方法行之半月或二十日。漸成習慣。更不許用茶用湯。貪其易食則行之既久。自不處消化障礙之憂也

其次則爲身體之運動。亦胃養生之緊要法也。夫不待時期。及竟日運動。以爲有益於身體。吾不敢信。若食事之後。即行運動。亦斷無益。必於適當之時刻。行適當之運動。自能助胃腑之官能。保身體之健康。大約食事之後二時間。乃至三時間。即行適當之運動。則五時間始能消化者。至四時間亦可以消化也。

速食物之消化。必行身體之運動。行身體之運動。又要適當之時刻。試舉一例證之。日本有一學校。生徒多數發生胃病。其原因由於食後運動。則胃之官能既受其害。而小孩子之心。又以即速食完。即可頑耍。故不計其咀嚼。用茶或湯以送其入喉者有之。種種不利益之舉動。貽害靑年。自長與醫學博士首唱食後之運動時刻。改爲習字唱歌。而後胃病日少。我國之胃病人。亦安知非不適當之運動乎。

總之運動之法。食後即行。固無當於養生。然於食後數分間。安坐不動。然後行緩慢之運動。如徐行數百步之類。至於劇烈運動。非食後二三時間不可也。

胃之攝生法。關乎消化及運動者如此。今再言食事之時刻。

上文所言健康之胃。普通亦要五時間。始能得食物完全消化。則食事與食事之間。非相隔五時間不可也。然胃之內容物。全然消化之後。仍有稍餘時刻。以令其休息。則胃愈能保其健康。又胃自夜間安息以來。其翌日之上午時消化食物。比之下午時消化食物。應更有進者。大抵朝食與晝食相隔五時半。晝食與晚食相隔六時。最爲恰當。此食事時間。不過得之理想。然非有堅性之人。多有不能實行者。又況冬夏兩季。其日之長短。迥然不同。夏時以六時半用膳。則夕陽殘照。猶依然白晝之中。至於冬時。則又月出東方矣。雖謂食事在白晝。與在晚上。又何分。然一般執爨之人。多不因時鐘。以定其遲早。而因天色以定其遲早者。此種習慣。不獨家族爲然。卽寄宿舍亦不免此弊。庖人廚役類多公事告竣。卽往遊街。其風俗如此。改之亦非易易也。

食時之關於養生者如此。玆更言夫食物。天下之人。皆知滋養品之最合於養生。故凡雞湯肉汁。皆指衞生之品。又有山珍海錯。搜羅於前。饕餮肆睢。只求美食。曾亦知所謂滋養品者。蛋白質。及含水炭素。不能過少。卽脂肪亦不宜過多。若徒飽飫肥甘。終爲口腹之慮。故謂米麥豆類。不及雞豚之滋養價值者。實非也。

胃之攝生法　六

我國富者每食盛饌。不惟多食足以累人。卽食品混雜。亦終爲口腹之害。近日醫界多提倡雞卵及牛乳之有益亦取其爲流動體易於消化若以牛乳混之肉汁肉汁加以鷄卵則性質不同滋味錯雜則不惟無益於養生而且反害於養生也

以上所言胃之攝生如此。若夫宜多宜少。各人不同。斟酌得宜。在夫自己。蓋胃爲身體之機關。若機關一停。則奪生命。西哲有言。好身子而後好精神。余更續之曰。好精神由於胃康健。此言其足信乎。

脊髓梅毒

泰興張彭年介侯述

梅毒由文明之進步。而其勢力日漸擴張。今東西各國。無論上中下社會。受其病毒之侵襲者。實屬不寡。然其病原體一旦侵入體內。於是各部之臟器。均發生特異之病變。而神經系統中。屢屢侵襲腦脊髓。所謂腦脊髓梅毒是也。然脊髓梅毒由其病毒侵襲之部位。而有數種之別。今分述如下。

(一)慢性護謨腫性脊髓膜炎

主為侵襲脊髓膜。該膜因梅毒性圓形細胞浸潤。不僅發生肥厚溷濁。且沿該膜而侵及脊髓之實質。惹起浸潤。所謂梅毒性脊髓兼脊髓膜炎是也。此際屢屢侵襲之部位。雖大都為胸髓。然其他之部分。非全不侵襲。有時馬尾神經部。亦被侵及之。

(二)血管型

血管中大概發生動脈內膜炎。使管腔狹小。或於血管中。發生血塞。此際血管之領域。惹起血液循環障礙。由此該部起軟化。實為可危之事。普通雖主侵動脈。有時靜脈起高度之硬變。所謂癒着性靜脈炎是也。

(三)脊髓膜炎之症狀甚少。大都起痙攣性不全痲痺。如邊緣脊髓炎然。

(四)護謨腫性神經根神經炎。自梅毒感染後。迄發病期發生之。

本病大多於梅毒經過六年。始呈前兆。短則三月內。卽發生之。遲則發病後二十年以上。始發生之。

梅毒感染之後。怠於治療。或治療失適。往往續發本病。然細心注意治療。亦難保不起本病。此外傳染病外傷等。往往促進本病之發生。

症候　本病之症狀。由病勢之所在。强弱、廣狹、進行之遲速。脊髓實質侵襲與否。及病竈之爲單純性或多發性等而異。故其症狀千差萬別。變化不一。若由其如何之部位。而述其適合之症狀。實非易事。今就本症之特徵。可以注目者。述之如下。

梅毒侵及脊髓膜時。第一於背部頸部及薦骨部。發生劇烈或輕微之疼痛。而此疼痛於夜間爲尤甚。又脊髓後根因護謨腫之壓迫。或細胞浸潤。宛如脊髓癆然。於腔之周圍或脚等。發生射出性疼痛。反之侵襲脊髓前根者。於胸髓之上及中央部。雖無顯著之症狀。惟於下部。發生腹筋之退行性麻痺。於頸部及腰部膨大部時則起上下肢之萎縮性麻痺。

最主要之症狀。於侵襲脊髓實質時現之。卽一側或兩側起麻痺症狀。然其麻痺性質。

因病變之所在。或爲痙攣性。或帶弛緩性。從而該部之腱反射亢進或減弱云。又膀胱直腸及生殖器等。於本病之經過中發生障礙。無論四肢麻痺若何輕度。往往起大小便失禁。陰萎等症。

知覺障礙中有輕度之感覺異常。所謂分解的感覺障礙。又脊髓梅毒症狀之外。屢屢合併偏頭痛眼筋麻痺瞳孔異常等之腦梅毒症狀。或是等腦症狀。爲其前驅症

經過　通例二三週或數月以內。即見輕快。取死之轉歸者甚稀。大多爲慢性或弛張性。一時病勢休止。漸見輕快。後無何等之動機。又見再發。

豫後　完全治愈者甚少。往往遺留痙攣性不全麻痺。膀胱衰弱。陰萎等症。又其麻痺症狀不著。且發病時日猶淺者。其豫後較良。故醫師行早期診斷。施以驅梅療法。與豫後大有關係。若先行性梅毒。一般不良。

療法　主爲驅梅療法。即沃度加里一日一瓦。漸次增量至一日三瓦爲止。同時用灰白軟膏。一日三瓦至四瓦。從一定之正規塗擦之。但灰白軟膏塗擦。以其空費時日。難見卓效。故醫家每賞用汞列曹爾珍。然其價格不廉。難於廣用。其他可行撒酸水銀。青酸酸化汞。甘汞。沃奇必涅等之注射。惟沃奇必涅。以其三十%溶液十瓦。八日乃至十

日間皮下注射之。本病之經過。施以驅梅療法。若無何等之障礙。則須持續行之。但應用汞劑全量達於一八〇至二五〇瓦時。病勢減退。不見進行。則一時塗擦中止數月之後。再行反復塗擦之。又六百〇六號行靜脈內注射。於救急之處置上。屢見卓效。但同時亦須用水銀劑及沃度劑。

此等藥物療法之外。一般企圖榮養之增進。避感冒。外傷。身體精神之過勞。房事過度等。若症狀輕快後。猶殘留多少之障礙時。則用電氣療法。按摩法。入浴等。其他外科上行脊髓弓截除術。除去內部之梅毒性變成物。但其效果尚未確定。

初生兒之救急療法

郭雲霄 竹庵

初生兒亦常要救急治療。就中假死狀態與所伴昏睡並黃疸之生活微弱等。爲最重要者。鵝口瘡、消化障礙、臍疾患等。亦大宜注意。

對初生兒最宜注意者。爲眼口臍三部。凡失明之原因。多爲膿漏性結膜炎。欲免其害。可直於生後。用一%硝酸銀液點眼。點眼之後。結膜之刺戟强。眼瞼腫脹。來多量之漿液性分泌。此爲常有之事。不足爲慮。施清淨之冷水罨法。不日炎症自退。

初生兒之口腔。務拭去其吸入之粘液與所混和之羊水中種種物體。拭去之際。於顎骨之邊緣。有破損粘膜之處。宜用柔軟之布拭之。

對臍帶以防禦其殘部之出血與傳染之危險爲最要。臍帶於分界線之直上。以煮沸之結紮絲結紮之。於距結紮處約一仙米切斷之。臍帶之尖端。以消毒之棉花包之。後施繃帶。如此至臍帶之脫落。每日施溫浴。交換臍帶之繃帶。分泌盛則塗布沃度丁幾。

第一　初生兒假死

初生兒之假死狀態。由胎兒之呼吸障礙而起。換言之。因臍帶血行之障礙故也。如尾骶位、臍帶纏絡、臍帶脫出等。凡易生臍帶之壓迫者多起之。由强大之腦壓、大失血等。

亦有見假死狀態者。胎盤之剝離過早、分娩之經過遲延、母體之呼吸困難等。亦妨害母子相互之瓦斯交換。而起假死。

症候　分娩之終結後。初生兒之呼吸絕無。或極爲微弱。四肢之運動殆絕。不發呱呱之呌聲。然心臟之搏動尚存。是爲兒體猶有生命之保證。名之爲初生兒之假死。存於胎內之間。須注意心音之變狀。(始徐徐沈降後却變爲頻數)則可預卜其危險。頭位之胎兒而漏胎便者。亦爲其一徵。在此狀態。分娩尚不能速行告就者。終起過早呼吸運動。胎兒至失其生命。

假死狀態。見於剛產之初生兒。除右述之諸徵外。皮膚宛如死體。帶蒼白色或全青色。心音微弱。搏動之數著少。放置之終不免於死。唯在極輕度者。時見有自恢復其生命者也。

療法　假死初生兒。不必猶豫。與母體分離後。先去口腔及咽頭內之黏液。然後直講再生之方法。今日幾多之初生兒。委於無智之產婆之手。全不受何等之助。致喪其生命。誠不幸之甚者也。苟吾人逢此際會。不可不傾注全力以救濟之。

假死之輕度者。筋肉之刺戟性尚存在。惟以皮膚之刺戟。足可使之再生。然重症者。非人工呼吸無救濟之途。

由氣道吸入之物質。輕度之際。以小指摩擦口腔幷咽喉。則由其反射作用。而能呼出之。然在重症者無效。可用十號乃至十一號之彈力性加的的兒。插入喉頭部。强吸出之。反覆之異物。不可不完全除去之。

皮膚刺戟。為敲打兒體之背部。或摩擦之。或入於溫湯之中。必要時。溫湯與冷水交互浸漬兒體亦無妨。

在刺戟感受性消失之兒體。要人工呼吸時。用修爾彩氏之方法為最良。此方法由三節成。如左。

第一節、為兒體之把握。術者之兩手。捕兒體之肩部。拇指接胸之前方。示指由後方入於腋窩。爾餘之三指。側貼於胸之背側。即兒頭被支持於術者兩腕之尺骨側之間。於是術者稍開兩脚。伸長腕。懸垂兒體於下方。

第二節、為人工呼氣法。以伸展腕之一樣速度。昂揚兒體於上方。至超水平線少上方。將兒體之下部。徐徐向其上體而使屈曲。此際胸部之器官。由橫隔膜或胸壁。顯被壓迫。起受動的呼氣運動。被吸入於氣道下部之物質。送出於上方。從之又被呼出。

第三節、爲人工吸氣法第二節完後。隔數秒之間隙。再將兒體振投於下方。切不可過激。宜以一樣之速度行之。胸部諸壓迫既去。由其彈力性而再擴張。橫隔膜亦復原位置。是爲純粹之受動的吸氣。而第三節乃終。

休憩數秒後。再反覆同一之方法。約八回乃至十回。後將兒體入於溫湯中。是恐其甚冷却故也。此時人工呼吸之效既著。自然的呼吸運動。亦相繼發生。若尙不現效力時。須反覆同一之方法。反射作用恢復後。只刺戟皮膚可也。

再生之手術。以續行至初生兒之全然活潑恢復其生活狀態爲止。如叫聲活潑、皮膚呈初生兒特有之薔薇紅色、四肢運動活如等是也。溫熱之輸入亦爲最要者。故數日間不可離湯單保。

在最重症者。縱用人工呼吸不能奏效。亦宜至心臟機能全靜止爲止。無論如何。切勿惜勞而忽之。

第二　生活微弱

未熟之初生兒。生活力極爲薄弱。雖僅微之刺戟。亦不能堪。其生命之保存。屢爲吾人甚困難之事。兒體虛弱。常需用多量之熱。須有相當之設備。以保一定不變之溫度。此裝置用一種之孵卵器爲最適當之方法。然難望於一般醫家。至貧民尤難企及。可用湯罩保或煖爐。保室內之溫度與之相等。以代之可也。

初生兒之昏睡乃至嗜眠狀態。據經驗所得。屢因腎臟之異常。使飲用適當之液質。則可減輕此障礙。然母體之乳汁。此刻多尚未分泌。可每二時使飲用葡萄糖溶液一乃至二食匙。以監視其經過。而一方在襁褓之中。宜常檢尿礫之排出與否。

輕度之黃疸。在初生兒殆可視爲生理的。溫熱輸入及適當之榮養等。對兒體能補助其抵抗力。爲最適當之處置。至因腐敗性傳染性之疾患。而起之强度黃疸。終非人力所及。豫後多爲不良。

第三　鵝口瘡

本病乃由口腔不潔。刺戟黏膜。促進鵝口瘡菌之發生。舌並爾餘之口腔黏膜。被凝固乳汁狀之白膜狀斑點。甚至蔓延於食道、胃等。雖拭之亦不易除去。在强壯之小兒。約一週卽消退。然虛弱之初生兒。長被其害。有至於死者。

療法　以二%硼酸水或重曹水。拭洗口腔。每於哺乳之前後。亦須反覆行之。

第四　消化障礙

胎便出產後四日乃至六日。即排泄盡。以後變爲黃色粥狀之軟便。若便色與硬度不如此。或呈綠色。或爲液狀。或爲過度硬性。是消化不正之證。對食料之品質須切實檢查。凡呈斯狀態者。宜變換他人乳。器具之清潔法。乳汁之稀釋等。決不可委諸無智之婢女。便秘者可以浣腸法排泄之。或投下劑於母體。亦能收效。初生兒之腸管。有異常之瓦斯發生時。亦須檢查母體攝取之食料。同時可以石鹼浣腸制止之。

第五　臍

由臍創時有分泌多量之膿汁者。且常伴高度之肉芽發生。遇此症時。可以五%硼酸水徐徐洗去。塗布無水酒精。(沃度丁幾刺戟纖弱之皮膚有起所謂藥物濕疹之弊)施乾燥繃帶。則膿之分泌。終至停止。臍創之清潔與消毒。常宜嚴密。臍又有生歇爾尼亞者。此際可貼脫脂棉或柔軟棉紗於該部。其上更施輕壓迫繃帶。至初生兒之生活力。能堪血性手術時。再施根治法。

實扶的里之血清療法

邯鄲郭雲霄竹庵

實扶的里之療法。應用白靈谷氏血清。是今日人所共知者。然於左之諸點。諸家之說。尚未一致。

一　應用之時期

二　應用之方法

三　使用量

據諸家之實驗。實扶的里菌。於侵入之部位。（多扁桃腺）產生毒素。（實扶的里毒素）此毒素被吸收而入於血內。更滲透血管壁。而入於組織中。既入組織內。則由抗毒素中和之。甚爲困難。故避實扶的里毒素之毒害作用。可於毒素在血行中。尚未與他者結合時。而用抗毒素。毒素及抗毒素之結合。不顯迅速。即對一定之毒素之抗毒素。其結合約爲二十四時間。又據最近之研究。抗毒素多量時。與毒素之結合。甚爲迅速。故須將多量之抗毒素。早爲注射於血中。以使毒素之性質爲薄弱。

第二必要之問題。即將抗毒素如何注射於血中。方爲最適當。則莫如使毒素在血管系統內時。變爲中性爲佳。故須將抗毒素早期注射於靜脈內。據莫爾根羅篤、及賴維兩氏之試驗。謂注射抗毒素於靜脈內八時間。則毒素之濃度。大爲減少。二十四時間後。僅爲三分之一之濃度云。毒素與抗毒素相結合而爲中性。因須費多時間。故一回之靜脈內注射不充分。仍不能免有未中和之毒物。由血行內移行於組織。欲收持續的血清效果。將毒素完全中和。不可不將抗毒素注射於靜脈內。筋肉內注射。於短時間內。中和血行內之毒素。甚爲困難。然於筋肉內注射後八時間。見血行內抗毒素之濃度關係。比靜脈內注射者。無大差異。此抗毒素在八時間以後而增進其作用。卽二十四時間乃至四十八時間後。抗毒素之含量。表現最多。此時較靜脈內注射者。則其狀態大異。卽注射於靜脈內時。其抗毒素八時間濃度達於極點。以後卽行減弱。抗毒素於血行中。能保持永久者。則徐徐發現之毒素性中和。爲最重要。

應用血清於皮下。則吸收之後三日。可達於高點。

以上各種實扶的里血淸注射法之中。實際臨床上以何法爲效果之最大者。不可不研究之。

靜脈內注射。雖無疑義可攻。然實地上不能無不便之處。多數小兒之症例反復施靜脈內血清應用。大爲困難。然據吾人研究之成績。總以早期先行靜脈內血清注射然後直行筋肉內注射爲宜如此注射於靜脈內之抗毒素由血行中分散時而注射於筋肉內之抗毒素。恰於此時始入於血行即依右之應用法。血行內之毒物因抗毒素之濃稠。不能肆其威。故著者以同時行靜脈內血清注射及筋肉內注射。確信爲最適當之方法也。

皮下注射法。多有失誤時間之缺點。故實地上不適於應用。

本諸家之實驗。關於實扶的里之血清療法得結論如左。

一　須早應用抗毒素。

二　應用多量。

三　併行靜脈內注射及筋肉內注射。

早期注射多量之血清。豫後大爲佳良。而血清使用量。於患者之年齡及發育狀態之外。須視疾病之程度而斟酌之。故血清使用量。不能專按年齡確定之。不可不由個性或鑑其他種種之事情而左右之。蔡埵兒氏於第一回注射。未曾用八千單位以上之血清。至其以上量。是否可用。現尙未證明。

筋肉內及靜脈內之合併注射。宜先將應用量之半量。注射於靜脈內。所餘之半量。注射於筋肉內。注射器用勒寇篤注射器。注射部於靜脈則選肘正中靜脈。於筋肉則選股四頭筋。併用靜脈內注射及筋肉內注射者與只行筋肉注射者相比較。前者體溫下行之度甚顯。卽在前者。於注射之當日。體溫下降。達於平溫。在筋肉內注射之例。一日乃至二日。尙有涉其以上之時日。而認熱之存在者。

檢查循環器之聽診法

陳邦才

余既患初習醫者之不易研究診斷學也。於是編纂診斷學問答一書。載在去年醫學報內。惟該書內容。殊形簡略。實地應用。似嫌不足。用特詳述檢查循環器之聽診法。與諸同志一商榷之。倘有就其謬誤處而教正之。僕則感激無旣矣。

第一　循環器之生理

循環器　輸送營養料於身體各部。復從組織內收集廢料。以成新陳代謝之功。司此作用之器官。曰循環器。

心臟　心臟爲收發血液之總滙處。位於左右之肺臟間。呈圓錐狀。大如拳。其內腔依縱中隔分爲左右二部。各部更分爲上下二所。在上部曰左心耳右心耳。在下部曰左心室右心室。心耳與心室間。心室與動脈間。均有瓣膜存在。用以防血液之逆流也。在左心耳與左心室間者曰僧帽瓣、(二尖瓣)在右心耳與右心室間者曰三尖瓣、在心室與動脈間者曰半月瓣。

按左右心耳或稱左右上房。左右心室或稱左右下房。二尖瓣或稱雙扇門。三尖瓣或稱三扇門。半月瓣或稱半月門。

血管　血管爲血液流行之孔道。凡分三種。曰動脈。曰靜脈。曰毛細管。動脈輸送自心臟流出之血液。管壁堅實。富於彈力。平常自成爲管狀。靜脈輸送流歸心臟之血液。管壁柔軟。管內苟無血液充滿之。則收縮作扁平狀。要言之。不論動脈與靜脈。近心臟則管數漸少。管徑漸粗。終合成一大管。遠心臟則反之。一大管歧分爲數小管。愈分愈多。愈多愈細。終移而爲毛細管焉。

動脈有大動脈肺動脈之分。靜脈有大靜脈肺靜脈之別。大動脈出於左心室。輸送來自心臟之清潔血液於毛細管。肺動脈出於右心室。輸送來自心臟之不潔血液於肺臟。大靜脈出於右心耳。輸送來自毛細管之不潔血液於心臟。肺靜脈出於左心耳。輸送來自肺臟之清潔血液於心臟。故大動脈肺靜脈之血液。呈鮮紅色。謂之動脈血。肺動脈大靜脈之血液。呈暗紅色。謂之靜脈血。

按動脈古稱經脈。又名脈管。靜脈古稱絡脈。又名廻管。毛細管古稱孫脈。又名微血管。

血液之循環　血液之循環。約有二種。曰大循環。曰小循環。大循環起自左心室。收縮時則推開半月瓣。入大動脈。次循流於頸部頭部及內臟。至毛細管之部。各以所含養氣營養料供給全身。且收集炭養氣廢料。變動脈血爲靜脈血。從大靜脈而歸右心耳。收縮時則又推開三尖瓣。注入右心室。小循環起自右心室。收縮時則推開半月瓣。入肺動脈。至左右肺臟。因毛細管之作用。排除炭養氣廢料。攝取養氣。變靜脈血爲動脈血。從肺靜脈而歸左心耳。收縮時則又推開僧帽瓣。注入左心室。今示其循環式如左。

大循環　左心室（大動脈）　組織　右心耳（大靜脈）

循環

小循環　右心室（肺動脈）　肺臟　左心耳（肺靜脈）

按大循環或稱全身循環。小循環或稱肺循環。

第二　心臟聽診

（一）心臟之聽診的音響

心臟之聽診的音響。大別之爲二。其一爲心臟自己所發之音。卽由心筋之收縮及心臟瓣膜之緊張而生者也。其一爲大末梢動脈所發之音。卽由心臟之收縮及脈管壁之緊張而生者也。茲再精細分析言之。則健全之心臟。其音響凡六。四個爲收縮期的心音。二個爲舒張期的心音。四個收縮期的心音之內。二個爲僧帽瓣及三尖瓣閉鎖之時與心筋肉音同來。二個爲大動脈及肺動脈壁之緊張而生。至二個舒張期的心音。由大動脈肺動脈之半月狀瓣之收縮而現。

此外由大動脈瓣閉鎖而發之音傳播於僧帽瓣孔。由肺動脈瓣而發之音傳播於三尖瓣孔。又生二個舒張期的心音。不可不知也。

如右所述俱生理的現象。若在病的變化則必變爲雜音。此或由於循環之血液。而形成其爲旋渦故也。成此旋渦之原因。不外兩種。一由心臟瓣膜閉鎖不全。血液逆流與順流之血液相衝突。一由順流於一定方向之血液。通過某狹窄部位。後驟達於比較的廣大之空間。其屬諸第一種雜音者。於心臟收縮期恆生於僧帽瓣及三尖瓣。於心臟舒張期。恒生於大動脈及肺動脈之半月瓣。其屬諸第二種雜音者。於心臟收縮期。恒生於肺動脈及大動脈之半月瓣。於心臟舒張期。恒生於僧帽瓣及三尖瓣。此據醫學家言也。

（二）生理的及病的心音之强度

生理的心音之强度。概別爲左之三種。

（一）關於胸廓之構造與彈力之强弱。如胸廓纖弱而富於彈力者。則其音必强盛。

（二）關於胸壁之厚薄。如胸壁之脂肪過多或乳房過大者。則其音必微弱。

(三)關於精神狀態。如精神興奮時。則其音必强盛。

病的心音之强度。概別爲左之四種。

(一)總心音之强盛。恒由心臟機能之亢進時而來。

(二)總心音之減弱(甲)心臟衰弱之疾患。(乙)心音傳達之困難。

(三)各心音之强盛(甲)僧帽瓣膜音之强盛。爲左心室肥大之主徵。(乙)第二大動脈瓣膜音之强盛。爲左心室肥大之主徵(丙)第二肺動脈瓣膜音之强盛。爲右心室肥大之主徵。

(四)各心音之減弱(甲)僧帽瓣第一音之減弱。由大動脈瓣閉鎖不全而來。(乙)第二大動脈音之減弱。由僧帽瓣孔狹窄及閉鎖不全與動脈瓣孔狹窄而來。(丙)第二肺動脈音之減弱由三尖瓣孔狹窄及閉鎖不全與動脈瓣孔狹窄而來。

(三)心臟雜音

心臟雜音之現也。一在心臟之瓣膜。是謂之心內膜性雜音。一在心臟之表面。是謂之心外膜性雜音。茲分述之於下。

心內膜性雜音。分左之二種。

(一)器質的雜音。(甲)由瓣膜閉鎖不全而發者。(乙)由瓣膜孔狹窄而發者。(丙)由心臟之動脈瘤及先天的物質缺損而發者。

(二)官能的雜音。(甲)發於心筋有急性障害而瓣膜之振動減退時。(乙)發於瓣膜之營養障害時。

心外膜性雜音。分左之四種。

(一)心囊性摩擦音。此由沈着物生於心囊兩板。與其表面摩擦而生者。

(二)筋膜心囊性摩擦音。由肋膜與心囊外板摩擦而生者。

(三)心窩氣腫雜音。此由肺胞破裂。空氣沿肺臟間質組織。達於肺根部。復侵入前縱隔膜腔內。以至心臟而發者。

(四)心囊性振水音。此由空氣或液體存於心囊內時而發者。

(四)心臟聽診之部位

就診斷學上言之。瓣孔之收縮期的心音爲第一音。舒張期的心音爲第二音。故於僧帽瓣孔之收縮期的心音即第一音。舒張期的心音即第二音。須在心尖部聽之。於三尖瓣孔之收縮期的心音即第一音。舒張期的心音即第二音。須在胸骨下緣聽之。於肺動脈瓣孔之收縮期的心音卽第一音。舒張期的心音卽第二音。須在第二肋間胸骨左緣聽之。於大動脈瓣孔之收縮期的心音卽第一音舒張期的心音卽第二音。須在第二肋間胸骨右緣聽之。凡在僧帽瓣孔及三尖瓣孔。其第一音較第二音爲强。在大動脈瓣空及肺動脈瓣孔。其第二音較第一音爲强。此大較也。

第三　血管聽診

(一)動脈聽診

欲述動脈聽診法。須注意二事。卽(一)動脈管音之異常。(二)動脈雜音之出現是也。

(一)動脈管音之異常。在頸動脈及鎖骨下動脈。置聽診器而診查之。可得兩種聲音。其在心臟收縮期聽知之者。爲第一脈管音。其在心臟舒張期聽知之者。爲第二脈管音。若大動脈閉鎖不全。則第一脈管音必强盛。第二脈管音必減弱或消失。他若股動脈之重複音。亦異常現象之一。患大動脈瓣閉鎖不全症者。莫不以此爲特徵也。

(二)動脈雜音之出現　動脈雜音。約有三種。曰頸動脈及鎖骨下動脈之收縮期的雜音。由大動脈瓣孔狹窄而來。曰頸動脈及鎖骨下動脈之舒張期的雜音。由大動脈瓣閉鎖不全而來。曰股動脈之舒張期的雜音。爲大動脈瓣閉鎖不全之特徵。此際以聽診器加強壓時。則同時可以聽取心臟收縮期的雜音。是爲鷲羅喜知氏重複雜音。

(二)靜脈聽診

靜脈異常時。往往發有淸音或雜音。淸音在於內頸靜脈者。則現於靜脈球部之直上。在於股靜脈者。則現於怕派爾托氏韌帶之直下。是多當三尖瓣閉鎖不全而見之者也。雜音卽獨樂音。由一切貧血狀態而來。因血液從頸靜脈奔流於開放之靜脈球部時。成水渦於其球部。遂有颯鳴性蜂鳴性喘鳴性等音。其血液奔流之速度愈大。則水渦愈强。獨樂音亦愈著。

第四　結論

生理學上之論循環器也。固極繁雜。診斷學上之視循環器也。又極重要。誠以吸取肺臟之新鮮血液。而支配於組織內。收集組織之不潔血液。而輸送於肺臟內。如是循環不息。以成新陳代謝之功者。厥爲循環器。

循環器之本幹爲心臟。分支爲血管。而其內容則血液也。血液由無色阿爾加利性之液體。與細微之小體而成。此液體曰血漿。小體曰血球。血漿中含有纖維素。若此素與之分離。則餘黃色透明之液而成血清。其與血漿分離之纖維素。卽結合血球而成血餅。血球有赤白二種。赤血球較多於白血球。約爲五百與一之比。體內赤血球缺乏之時。則白血球可變爲赤血球。主此變化作用及製造白血球之器官。卽脾臟與骨髓是也。

循環器之生理及聽診法。已略述於前矣。茲更欲與同志相商榷者。卽診查之方法及時間。就鄙見言之。則對於第一問題之解決。宜用間接聽診法。而不宜用直接聽診法。對於第二問題之解決。宜在患者精神及身體安靜時。與夫心臟機能旺盛時行之。質之同志。以爲何如。

芥末到處皆有。家用極便。療疾甚有功效。其有特别之效列左。一取吐。凡有呑牙片煙等毒藥者。宜取芥子一錢。研細。溫水冲下。令其嘔吐淨盡卽愈。一引炎外出。凡腹疼症。或痢症瀉症。糊敷臍下處。胃疼嘔吐病。糊敷脇下左處。肺經發炎。積血症。糊敷胸處。氣管炎咳嗽症。糊敷氣管處。牙疼糊敷耳下處。痺疼症骨節疼腦系疼症。糊敷患處。傷風積症等。糊敷脚心。或調水浸脚。頭疼或顱腦積血症。糊敷頂上。糊法、芥子研細。與白麵各半調匀。敷患處。皮紅爲度。小兒宜芥子一分。白麵二分。調匀糊敷。

含量之多少呈紫藍或靑色。(井上、安富兩氏注)

林德根放射線與結石之關係

由林德根放射線認結石之影。而易誤認爲泌尿器之結石者。爲內腸骨動脈之石灰沈着、靜脈石、淋巴腺石灰沈着、或蟲樣突起內之糞石等。

結石與X光線

用X放射線檢腎石時。常宜就兩腎、輸尿管及膀胱等亘全泌尿器而檢之。往往有在輸尿管之下部膀胱之直上部發見。而能推定腎臟中有結石存在者。

腎疝痛與腎石

有腎疝痛、不可遽以爲有腎結石之存在。亦有疼痛而無結石者。然在此等之場合。行腎切開術。不惟診斷確。卽無結石。該疝痛發作。亦可治愈。

上腎腫

上腎腫 Hypernephrom 由副腎胚細胞。迷入於腎內而發生。境界判明之上皮樣大細胞爲索狀被包容於毛細管網內。此腫瘍增大則中央軟化而形成空洞。變爲囊腫樣。多發生於四十歲以上之人。先來血尿。

腎之轉移性膿瘍

腎多由血行運來細菌沈着、而發生所謂轉移性膿瘍者。殊於急性傳染病（腸窒扶斯、猩紅熱、痘瘡、痲疹、膿毒症、敗血症、實扶垤里、肺炎、心內膜炎、產褥熱等）之際。最多見之。亦有由癰、癤、重症腸加答兒蜂窠織炎等續發者。

泌尿器結核之初徵

尿中排膿。別無顯徵者。有泌尿器結核初期之疑。

腎結核之特徵

尿呈酸性。且含有多量之膿。雖爲腎結核之特徵。然非每次必能發見結核菌者。故須集二十四時間之尿。用遠心器取其沈渣。而用鏡檢之

腎臟周圍膿瘍之診斷

腎臟周圍膿瘍初有與急性發疹病、神經痛、肋膜炎、蟲樣突起炎等誤診者。然腫脹著明。膿瘍及於第十二肋骨之下方。則診斷容易。又由境界漫然與愈着不動等。可與腎腫瘤區別。

腎切開後之切開創處置

腎切開術後之切開創。若爲無腐敗性者。則由深淺二層之縫合絲閉鎖之。因鬱血及無尿症行切開術時將綿紗插入於兩半腎之間而將其一端遺留於外方。既染毒者。送入大排膿管至腎盂。而將他部縫合。於腎門部、將血管與輸尿管分開。更將各血管一一結紮。搔抓輸尿管之內面而結紮之。或由縫合使其粘膜面內翻而後閉鎖之。

化膿腎之摘出

摘出化膿腎之後。尿中尙含有膿時。爲輸尿管被侵之徵。亦須除去之。

第二十六章　膀胱

膀胱之出血

卒然由膀胱出血。雖由惡性腫瘍。然泌尿生殖器結核。亦多以出血爲初徵。

小兒膀胱結石

小兒之夜尿、手淫、脫肛。有由膀胱結石來者。

膀胱破裂與加的的兒

抱膀胱破裂之疑而插入加的的兒之際。尿若不排出時。不能決定爲破裂。因有破裂口大流出於腹腔內之尿。再從加的的兒流出故也。

勒求嗣氏腔與加的的兒

於恥骨上部膀胱切開後。而妨加的的兒或排膿管之插入者。係該管入於勒求嗣腔內。

不隨意之放尿

不隨意之放尿。來於膀胱擴張。在老人須檢查攝護腺。又膀胱過度充滿時。有起嘔吐者。

擴張之膀胱與尿排出

在甚擴張之膀胱。不可將尿一時排出。恐來粘膜出血故也。

軟性護謨加的的兒

凡軟性護謨加的的兒。使用前持其兩端而牽引之。表面生多數皹裂者。甚脆不堪用。

脊髓損傷與尿閉

脊髓損傷患者。須注意膀胱。不可使尿過度充滿。殊在小兒。膀胱之容量甚少。尤宜注意。

剖腹術前之尿排出

下腹部膨滿。病徵尙未判然時。行剖腹術之前。宜先將膀胱內之尿排出。往往有因之而腸症狀去者、

人事不省者與加的的兒

陷於人事不省者。須每八時間用加的的兒排尿。

膀胱出血與止血法

膀胱出血。用氷水或一萬倍之亞篤列那林液灌注即止。

膀胱基底部手術後處置

膀胱基底部之手術後。有出血而不能結紮。亦不能用綿紗栓塞時。可於方形數葉綿紗之一隅。附强大之線而通大針。於突倫德倫布兒格氏骨盤高位。開膀胱。從內通針出會陰。引線將綿紗向出血面壓迫。線端結於外部之繃帶。

第二十七章　攝護腺

攝護腺肥大與加的的兒

在因攝護腺肥大排尿困難之患者。不惟加的的兒使用法須熟練。即加的的兒亦宜選用適當者。以用有美爾修氏彎曲（爲百十度之角）之絹絲製彈力加的的兒爲最宜。該器從其彎曲之度。常沿尿道前壁。不衝突攝護腺。且易達於膀胱。若不能挿入時。暫入微溫湯中。軟入芒篤林任意爲彎曲之度。冷却之供用。而仍未能挿入時。有應用美爾修氏彎曲之大金屬加的的兒者。凡插入金屬加的的兒時。高舉骨盤。加的的兒達於攝護腺部時。須將其把柄壓下於股間而推進之。

攝護腺膿瘍

攝護腺膿瘍。縱令由肛門觸診。認明膨隆。亦決不可由肛門切開。必須由會陰行之。

攝護腺癌腫

摘出肥大之攝護腺後。須將該腺行病理組織學的檢查。其一部有爲癌腫變性者。攝護腺之癌腫。其再發多甚遲。故於定預後上須注意。

第二十八章　陰莖及尿道

尿道狹窄與步濟

對尿道狹窄患者。插入步濟時。決不可用暴力。由微細之感覺與忍耐。方能發見狹窄部之孔口。若狹窄孔甚小。而緊固步濟不能動時。可放置一時間。若狹窄孔口。不能插入時。是爲狹狹部之邊緣不整。而孔口偏倚於尿道周壁。不存於正中。或爲螺旋狀。或因甚狹小而不能通時。用注射器注油於尿道內。狹窄口少開之後。送入極小之絲狀步濟。狹窄孔口偏於尿道壁時。將六七根之絲狀步濟。一一徐徐推入。無論如何。亦能進入正當之尿道。

尿道加的的兒插入之障礙

尿道黏膜知覺過敏者。由尿道壓挺筋之痙攣。妨加的的兒之插入。加的的兒之內端。留於膜樣部而不進入。有如尿道狹窄或異物存在等之感覺。此際若用力壓之。痙攣益强。毀損尿道。約留置一二分時間。痙攣自緩解。在此等過敏者。豫注入一乃至二％古加乙涅溶液五乃至六立方仙米於尿道。則能除此障礙。

由加的的兒作生之假尿道

加的的兒插入之際。誤破尿道黏膜。有生所謂假尿道者。其易生之部位。爲膜樣部及球狀部。該部在尿道之後壁。唯軟部圍擁之。不能制止加的的兒末端之穿入。且球狀部之下部爲囊狀。故尖端易於進入。又攝護腺之部陷凹。亦易作假尿道。凡當插入加的的兒時。必沿尿道之上壁而推進之。誤作之假尿道。抵抗遽消失。加的的兒之進行不圓滑。有粗糙斷續之感。加的的兒不能固定。易於拔去。又廻轉加的的兒。不在正中線。從直腸或會陰有能觸知偏倚於側方之嘴端者。

假尿道存在與步濟插入不能

有因假尿道存在。不能插入步濟於尿道狹窄孔口內者。此際步濟不在正中線廻轉。又插入十八仙米以上遽有障礙不動等。爲不能進入於膀胱。而有假尿道之徵。（因膜樣部後方狹窄者甚稀、從尿道外口至膜樣部超十七仙米者亦甚稀故也、）但須注意攝護腺肥大。其他步濟嵌入於狹窄部時。有誤爲假尿道者。然假尿道於縱軸之周圍。廻轉步濟容易。入於狹窄部者。廻轉困難。

尿浸潤之徵

尿道狹窄患者。或行尿道內療法者。陰囊後根部腫脹潮紅。爲尿浸潤之徵。須直施應急法。

尿道外切開術之注意

日。關於腸胃之傳染病。多流行於平坦之地。關於皮膚及黏膜之傳染病。多流行於高燥之地。但此說未必盡然。赤痢一症。往往猖獗於山之附近地方。（如日本之神奈川縣相模國津久井郡）八種傳染病以外之傳染性病。似亦有上記之種別。即如流行性感冒等症。流行於山間者。一事實也。（瑞典）如痲刺利亞、脚氣等之風土病。與該植物類之繁殖帶有密切之關係。越一定之高度便不傳染。然此說亦不甚確實。蓋前年有一富士山觀測者。登山之後。果罹脚氣。三浦博士之診斷。謂爲登高山之結果。此乃載於東京醫事新誌之上。小池博士且詳評之。此事之當否。予雖不敢臆斷。然謂世間之人。與山氣之變化相接觸。即誘起脚氣症狀。無是理也。若山氣之變化。竟爲脚氣之原因或誘因。則世界之高山觀測者。必步行蹣跚。勢不得不廢止登山。按諸事實。不相符合。夫脚氣之原因係食物。米及青魚科之魚。爲脚氣之原因者最多。又便秘亦足誘脚氣之發生。

花柳病一症。流行於海港而不流行於山間。雖屬經驗上之事實。然亦無顯著之實例。（就山間而論傳播梅毒之泉源較少）結核則山間與平地均有之。至其相互之比例數。不詳。皮疹及眼炎如前述。普通病中之消化病。多流行於海濱。消化器病多發生於山林。雖爲一般之病理學者所唱導。然亦不得謂爲確論也。

採光說

西曆一千八百八十二年霍富麥氏等之十人。會議於某地。其議決之事項中。關於採光之學說如左。

一 教室之幅。在五密達（十七尺）以內。生徒坐席之左側。須裝置窗戶。其幅若在五密達以上。兩側均須裝設窗戶。過特別之情狀時。生徒坐席背側之壁間。亦可裝設窗戶。但此屬於例外。

二 採光之時。自東或西一側之採光。則以南方採光爲佳。

三 爲光量充足計。窗須向外方而開大。或用欄杆。

四 深處全宅內方之屋。光線大抵不足。不可用之爲教室。

五 教室內不論何所。均須有直接之光線映射。

長壽者之攝生法

享年八十餘歲之長壽者。有種種之攝生法。今摘錄之於左。

貴特依祿卿。現年九十歲。不吸煙。勵行戶外運動。節制飲食。九時或十時睡眠。

偎利麻伯。現年八十二歲。不吸煙。節制飲食

納兒孫伯。現年八十二歲。不吸煙。早起。節制飲食。不服藥劑。睡眠適宜。

散白至克氏。現年八十一歲。不吸煙。節制飲食物。九時睡眠。

散特靈烏氏。現年九十三歲。不吸煙。勵行戶外運動。八時睡眠。

梅育兒氏。現年八十一歲。不吸煙。菜食主義。每朝四時離牀。

同氏自千八百八十四年以來。二十五年間。不食肉類、茶、咖啡、及其他之含溫飲料、酒精飲料及藥味。亦不服藥。專食野菜果物穀類。據該氏之說。食此種之食物後。無須勵行運動。

貴斯博士。現年八十六歲。時時吸煙。略飲葡萄酒。

富利至斯氏。現年八十六歲每日食雪茄三枝。行適當之運動。

特烏依氏。現年八十二歲。不吸煙。好運動。

式倍特氏。現年八十六歲。七時睡眠。常服少量之葡萄酒。

十二指腸蟲及蛔蟲

日本明治三十四年渡邊醫學士於某醫學會開會之時。報告十二指腸病之研究成

績。其研究乃檢查學校生徒之糞便。據其檢查之結果。百名之生徒中。有六十人以上含十二指腸蟲。至少者。亦有二三十人含十二指腸蟲之卵子。又聞該氏之所述。於某地方檢查數處學校之生徒。有百分之九十或八十含有蛔蟲。但蛔蟲一物。雖無害於健康。十二指腸病。則於人體有莫大之危險。是宜注意。卽吾人身體中有是蟲之後。腸壁被其侵食。吸收身體中之血液。遂成貧血症。歷時愈久。貧血之量愈顯著。發頭痛眩暈等症。動悸頗速。作事之際。身體與精神均易於疲勞。此時若怠於療治。病症次第增進。貧血益甚。心神愈衰弱。患者遂日漸衰弱而死。罹是病之後。縱不死亡。往往起加答兒性氣管支炎、肺結核及其他種種危險疾病。不可不注意。此症蔓延甚廣。幾無處無之。水害較多之地方因此寄生蟲卵而蔓延者。其面積更廣。罹此症者。亦不得不加多。故水患較多之地方。十二指腸病之豫防法。尤宜注意。明治三十六年之七月。學校醫協議會之結果。決議寄生蟲之豫防法數條。各學校均實行之。此豫防法。永宜普及於世。今記述之於左。

一 寄生蟲生存於蔬菜、水及魚貝等之體中。故蔬菜魚肉貝類。不可生食。

二 井側及糞壺。宜用不滲透性物製之。

三　寄生蟲病之糞便。應嚴行消毒。

四　飲料水及食品調製時所用之水。均當煑沸之。

五　使用之水。宜用煑沸水或濾過炭砂中之水。

六　住地務乾燥。

七　食前必須用清潔之水洗手指。

八　三月之中。必須修理井戶一次。

九　溝渠及池沼等之水。不可飲用。

十　不可於池沼內游泳。

十一　學校內之生徒。一年中必須檢查糞便一次。

十二　修學旅行中。須注意飲料水。

備考

十二指腸蟲之卵。據瀨川博士之報告。將七十五倍之石灰水（與糞便同量）置於糞便中。經一週之久。卽行死滅。據他種之報告。將百倍之石灰乳（與糞便同量）加入糞便中。經二十四時間。該卵子卽行死滅。

除上述外。關於十二指腸蟲之豫防撲滅。尚有一二之學說。今記錄之於左。

十二指腸蟲乃小形之內臟蟲。棲息於十二指腸。卽下部及空腸。使腸內之容物。無營養分及於身體。自腸壁吸收血液。遂其生活。其結果呈顯著之貧血症。此蟲之卵及蛹。在游泥、池沼或不良之水中。施肥料之野菜中亦有之。吾人之罹十二指腸病。大抵基於飲料及食物中之有卵及蛹。故吾人所食之物。必須十分煑熟之。

據醫學博士阿洛氏之研究。(在一千八百九十八年及一千九百一年)此蟲之蛹。自皮膚上之毛孔侵入。了無疑義。然洛斯氏有下記之質問。謂十二指腸蟲之蛹。旣自皮膚上之毛孔侵入。果如何而達腸管乎。約言之。與旋毛蟲自腸而移轉於筋骼之現象相同。此蟲於污水中亦能發育。其他尚有種種之寄生地。今尚未詳。生活之時期無定。在體外較爲幼穉。在體內發育完全。克產卵生殖。治療之法。頗屬困難。其所以困難者。因此蟲有鉤。侵蝕腸壁頗甚。吸收血液。若欲投以殺蟲藥。非多量不可。然過多又恐有害人體也。

學科之配合與精神疲勞之程度

學科之配合。須以精神疲勞之程度爲準。不然。學校生徒之精神上。受種種不良影響。

發一種不快之感覺。他日出而作事。往往抱消極主義。故配合學科之際。不可不注意。遵精神教育史之原理。年少者之教程。去過擔之弊。是爲教授法中之最緊要者。排列學科。若無前後之關係。難易之秩序。疲勞生徒之精神者不少。凡任教育事業者。均須注意此等之事項。據某學者之說。學童精神疲勞之度。午後較午前爲甚。月曜火曜。固不若是之甚。金曜土曜。疲勞已達極點。然可因日曜日之休息而恢復。故配合課程之際。凡屬過勞精神之課業。須準此原理而排列之。就時日而論。冬季雖爲精神活潑之時。至春季則稍行遲緩。至夏季則非常疲勞。學校衛生上應測定此疲勞之度。以備配合課程時之參酌也。

勞佚之轉換

昔人有言曰。一日二十四時間。吾人可分爲三份。八時間就寢。八時間作事。八時間遊散。此實爲分配法中之最佳者也。就人之睡眠而論。喜睡而致睡連固不乏人。而少眠者亦有之。如德國之富累畝大王及拿破崙第一世。每日僅眠五時間而已。由是而論。少眠者有之。長寢者有之。其平均數約七、八時間。起臥均有定時斯可矣。作事之時作事。休息之時休息。最爲緊要。若日日作業而無效果。非特無益於作事。適足有害夫身體。故遇作事之時間。勉力作事。作事已畢之後。卽行休息。如是則事業既易增進。身體亦不至疲勞。此爲生理上所屢屢實驗者也。德國某學者就學校之生徒而研究之。卽與學生以一定之課題。視其答案之良否。推定其疲勞之度。答案錯誤。卽身體疲勞之確證也。一週之中。月曜日(禮拜一)之成績。最爲佳良。乃日曜日之休息故。一日之內。以第一課之成績爲最佳。第二第三時之成績。漸次不良。此事實雖隨人而異。然大數不差。由是考之。第二時與第三時之間。必須有相當之休息。抑亦明甚。夏季之休息時間。宜較平時爲長。約言之。休息一事。實足以促事業之增進。故一週中須休息一日。一日中須休息八時。作事之時間與休息之時間。必須並行而不悖也。

飲酒之戒言

一 酩酊乃酒精之急性中毒。精神界及腦皮質起解剖的異狀。

一 飲酒不能增進智力。

一 酒能增進意志之行動。然其精神作用。不甚確實。

一 酒與精神病有重大之關係。由間接直接誘起犯罪行爲。

一 酒有不良之影響及於子孫。

禮記之一篇也　左國卽周左丘明所作之國語也共二十一卷分國紀事爲史之一體史通謂之國語家　平淮西雅與昌黎平淮西碑亦相埒。

古人文章。似不經意。而未落筆之先。必經營慘淡。如永叔（卽歐陽修）與尹師魯書。（宋尹洙字師魯深於春秋以進士官至起居舍人唐末以來文章寖敝洙與穆伯長倡爲古文以矯時趨文風爲之一變著有河南集二十七卷）直似道家。常若不先有一番琢鍊。何以能如此古雅。

老泉（宋蘇洵字明允年二十七始發憤爲學嘉祐間與二子軾轍至京師歐陽修上其所著書除校書郎名動京師所爲文奇峭雄拔有先秦之風學者以其父子俱知名乃稱洵爲老蘇著有嘉祐集十六卷諡法四卷）嘉祐集。存文不多。卻篇篇可傳。

蘇長公（宋蘇軾字子瞻洵之長子嘉祐進士英宗時直史記神宗時與安石議論不合貶黃州築室東坡號東坡居士後累官翰林學士兵部尙書卒諡文忠軾弱冠博通經史爲文縱橫奔放雄視百世詩飄逸不羣書畫亦有名著有東坡全集。一百十五卷東坡志林五卷）晚年之作。有隨筆寫出。不待安排。而自然超妙者。非天資高絕。不能學之。其少年之作。滔滔數千言。才氣眞不可及。然精義究不能多。若賈長沙之長篇。（漢賈誼少通諸子百家書文帝聞其才召爲博士一歲中超遷至大中大夫絳灌鄧忌其才間之出爲長沙王太傅意不自得及渡湘水爲賦以弔屈原復拜梁懷王太傅懷王墮馬死誼自傷爲傅無狀哭泣歲餘亦死著有新書十卷其長篇指陳政事疏而言）則事理本多。所以不可刪節。長公文只論一事。而波瀾層出。故閒有可節處。

古來博洽而不爲積書所累者。莫如王介甫。（宋王安石字介甫號半山臨川人博覽強記於神宗朝爲相封荊國公諡曰文）

安石文章拗折峭刻人以大家目之著有臨川集一百卷編有唐百家詩選二十卷 渠作文直不屑用前人一字。此所以高。其削盡膚庸。一氣轉摺處最當玩。潁濱在八家中。宋蘇轍字子由號潁濱又號欒城洵之次子性沉靜簡潔文章高雅平正中有奇氣與兄軾同舉進士累官翰林學士門下侍郎謚曰文定著有欒城集九十六卷古史六十卷龍川略志十卷別志八卷道德經解二卷 自覺稍弱。然自渠以後至震川未出以前無此作也。

歐之大碑版。碑版碑誌之屬 不善學之易於平。易於散。八家之外。李習之尚可參。其氣息自好也。孫可之則有暴氣。唐孫樵字可之韓昌黎門人其文刻意求奇不及愈之自然高古著有孫可之集十卷 亦未能自然。究非正宗。看王介甫便高過之遠甚。姚牧菴元姚燧字端甫少從許衡遊以眞知實踐爲事爲文閎肆賅博有西漢風官至翰林學士著有牧菴文集三十六卷 力掃南宋。宋自高宗南渡都臨安僅保南方之地是爲南宋 而學韓尚太喫力。虞道園筆太游衍。元虞集字伯生號道園天性孝友生三歲即讀書及長弘才學無施不宜官至奎章閣學士一時典冊咸出其手卒封仁壽公謚文靖有道園學古錄五十卷道園遺稿六卷 較之宋潛谿稍淨。明宋濂字景濂號潛溪英敏強記通五經元時授翰林編修辭不就太祖定鼎金陵遣使聘之累學官至翰林士自少至老未嘗一去書文章富贍爲世所宗卒謚文憲著有元史二百十卷宋學士全集三十六卷浦陽人物記二卷 而文品不甚相懸。王遵巖文少靈氣。明王愼中字道思號遵巖嘉靖進士官河南參政工古文初主秦漢後學歐曾卓然成家著有遵巖集二十五卷 然自正派。虞道園正與之相伯仲耳。明七子文。（前七子李夢陽何景明徐禎卿邊貢康海王九思王廷相後七子李攀龍王世貞謝榛梁有譽宗臣徐中行吳國倫）句句欲古峭。而不知運以灝氣。往往至於不可讀。乃荆棘叢也。

歸震川直接八家。姚惜抱謂其於不要緊之題。說不要緊之語。卻自風韻疏淡。是於太史公深有會處。（太史公漢司馬談爲太史令子遷繼之皆稱太史公此指司馬遷而言）不可不知此旨。如張鱸江所賞諸篇。（清張士元號鱸江嘉靖舉人著有嘉樹山房集）不過歐曾勝處而已。有寥寥短章。而逼眞史記者。乃其最高淡之處也。

汪堯峰文氣息好。在國初諸老中。自屬第一。但少嚴峻遒拔。如游池沼江湖。而不見壁岸。未能與北宋（宋之別稱對於南宋而言自太宗至欽宗皆都汴在北方故稱北宋）名家抗行。

朱竹垞（清朱彝尊字錫鬯號竹垞肆力古學無書不覽詩文既勝考據之學亦精康熙間以鴻博授檢討著有經義考三百卷曝書亭文集八十卷明詩綜一百卷）頗能擺落浙派。敘事文較議論文爲優。但少風韻耳。姜湛園則更漫衍。（湛園名宸英字西溟清慈溪人工詩古文精書法與朱彝尊嚴繩孫號江南三布衣年七十始得進士後爲順天考官被累下獄死著有湛園集八卷湛園札記四卷及西溟文鈔等）

黃梨洲（清黃宗羲字太冲明將亡奔走營救未得要領遂隱居教授康熙間薦舉鴻博不就其學以濂洛之統綜會諸家著有經學史學性理歷算文集筆記諸書凡數十種編有明文海四百八十二卷金石要例一卷明儒學案六十二卷）氣岸自闊。而文中乃多不揀擇之語。法亦尚疏。

邱邦士（清邱維屏字邦士明末寇亂徙家翠微峰魏禧嘗從學古文）文有質味。同時諸子。罕有能似其質者。

侯朝宗（清侯方域字朝宗豪邁不羈多大略工詩古文詩追杜甫文學韓歐才思橫溢著有壯悔堂集）天資雅近大蘇。惜其文不講法度。且多唐人小說氣。魏叔子（清魏禧字叔子一字氷叔號勺庭明亡隱居翠微峰率諸子弟講學其中世所稱易堂九子也康熙間舉鴻博固辭不就）文之大病痛在好做段落。狠其容亢其氣。硬斷硬接。議論文尤多此種。邵青門（清邵長蘅字子湘號青門工古文辭與魏禧侯方域齊名著有青門簏稿等書）亦有此病。而又甚之。

本朝時文如李榕村。（清李光地字晉卿號榕村康熙間進士官至文淵閣大學士諡文貞於學無所不窺而尤篤信程朱著有周易觀象榕村全集四十卷語錄三十卷）入理深而氣格亦高。至古文便全不合法。如儲同人（清儲欣字同人康熙舉人博通經史負東南文望）及畫山（儲大文字亦雅清宜興人康熙進士官翰林院庶吉士有存硯樓集十六卷）諸公。皆時文勝古文者。王罕皆（清王步青字罕皆康熙進士官編修其制舉藝爲時所欽仰）古文亦不唐不宋不六朝。不似古人。方朴山亦然。（清方發如字文輈號朴山康熙進士官豐潤縣知縣）前明人古文。又是一種。讀一篇。了不知其命意所在。如唐荊川（明唐順之字應德號荊川嘉靖進士官至維陽巡撫右僉都御史天啓中追諡文襄其文當明之中葉屹然爲一大宗至晚年講學文格又稍變著有荊川集十二卷史纂左編文編六十四卷武編十卷稗編一百二十卷）茅鹿門（明茅坤字順甫號鹿門嘉靖進士善古文又好談兵自號文武才官至廣西兵備僉事著有白華樓藏稿玉芝山房稿耄年錄）時文之高。幾足與古人同其品第。作古文則語不揀擇。而法亦不合。方望溪直接震川矣。然謹嚴而少妙遠之趣。如人家房屋門廳院落廂廚。無一不備。但不見書齋別業。若園亭池沼。尤不可得也。劉海峰文。（清劉大櫆字耕南號海峰桐城人古文喜學莊子尤力追昌黎姚姬傳從之遊遂有桐城派之目著有海峰詩文集）最講音節。有絕好之篇。其摹諸子而有痕迹者。非上乘也。姚惜抱享年之高。畧如海峰。而好學不倦。遠出海峰之上。故當代罕有倫比。揀擇之功。雖上繼望溪。而迂迴蕩漾。餘味曲包。又望溪之所無也。叙事文惲子居（清惲敬字子居號簡堂乾隆進士官江西瑞金知縣治古文得力韓非李斯與蘇明允相上下近法家言世稱陽湖派著有大雲山房文集）亦能簡然不如惜抱之韻矣。（惜抱之文以韻勝自是公論厚齋注）張皋文惜不永年。（清張惠言字皋文嘉慶進士官編修修學力行敦禮自守言禮主鄭康成言易主虞翻著有周易虞氏易義虞氏消息茗柯文編等書）故摹古之痕。尚不盡化。然淳雅無有能及之者。早年雖講漢學。而仍不薄程朱。（程即明道伊川兄弟　明道名顥字伯淳進士以道學鳴謚純公　伊川名頤字正叔少有高識非禮不動與兄顥俱以倡明道學為已任謚正公　朱即朱熹字元晦紹興中進士讀書務躬行實踐遂得聖道之宗謚曰文　皆從祀孔子廟庭）所以入理深也。惲子居文多縱橫氣。又多徑直說下處。不善學之。便易矜心作意。而氣不和。其續集氣息較好。筆力又不逮前集矣。惟作銘詞。古質不可及。文章說理不盡醇。故易見鋒鍔。子居自命。似欲獨開生面。然老泉亦有此種。不可謂遂能出八家範圍也。但不可謂其學老泉耳。老泉文變化離合處。非子居所能。

朱梅崖（清朱仕琇字斐瞻號梅崖乾隆進士著有梅崖集三十卷）文境文體。與方望溪不相入。學韓而專學詰曲處。此非善學也。昌黎本文從字順。妙極自然。今人無其根柢。乃只見怪怪奇奇耳。然梅崖中書一體最佳。有可傳者。

王惕甫文。（清王芑孫字惕甫乾隆舉人以詩文翺翔公卿間著有淵雅堂詩文集）有不講法度者。只不肯淡。便是其病。從選學入。然於選亦不甚深也。

秦小峴文。（清秦瀛字凌蒼號小峴又號遂庵乾隆進士南巡召試賜內閣中書官至刑部侍郎著有小峴山人集）未脫詩話氣。條達之篇則有之。

袁簡齋文。（清袁枚字子才號簡齋乾隆進士出宰江寧少年棄官佚宕不羈著有小倉山房詩文集及筆記）不如其小說。然小說亦不到古人佳處。

張鱸江文雖少蒼古。然取道甚正。王惕甫不及也。

魯賓之文。（清魯繽字賓之絜非姪治古文獨守家法）清而能廋。其氣亦疏。可以卓然有成者。惜不永年。惕甫評其文云。皮殼未去。此言不確。如惕甫之文。乃正嫌其皮殼多而無骨耳。賓之文。亦遠出惕甫上。

右若干條皆先生就璜所問而答者、璜退以片紙書之、先生別去。乃稍比次而書於册、他日以告先生、先生曰、此不可以示人也、凡論人論事必本末具、乃可筆於書而無遺議、此等或舍大而專言其細、或舉偏而不見其全、不量余者、將以爲口實焉、璜不敢忘而並識於此

粵西呂月滄郡丞、嗜古文辭、嘗師事仲倫先生而得其旨、以親炙緒論手纂成編、增雅慕先生之文與先生之論文、而不獲一見先生、因錄而藏之行篋、時尋繹焉、丁酉春增客海昌、晤先生於學博錢君警石之齋、相見歡然、因出所藏以質之先生、曰、月滄可謂好學也已、遂加校正、以貽警石、會州人蔣茂才、有叢書之刻、願附梓以廣其傳、俾後之覽者、知先生師古之心與月滄師先生師古之心、并警石愛先生及月滄所以師古人文者、亟以示後之學爲古人文者之心一如先生愛月滄之心、蔣君之意、蓋可忽乎哉、山陰陳增跋、

仲倫先生初月樓文稿、于古人法度無不合、而其深造獨得、實未嘗

有所依傍也、然先生論文、必曰吾嘗得之張編修姚刑部云云、其不忘師友之言蓋如此桂林呂月滄郡丞篤嗜古文辭、迨見先生而體格一變今從山陰陳君厚齋得郡丞所錄先生緒論、蓋師先生之文、以為文、即師先生不忘師友之心以為心也、蔣生沐茂才、方刻叢書、願以此卷傳示學者、先生尚有文評三種他日當錄副本以贈生沐、俾學者知從入之途、不可不慎且知先生論文宗旨、與古人無不合、而其言則深造獨得之言、豈嘗襲古人之所已言哉、道光丁酉夏嘉禾甘泉鄉人錢泰吉跋、

近世內科全書 四元
新纂兒科學 一元二角
神經衰弱之大研究 三角
脚氣病之原因及治法 六角
中風之原因及治法 五角
喉痧新論 二角
實扶垤里亞血清療法 五角
新傷寒論 五角
赤痢實驗談 四角
赤痢新論 四角
瘧疾新論霍亂新論合編 二角
花柳病療法 七角

◉癆病類

癆蟲戰爭記 四角
新撰虛癆講義 七角
肺癆病學一夕談 三角
肺病救護法 六角
肺癆病預防法 五角

◉傳染病類

傳染病之警告 四角
預防傳染病之大研究 五角
急性傳染病講義 一元二角

◉外科學

外科學一夕談 三角
創傷療法 一元四角
簡明外科學 一元
瘰癧之原因及治法 七角

外科總論 五元

◉皮膚病學

美容法 四角
皮膚病學 二元二角

◉病理學

臨牀病理學及診斷學 二元四角
病理學一夕談 三角
新撰病理學講義 四元
中外病名對照表 五角
診斷學一夕談 四角
應用診斷學 四角
初等診斷學教科書 七角
診斷學實地練習法 一元
診斷學大成 四元
新脈學一夕談發熱之原理 四角

◉細菌學

免疫學一夕談 五角
病原細菌學 三元

◉法醫學

近世法醫學 一元八角

◉婦人科產科及育兒類

生殖談 五角
近世婦人科全書 四元
育兒之模範 近刊
育兒談 四角
妊娠生理篇 七角
分娩產褥生理篇合編 八角

不妊症及治法 四角
妊婦診察法 三角
產科學初步 七角
竹氏產婆學 六角

◉看護學

家庭侍疾法 八角
看護學 七角

◉藥物學及處方學

藥物學大成 四元
藥物學一夕談 六角
藥物學綱要 一元五角
普通藥物學教科書 一元六角
中外藥名對照表 四角
西藥實驗談 一元六角
漢藥實驗談 一元七角
新萬國藥方 三元
實用兒科經驗良方 四角

◉進德叢書

偉人修養錄 三角
西洋古格言 五角
少年進德錄 六角
少年之模範 三角
女誡註釋 二角
溫氏母訓 二角

◉附尺牘類

國朝名人書札 一元五角
尺牘十種 二元一角

近世內科全書　四元
新纂兒科學　一元二角
神經衰弱之大研究　三角
脚氣病之原因及治法　六角
中風之原因及治法　五角
喉痧新論　二角
實扶垤里亞血清療法　五角
新傷寒論　五角
赤痢實驗談　四角
赤痢新論　四角
瘧疾新論霍亂新論合編　二角
花柳病療法　七角

◉癆病類

癆蟲戰爭記　四角
新撰虛癆講義　七角
肺癆病學一夕談　三角
肺病救護法　六角
肺癆病預防法　五角

◉傳染病類

傳染病之警告　四角
預防傳染病之大研究　五角
急性傳染病講義　一元二角

◉外科學

外科學一夕談　三角
創傷療法　一元四角
簡明外科學　一元
瘰癧之原因及治法　七角

外科總論　五元

◉皮膚病學

美容法　四角
皮膚病學　二元二角

◉病理學及診斷學

臨牀病理學　二元四角
病理學一夕談　三角
新撰病理學講義　四元
中外病名對照表　五角
診斷學一夕談　四角
應用診斷學　四角
初等診斷學教科書　七角
診斷學實地練習法　一元
診斷學大成　四元
新脈學一夕談發熱之原理　四角

◉細菌學

免疫學一夕談　五角
病原細菌學　三元

◉法醫學

近世法醫學　一元八角

◉婦人科產科及育兒類

生殖談　五角
近世婦人科全書　四元
育兒之模範　近刊
育兒談　四角
妊娠生理篇　七角
分娩產褥生理篇合編　八角

不妊症及治法　四角
妊婦診察法　三角
產科學初步　七角
竹氏產婆學　六角

◉看護學

家庭侍疾法　八角
看護學　七角

◉藥物學及處方學

藥物學大成　四元
藥物學一夕談　六角
藥物學綱要　一元五角
普通藥物學教科書　一元六角
中外藥名對照表　四角
西藥實驗談　一元六角
漢藥實驗談　一元七角
新萬國藥方　三元
實用兒科經驗良方　四角

◉進德叢書

偉人修養錄　三角
西洋古格言　五角
少年進德錄　六角
少年之模範　三角
女誡註釋　二角
溫氏母訓　二角

◉附尺牘類

國朝名人書札　一元五角
尺牘十種　二元一角

西曆一千九百十六年十一月出版

中西醫學報

第七年　第四期

本期之目錄

本報全年十二冊本埠洋八角四分中國境內洋九角六分日本臺灣洋一元零八分香港南洋各島洋一元三角二分零售每冊洋一角上海英大馬路泥城橋西首龍飛馬車行西間壁三十九號丁福保醫寓發行

奉送育兒寶鑑廣告

本公司現印就最有益家用良書取名育兒寶鑑是書英文原本早已分送各國均奉爲至寶本公司不惜工本將此書譯成華文俾中國育兒諸家同享其益況中國育兒一道甚不講求屢以罐頭牛乳新鮮牛乳以及乳糕幷不適用食品哺於嬰兒以補助乳之不足不論嬰兒月份多寡腸胃可能容納致受病而夭殤者不知凡幾間有微恙兒母閱歷未深亂投藥石致病沈重或有夭花紅痧喉風等症又不預防離隔致傳染者亦不知幾許是書最講求嬰兒一切食品並治理各種疾病之善法無不便捷詳明瞭如指掌種種不勝登載如有欲得其詳細者請來函幷寄郵票一分至上海廣東路大陸報館對面四十號本公司即將此書寄奉惟須注明住址爲要凡親友不見此廣告者請爲通知俾可得以問津本公司所製各種代乳粉無論中國嬰兒由初生至長成均用之體質吻合且能強健發育永保無憂如貫處藥房現無代乳粉出售請來函與敝行直接可也

總發行英京　分行上海愛蘭漢百利

西藥公司謹啓

康健指南

人生負陰抱陽食味被色寒暑相盪喜怒交侵既非木石難成金剛不壞之身故虛弱者多而健康者尠或先天不足或後天失養加以心力勞瘁腦系耗竭因而百病叢生死亡相繼職是之故吾人對於調養身體一事誠不可視爲非當務之急矣茲欲求調養品之最爲妥善而無一弊者莫如購食本公司拜挪珍補系粉蓋此粉係用奶脒𥻗膠麵糖與鈉鋁鎂之醣硫强礬集合製成質料精純氣濃味美凡氣體虛弱者服之無不身强力壯病後新愈者服之無不康健如初心神腦系衰耗失寢者服之無不心寧腦安精神暢旺以及血虧損瘦或消化不良者服之立奏奇效婦人育嬰乳哺費力者服之尤滋補益按其養益之功允推補品中聖藥且此粉之特點其雜合之醣硫强礬如平常食品中之非蔬底質不致令人便秘故其功效尤在市上所售各種相類之粉以上惟願邦人君子善養身者一經試服當知斯言之不謬也

上海廣東路四十號愛蘭漢百利有限公司啟

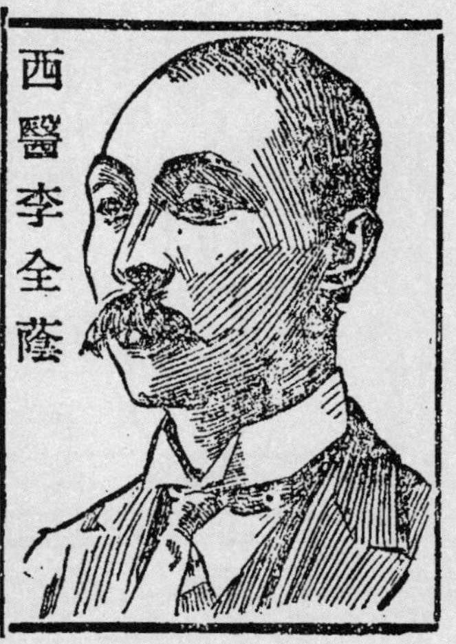

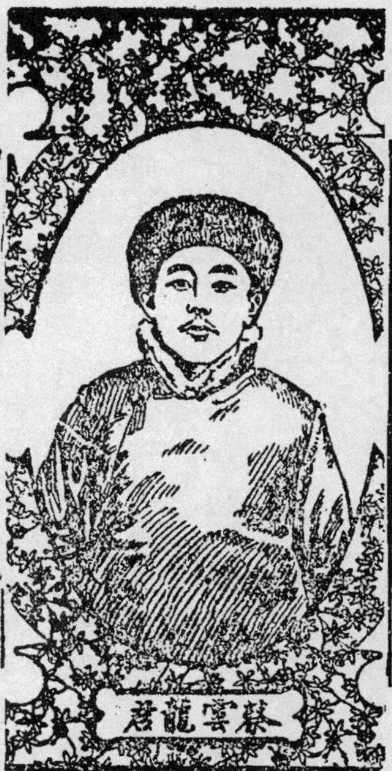

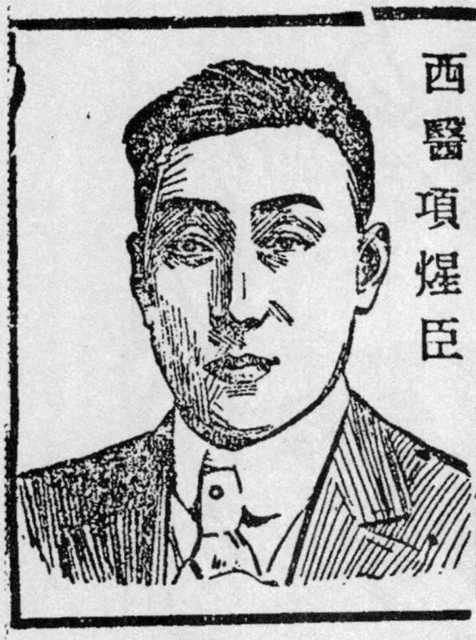

遼陽西醫李全蔭述及韋廉士大醫生紅色補丸百發百中

西醫李全蔭來信云余行道遼陽常以韋廉士大醫生紅色補丸療治病人即如血薄氣衰腰背疼痛少年斲傷諸虛百損操勞過度或婦女月信愆期產後失調等症或男女煙癮初斷身體虛弱是丸均見奇功

呼蘭府西醫蔡雲龍君稱韋廉士大醫生紅色補丸為奇妙靈藥

西醫蔡雲龍君行道於呼蘭府已歷多年就診者甚衆每年約數千人治愈其來函云余嘗化驗韋廉士大醫生紅色補丸故歷年行醫開方多用是丸療治各症深知是丸之奇功凡血虛氣虧血薄若水所起之各疾莫不奏功即如腦力衰殘夜夢遺洩中年乏嗣老年陽萎肌肉消瘦胃不消化心忡驚悸夜睡不甯虛損各症均可療治或婦女經水不調赤白帶下頭痛腦虛無不見效

奉天西醫項煋臣君讚證韋廉士大醫生紅色補丸為家用良藥

西醫項煋臣君奉天名醫也其來信云余見韋廉士大醫生紅色補丸服用而獲全愈者不知凡幾故余稱韋廉士大醫生紅色補丸實為醫藥中最寵榮家用之良藥也

韋秉士大醫生紅色補丸凡經售西藥者均有出售或直向上海四川路九十六號韋廉士醫生藥局函購每一瓶英洋一元五角每六瓶英洋八元郵力在內

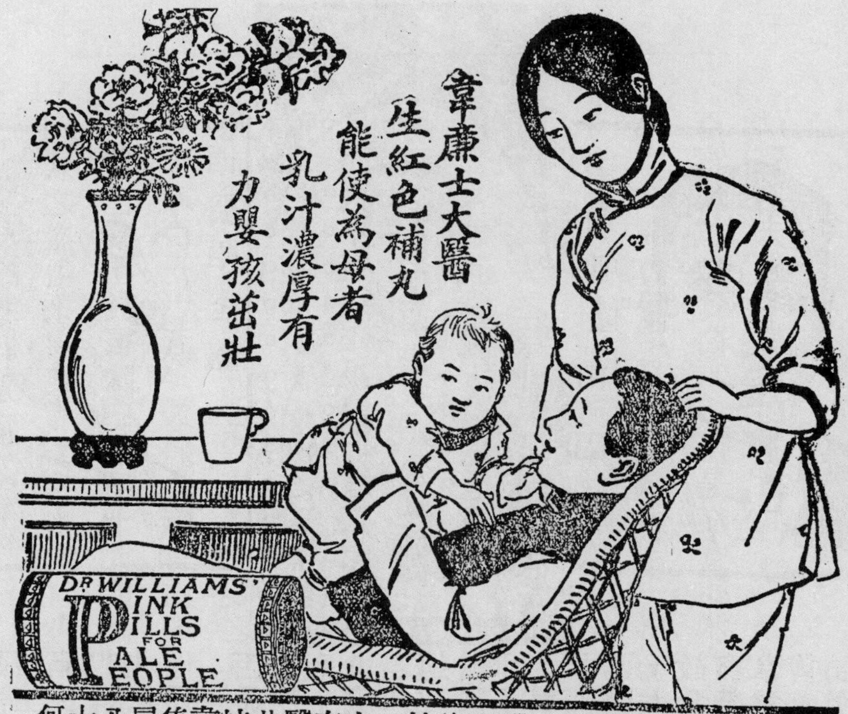
韋廉士大醫
生紅色補丸
能使爲母者
乳汁濃厚有
力嬰孩茁壯
DR WILLIAMS'
PINK PILLS FOR PALE PEOPLE

肥兒珍品

尊夫人如何能使嬰孩茁壯

育兒首貴母乳充足故母體強壯有力則乳汁濃厚有力倘若尊夫人血氣衰薄軟弱多病則乳汁稀少且淡薄無力嬰孩何能強壯乎惟消化有力胸肺康健則筋骨強壯肌肉豐盈乳汁自能濃厚也否則胸肺萎弱胃失消化何能強壯乎從可知婦女產後調理爲最緊要產後所失之精力必須滋補飲食精美則乳汁有力嬰孩強健矣韋廉士大醫生紅色補丸獨具此功爲天下馳名補血健腦之聖藥能轉弱爲強壯筋骨健脾胃在此二十五年之中已曾救治千萬軟弱婦女以及男子並使乳母強壯乳汁多而濃厚有力兼治腰背痠痛軟弱乏力等患大見功效也

上海廣育產科醫院西醫曹志新女士來函云大抵婦女腰痛腹痛胃不消化嘔吐清水等症十有八九其故因血薄氣衰所致也余以韋廉士大醫生紅色補丸療治以卜各疾莫不得心應手且此丸生乳汁並令乳母有力卽須每飯後服二三粒能使乳汁濃厚嬰孩茁壯已屢試屢驗矣

食米爲脚氣症之病原辨（卑離卑離症）

陳世華

脚氣之症由來尚矣。考晏打士內科書稱。二千年前羅馬以軍力佔據亞剌伯時。脚氣一症已發現於軍隊中。緜遞十九世紀。德人以此症悉心研究。未幾英人習醫於印度。一千八百三十五年。又將此症宣佈於世界。頃者醫學大家柯時剌又言據最古之書此症發現於中國最古時代。由此觀之。自有脚氣症以來。均緣於赤道而爲亞洲所獨有。近日延蔓則至南美洲之南。非洲。澳洲之濱。及南洋各羣島。此症之波及既愈推愈廣。而又年盛一年。果由何道。醫家之專心研究。是症者。比魯士。蘇比氏。輩以爲由徽菌所致。（多數徽菌學家細心查核。終不能察出致病之菌。）或以食一種未熟之魚。然尤以食米之說爲最近。醫人之所討論。此說現尚研究未得定據。惟日本醫生持之尤篤。因日俄戰役之際。日軍患脚氣症甚衆。後由軍醫疑及魚米所致。遂將飲食全行改良。未幾此症亦日漸消滅。因此日人以之自信。而佈告於世界。然近日遠東醫術研究會。第六次開會時。南洋各屬代表醫生傳禮沙氏稱。脚氣症實由白米所致。經以工人數百實地試驗。食白米多得是症。食粗米者均可無恙。其證明謂米色之白。是將米皮之燐質磨去過多。故食白米者其燐質分量不足。設所食之品燐質無多。亦必易得脚氣症也。

據此一以粗米而得脚氣症。易上米而病愈。一以上白米而致病。食粗米可保萬全。同是食米。而有精粗之分。傳禮沙氏之說明。更以燐質之多少。以定脚氣症之發生。二說均有實驗。而中有差別。則將果何適從乎。余願進一言曰。以余歷年之經驗。無論米之粗白。斷不能爲脚氣症之病源。請效其說。

余於一千九百零六年（卽光緒三十二年）赴英國第十五次軍醫會。有美國醫生宣言日俄戰爭之際。日軍因食米而得脚氣症之盛。洒洒數千言。頗爲動聽。時坐中有數醫生與之辨難。再三。獨惜時候無多。未能分別是非。是則不以食米爲致此病者。固亦空谷知音者也。會畢。余急於研究此症之病源。是否關乎食米。遍遊歐美各醫院。惜無是症。特於回國時改道南洋。蓋南洋屬赤道。脚氣之多。無有出其右者。遊亞登哥堡、庇能、石叨各屬。亦無有是症者。以時在歲暮。適此症爲寢息之期。乘以輪船停泊一二天。未能深爲查考。匆匆於各屬之有舊誼者。詢問數語。彼等多無醫學知識。不過敷衍以對。夫以遍遊歐美各醫院。及改道南洋。欲爲詳考此症而不可得。居粵數年。見染此症者。連年不絕。深知我粵乃一脚氣症最盛之區。受病者雖不無辛苦。但可供吾人之研究者則以欣以喜。今將近年來所得之歷練詳辨於後。俾有心研究是症者。猶以食米爲病源否也。

中國二十餘省。除北五省以麵養生。其餘東南各省。均以米爲養品。其中食粗米者。約三分之一。食白米者。約三分之二。合東南各省之人數計之。食粗米約一萬萬人。食白米約二萬萬人。除廣東福建不計外。未聞有患脚氣症者。（各省之有所謂脚氣症者。不過趾縫生黃水瘡。或脚背受風溼浮腫等患。非今日之討論卑離卑離症）雖近日廣西之梧州南甯柳州等處。間有患此。要皆作客之流耳。然則東南各省。同是食米。而脚氣何以獨有於閩粵。則此症非關乎食米者。其可證一也。

按上米所含之質。水十三、一。腥七、九。脂〇、九。糭七六、五。植絲〇、六。礬鹽一。若粗米其腥質礬鹽脂油之分量遞減。而植絲糭粉之分量增多。觀此粗米。祇稍礙於消化。兼以養身之品質。或不能生出完全抵抗力耳。未有生脚氣症之品質存於其中。卽入於腸胃。按化學變亦未有發脚氣症之品質。則此症非關乎食米者。其證二也。

至謂有一種黴菌。最喜發生於粗米中。食此米者。無論祇食黴菌或併食菌毒。均得脚氣症之患。然當炊爨時。其米必先洗擦潔淨。雖其菌與毒質。未必盡行除去。然經過攝氏表八十至百度之高度熱力煮熟後。又在百度上而焗之。縱獸疔菌蛋之靭性。亦必致死。何況別類黴菌。然則稻米之有無脚氣症之菌毒。均不能爲患。其可證三也。

如以其毒在某種粗米。食此種粗米。便得脚氣症之病。且得是症之後。仍食此種米。其病勢亦爲之增加。甚而致命。故得病後必須換食上米。方可望其痊愈。然去歲五月余查廣東新軍各營兵士患是症者。以一標一營爲最多。全營合計約佔三分之一。其餘各營約佔四分至五分之一。重者約佔十之一二。輕者十之五六。殞者約佔十之一二。其所得脚氣之兵士。有仍居本營者。有遷往醫院者。有以食米爲戒者。但食米者仍居多數。其中之痊愈者、病重者、殞命者、雖不能以食米與否爲準。亦非因醫治得法爲牽。然同居是營。同食是米。未盡皆患是症。且食是米與不食是米。其治愈均同。則此症非關乎食米者。其可證四也。

又去年夏間二標一營一隊。從日本醫生山本君之言。改食米爲食麵。以冀此症消弱於萬一。當時余到營調查。該軍官告以一隊自食麵後。病勢雖覺微減。然該隊患染是症者。仍有二三十人。證之二標各營隊以米食者。計每隊患是症亦約二三十人。食米與不食米。其數相等。則此症非關乎食米者。其可證五也。

再以前在北洋軍隊與廣東軍隊較之。北洋所食之米。盡屬漕米。粗厭幾不能入口。廣東所食之米。多是白米。其色味勝於北洋之米數十倍。余服務於北洋軍隊數年。未見有脚氣症者。詢之各鎮同僚。亦無有此症者。豈眞北洋無此症而獨發生於廣東乎。抑傳禮沙氏之說爲近道乎。不然、則此症非關乎食米者。其可證六也。

廣東軍隊之米。多購於米店。米店之米。購於米埠。米埠之米。散售於各處。城市各戶。同購其米。何此症之發生。盡屬軍隊中人。且多是外府之人。若城市中之食是米者。而不聞有是症。然則同食是米。又不聞盡得是症。則此症非關乎食米者。其可證七也。

難者曰。日人既以食米爲脚氣之病原。佈告世界。世界醫人。亦多爲研究。而子獨唯唯否否。且爲沾沾辨之。果何說以盾其後。曰、昔日日軍脚氣症之盛。因乎易地耳。非關食米也。當日俄戰爭之際。軍隊遷移無定。如一隊移紮甲地。甲地有脚氣毒者。必感是毒而染脚氣。未幾此一隊又遷移乙地。水土氣色爲之一變。設使飲食如常。是症亦必而消滅。迨二隊調至甲地。而二隊不染此症者。此中非因飲食之改良。實因脚氣毒之已過也。況日醫見脚氣症之猛烈。卽將食品改良。食品既改良。軍士體質之抵抗力必大。不獨脚氣毒不能侵害。卽別病亦少。沾染也。由此觀之。軍士遷地而脚氣症消滅過於時候而脚氣症消滅改良食品體質之抵抗力增大而脚氣症亦消滅是則脚氣症之病原疑竇尚多豈可區區以食米爲此症之定案哉。

難者又曰食米既以爲非是其云易地亦等諸懸談耳。果有證乎哉。曰余於光緒三十四年。遇尹文楷醫生於香港。問以港中之患脚氣症如何。據稱香港雅麗氏醫院之內科病房。乃一發生脚氣症之地。曾將此房之樓板易換牆灰新灑。而此症之發生如故。最奇者以鄰近之外科病人遷居是房。亦得脚氣症云云。據此脚氣症之發生。因其易地可知。

庚子拳匪之亂。海容軍艦被困渤海。閱兩月。艦中人多患是症。迨因死亡數人。該艦駛至威海衞令艦中人寄居陸上。未幾此症卽自消滅。其消滅之效因其易地又可知。當日日軍之得是症。亦如是矣。夫又奚疑。

然則脚氣症果何所由哉。以余近年來之調查之經驗。最令余所疑者。乃一種毒質染是症者。爲菌毒爲腐毒尚俟研究。但此毒發生之處。多在陰濕與潮濕之地。海面亦間有之。所謂陰濕者。該地過於閉塞。空氣不通。又無光線射入。至是過年不乾。潮濕者卽半乾半溼。如山中之泥土。然此症既生於乾濕潮濕之地。粵東濱海。脚氣之多。有亦固其所而且發生之候。多在春夏之間。此時雨水過多。致將土地透濕。一俟炎夏。土地受空中之熱。濕氣上昇。而毒質卽緣濕氣上騰。赤足之流。最易受染。軍士與僑居者亦多有之。生長是處者。早備有敵毒力之常性。僑居及軍士多來自外鄉。故偶感是毒。遂染此脚氣症也。

此毒之中於人身。多有疑由呼吸入者。然余則以由下肢透皮而入。因春去夏來之際下肢多覺困倦是也。大抵此毒質早已侵入人身。不過體內有敵毒力爲之解散。誠如是脚氣症預病之時期。約在十月至二三月。至夏令而發洩也。

雖然。脚氣症之毒雖烈。然亦可防免者。如霍亂症然。胃汁强足則可免霍亂症。倘胃汁不足。勿使身體受寒。亦可免霍亂症。今防脚氣症者。如能每日將下肢洗淨。鞋襪乾潔。於睡臥時。勿使下肢誤受寒濕。亦可免脚氣之患也。世之醫者。以爲然否。

食米爲脚氣症之病原辨

脚氣病原。古說不一。醫家所論。具諸醫書。不備述。請述儒書。儒醫其有以語我來。

詩小雅巧言篇。旣微且尰。鄭箋曰。此人居下濕之地。故生微尰之病。

春秋左氏傳。韓獻子曰。郇瑕氏土薄水淺。民於是乎有沉溺重膇之病。

通鑑陸遜疏曰。爵霧冥其上。鹹水蒸其下。善生流腫。轉相洿染。

食米爲脚氣症之病原辨　

胡三有注流腫者謂毒氣下流足爲之腫古人謂之重膇今人謂之脚氣凡此皆醫家濕氣說也不足奇

史記貨殖傳楚越之地烹海爲鹽飯稻羹魚果隋蠃蛤以故呰窳集解曰呰、弱也窳、病也正義曰羸弱而足病也千金方所謂脚弱卽此

奇哉此卽近代醫者之脚氣病原說也近代醫者以脚氣爲一種固有之微菌傳染病又以爲靑魚科之魚肉中毒又以爲營養之障害此云飯稻羹魚不亦奇乎

奇其說之不出於醫而出於儒也俗有號儒醫者儒醫其有以語我來(援菴)

說沐浴

葉蔚文

吾人皮膚具有呼吸機能排洩作用體溫調節機之主官也攝護之清潔之衞生要務乎

清潔方法務勤洗滌襯衣亦非無補蓋凡衣服原料異其種類皆有多少吸汗之性頗頻更換亦一臂助

洗滌皮膚行於全身者曰浴行於局部如面手者曰沐

沐浴種類有溫浴冷浴氣浴海水浴之別蓋溫浴能使皮膚清潔血行暢旺疲勞恢復食度增進激惹皮膚得自然之發育足以防制感冒冷沐能使身體強固營養倍加皮膚寒冷呼吸深沉心力奮興海浴則皮膚血管擴張潮紅溫暖且得海水鹽礬水波震盪與細砂動搖皆足以刺激身體強壯魄力況遊遨海濱遙望風景呼吸清氣爽快精神尤爲海浴之助海氣浴即遷居海濱日夜呼吸海氣之謂蓋海氣含酸素甚多炭氣最少細菌與塵埃亦比陸氣遙減且日夜溫度平勻內含蒸氣雖酷暑亦無過燥之患呼吸器官疾病者最宜之沐浴之法雖有此等差別而其目的皆有練固皮膚強壯肌骨之功茲遞次及之

熱浴之溫度各有不同。歐人多喜微溫沐或溫沐。日人喜熱浴。我國人亦多爲然。其溫度如下。

一微溫浴　攝氏二十四度
二溫浴　仝　三十伍六度
三熱浴　仝　約四十伍度

熱浴可分以下三種

一遊泳溫浴　此浴法。須有一浴場。且須廣大。費用不繁。歐美大都府多有之。其法卽投於浴湯。先以灌水裝置。洗滌全身者也。
二全身浴　此浴法。日人多以一浴湯。數人或數十人逐次入浴。歐人則一人一回。沐後卽更浴湯。但用此法。浴料昂貴。一般社會。難以普及。如日本法。每日多容浴客。則又未免陷於不潔。此宜注意者也。
三灌水浴　此浴法。卽以一灌水裝置。噴出溫水於浴者之頭上。全身灌下。掃去垢。行之甚易。營業亦甚簡單。西國行之日多。然猶以學校兵營製造場行之適宜。

冷浴之溫度。亦有寒浴冷浴之別。然寒浴刺激身體太甚。不如溫浴之爽快。但世人少好之耳。

寒浴　攝氏二十二度以下

冷浴　仝二十二度至二十四度

冷浴之法。宜先試以微溫浴。然後漸加冷水浴後全身皆赤宜以粗布大力摩擦使感溫暖。旋大乾燥着衣休息。

冷水摩擦法。晨起以巾浸水全身摩擦此法行之甚易青年學生身體不強行之爲最合宜。

海浴有河浴海浴之別。多宜於夏季中行之。海水溫度。多在攝氏十伍度至十七八度。此與人身體溫度相差殆二十度。故身體內部重病、心病、肺病、肝病、胃腸病、及婦人月經時、幷子宮有病、皆宜避之。體質虛弱。易罹感冒與神經衰弱凡欲康強者宜之然行之先在婦女小兒沉入宜漸。不宜驟速有耳病者宜先塞以脫脂棉防水浸入易生眩暈。婦人小兒浴時。宜在午後四時。蓋海水多午前寒午後暖故也。食之前後一時與大飲酒不宜入浴。炎天宜戴有色眼鏡。防白沙日光之反射。

海氣浴羅馬愛蘭杜及魯西亞諸國行之。亦沐浴一種。此關治療上之應用。姑略之。欲

說沐浴

言體育。不求沐浴。體育必不强。且沐浴一道。行之甚易。費用亦不繁。吾人何可忽略。乃我國相沿。多以捫蝨爲美談。下等勞動。多忌行之。固無論矣。卽所謂高尚士人者。亦復遊閒不事及此。豈不知皮膚不潔。與衞生有莫大之關係。積汗腺分泌液。表皮鹽分。脂酸。塵埃。而成汚垢。塞閉毛管。爲塞冐之原。微菌竄入。藉生種種皮膚病。體溫失均衡。猶爲傷生之件。噫。此我國古昔皮膚疾病所在林立。瘡疥滋延。蝨蚤蝟集。不可嚮邇歟。

衣服之效用

譚鵾齡

足以禦寒者衣服也足以抵熱者衣服也足以免空中之水氣而保身體於損傷者亦衣服也衣服之爲用固不大哉雖然用之得宜者方足以衞生若失其宜適足以致病則用衣服者亦須講求也夫四時之令寒往暑來寒暑相更冷熱生焉燥溼又生焉皆易致人於病稍一不慎卽中人於不及知則用衣服者又可不注意也哉

凡人之體積胭而成胭之長廢熱因而生既有生熱必有去熱苟有生熱而無去熱身體必至酷熱如焚故須由呼吸發表等以去其熱使去熱與生熱相均然後身體得熱度適中而覺和暖雖然此特就生理上而言耳若夫四時寒暑之不同則有須體中所出之熱不多外散者又有須體中所出之熱宜多外散者如冬時衣多而身暖夏日衣少而身凉是也

曷言乎衣服之足以禦寒也凡天氣之熱度寒則降暑則升每因寒暑而更變非若人身之熱度必有一定之數(就無病而言)不因寒暑而大增減也夫天氣熱度既因寒暑而更變則當飄風發發雨雪霏霏之嚴冬設以法倫寒暑表驗之常有比平常之度低三四十度者維時寒氣慄冽砭人肌骨若不加穿衣服使體所出之熱隱藏於衣肉

衣服之效用　二

之間。其果何以禦寒也。故選衣服以禦寒者。人多取皮裘絲絨等類。以此類之性質鬆密輕軟。鬆密則能含蓄體熱。散去較難。如是暖氣不致外散。寒氣不致內侵。輕軟則不致逼壓皮膚。使其多生熱。凝而致顯汗。既不顯汗。何患不暖乎。縱身體應出之熱。有時凝而成不顯之汗。則羊毛羽絨等質。又能漬之。且漬之而又能自乾甚速。此亦用衣服者之不可不知也。

曷言乎衣服之足以抵熱也。夫夏日炎炎。酷熱若火。熱度既高。氣壓自重。不有衣服以抵之。何堪其逼壓乎。吾人於此。所以須擇合宜之衣服也。合宜之衣服爲何。大概以蔴葛之類爲佳。蓋此類布眼粗疏。體質稀鬆。既不蓄熱。又能漬汗。輕重得宜。無礙皮膚之呼吸。使熱不致於內困。如是能出而與天氣調和。皮膚是以暢和而不酷。雖然顏色一道。亦須講也。使其色黑則蓄熱畧多。此夏日之衣服。又以白色爲佳歟。

曷言乎衣服之足以免空中之水氣也。蓋雨時則溼氣散布於空中。若任其沾溼衣服。其害不特令人感冒風寒。而且身體之熱與潮。亦因之而難化去。以致沾滯不堪。觀於多落煙霧之時。其狀況可知矣。是故善衞生者。必擇一結實無通之布料。以爲外衣。而免濕氣侵入也。然則天氣潮濕之時。人可不以乾燥其衣服爲要務哉。曝之不容緩矣。

曷言乎衣服之足以保身體於損傷也。夫棍擊刀斬。此有形之損傷。人所易知。至於無形之損傷。則人多忽畧。欲免此害。必須闊窄得宜。長短合度。奈何世竟有但求外觀而置衞生於不講者。男則高領而窄其袖。女則裹束其腰而抹其胸。豈知人之所以得身體康强。手足利便。全藉器官。動作自由。毫無窒礙。今束其腰。抹其胸。高其領。窄其袖。則皮膚失其常功。心肺不得舒展。俯仰不能自如。人以衣服免身體於損傷。彼反以衣服置身體於險害。服之不衷。身之災也。斯語亦何竟昧昧歟

由是觀之。衣服之須斟酌如此。用之者可不愼哉。雖然不可以固執不通也。夫天氣有高低之不同。布帛有性質之各別。衣服有厚薄之懸殊。豈能一槪而論哉。觀於下之三譬。自可明白矣。

設在十五度百度表。體之散熱爲一百。則在二十三度者爲六十九。在二十九度者爲五十六。在三十二度者爲三十一。此天氣高低之不同也。

譬人於裸體時所散之熱爲一百。則穿一羊毛衣所散之數。必爲七十三。穿一羊毛衣而又加一蔴衣者爲六十。若但穿一蔴衣者則爲八十六。此布帛性質之各別也。

又譬所失之熱爲一百。則服之有一个千分枚之厚者所散去爲百之七七。有兩个千

分枚者爲百之六八。三个者爲百之五六。四个者爲百之五七。五个者爲百之五三。十个者爲百之四一。十五个者爲百之三十。此衣服厚薄之懸殊也。明此三譬。餘可類推矣。

衣服之效用　四

夫衞生之道。有三大端。曰衣。曰食。曰住。是三者。爲人生所必須。所以養護身體之發達。增進健康。而强固其生活之根據者也。

人之衣服。寒暖宜適時。修短宜合度。宜洗滌潔淨。勿過狹窄。以阻血液之流行。勿過華麗。以耗寳貴之金錢。

冠履衾褥。與衣相輔者也。宜常修治。敝則更新。異哉今日鶩新之士。僅窺西學之門。未涉彼國之奧。而盂冠手棍。口雪茄。御西裝。傲然以時髦自命。或有身衣間色。望若俳優。此等人吾無以名之。名之曰服妖。

濾水器之滅水毒

蕭少軍

攝生之道。曰光、曰熱、曰空氣、曰飲食、曰運動、曰水、是可知水爲攝生之一端。消化器無水。則不能以消化食物。循環器無水則不能以輸運養料。排泄器無水則不能以袪除廢料。水之關係於攝生亦大矣哉。雖然、倘所需之水。攙有穢物細菌於其間則不惟無益。反釀成種種由水而傳染之疾病。故講求攝生術者。必用自來水以供日用飲食。然未有自來水之前。與乎貧民無力不能裝設自來水喉者。則家設濾水器（沙漏）以濾過井水河水而用之可也。以不潔之水一經濾水器而變爲堪用之水。此必有一種之效力存乎其間。然欲明其效力如何。則不能不首知濾水器內之材料。濾水器內之材料。在上層者爲幼砂。下層者爲木炭。其幼砂與木炭能抵留水中粗點之雜質與細菌之毒質。請言其理。

夫砂與炭本無化學上滅毒之功能。祇具有無數間隙。適逢細菌之異性。卽奏其阻隔之效。能其細菌特異之性質。卽經過長而且細之道路。則附着其道路之週壁而抵留之。此非細菌之體。大於所經之道路。而不能經過也。縱細菌之體小於道路數倍。亦呈此現象。試以一玻璃管。其直經一分。長二三尺。從其管之一端入以空氣。而此時之空氣本含多細菌及由此端而通過彼端時檢查之則空氣殆無細菌矣如此以玻璃管之大而較諸細菌之微其大小相去甚遠宜乎細菌自由通過今檢查玻璃管所通過之空氣全無細菌則可知細菌有附着於其所經過道路過壁之異性因此汚水一經濾水器之砂炭非惟濾去水中之雜質亦能濾去水中之細菌此無他因砂與炭之間隙能抑留之也

總觀細菌之對於間隙有如是之異性間隙對於細菌有如此之利用適成一殺菌之妙用其他之應用於外科者如創傷洗滌後以布帶裹護之經甑之解剖器拊出以巾掩蓋之亦本此理也

哺乳兒急性胃腸加答兒

孫祖烈

凡哺乳兒有罹胃腸加答兒之傾向統計上小兒三分之一爲胃腸加答兒是一由於乳汁之易醱酵一基於哺乳兒之胃腸黏膜過敏也

本病之原因有種種述之如左

一人工的哺乳　徵之經驗以人乳哺育之小兒比於人工的哺乳者罹本病之事遠少何則凡可供人工的哺乳之乳汁觸外氣愈永日其外氣愈溫暖從而醱酵分解愈容易故也故本病獨多於夏日及秋期一名爲哺乳兒夏期下痢牛棚之糞便乾燥爲粉狀容易飛散而混入牛乳故牛棚愈不潔釀本病之危險愈大所以牛乳須充分煮沸貯之於冷處而留於哺乳器之殘乳不可復與之又哺乳器須清潔宜常行消毒之法

二牛之種類　大約以綠草飼養之牛其乳汁消化較難故以如斯牛之乳汁哺養小兒則易生本病

三齒牙之發生　小兒生一新齒之候兼發下利者此卽所謂齒牙性下痢是恐於反射的刺戟腸之運動神經及交感神經者

四離乳　是亦往往有爲哺乳兒腸加答兒之原因。蓋乳兒頓廢乳汁。而移於混合食時。過敏之胃腸。一旦驟逢刺戟。自易釀成疾病。卽所謂離乳性下痢是也。

五授乳者之心身異動　生母或乳母之精神感動。及月花潮來。亦足阻害小兒之腸機能。致喚起急性下利。例如因鞠育者過度之喜怒哀樂。小兒遂起下利是也。

六生活狀態　下流社會之小兒。最易罹本病。蓋居常忽其發育。且不得購純良之牛乳故也。

本病之症候及診斷　本病之初徵。多在噯氣及嘔吐。而其吐物初雖爲乾酪狀之凝塊。然嘔吐頻發。遂至乳汁之尚未凝固者亦被排除。是因胃中缺乏鹽酸不能使乳汁凝固故也。

下痢爲本病初發之症候。雖多踵嘔吐而發。然亦有不嘔吐而僅下痢者。其數一晝夜達至四十次之多。糞便稀薄。醱酵則放如酸性之惡臭。帶綠色。或排便時雖爲黃色而暫時放置空氣中。則變綠色。若次數愈加。則遂變爲灰白色。謂之小兒虎列刺。腹部因腸管內蓄積之瓦斯甚多。皷脹如蛙腹。從而遂起腹鳴。是由腸蠕動亢進。使腸內之液性內容物逸流於下方而起者也。其他患兒時時啼泣。顰蹙顏面。而呈腹痛。在此因放有惡臭之屁。下利久而不愈。使肛門周圍之皮膚變赤。是因爲糞便汚穢刺戟故也。

尿之量大減。每含蛋白及腎圓柱。且富印奇乾。

身體之水分因下痢而强被排泄。故患兒時起煩渴。口腔乾燥。其液黏稠。體溫於身體之末梢部下降。四肢雖厥冷。體內甚昇騰。故觸其背面之部分則覺灼熱。

本病之經過爲急性。以虛脫症狀而終局者往往有之。卽顏面憔悴而生皺襞。恰如呈老人之觀。眼窩陷沒。顱門亦凹陷。顱頂骨互相重疊。聲音爲無力性而嘶嗄。患兒陷於無慾狀。運動緩慢。脈搏之數增加而弱小。症狀若更進一步。則腦貧血亦增進。呈腦症狀。於是患兒之精神愈朦朧。致陷於昏睡。眼瞼半閉而呈兎眼。顏面及四肢起間代性痙攣。終至全身搐搦而斃。卽所謂假性腦水腫是也。

解剖的變化　本病之臨床的症狀。如上所述。雖屬甚劇。然其腸粘膜之解剖的變化則甚少。開腸管時有饒多之液性內容物外。僅於淋巴濾胞呈如前文急性腸加答兒所述之變化耳。

豫後　本病頗危險。多疾患。其豫後都爲不良。惟療法適其時。得其宜。當可防危於未萌。

療法　最緊要者爲豫防法。不外乎日常注意哺乳兒之滋養也。適於最自然。最佳良。之滋養法。爲生母或乳母之乳汁。然年齡十八歲以下之母及羸强度之貧血肺結核。遺傳性神經病（癲癇神經衰弱症）精神病。脚氣。黴毒等之母。當禁其授乳。其他授乳婦人之食餌及日常之生活。影響及於哺乳兒者。亦不少。故須注意。蓋因授乳婦人食酸味之食物或精神過勞或交媾月經等而致哺乳兒患胃腸加答兒者實所常見也。然亦有授乳婦並無原因。哺乳兒起胃腸加答兒者。此則當廢其授乳婦。若以人乳不能鞠育則可用家畜之乳汁。其最適良者爲牛乳。然此際當注意其腐敗。與有牛畜結核之傳染。蓋牛畜結核。即所謂眞珠病爲頗頻繁之疾病。罹此疾病之牛之乳汁。每有結核菌混在故也。獨其乳房有結核結節者。更爲危險。

欲全避此危險。殆不可望。若欲避之。其法惟有查該牛有無結核。或有可疑。即當不食其乳。又凡牛乳。非以長時間煮沸則不可使用。欲防牛乳之腐敗宜清潔其牛棚及所屬器具。當榨乳時。須先洗其乳房及榨乳者之手指。而乳汁要密閉於一定之器中。貯藏冷處。

牝牛不可以綠草飼養。蓋此種之牛乳。往往有使小兒發下利者。故當用乾燥飼養法。與以枯草穀物糠糟粕等。

欲消牛乳之毒。須用一定之器。卽蘇寇氏乳汁殺菌器是也。將配好之乳汁。納入此器而煮沸。夏日混以石灰水。(〇、一至〇、二%之比)以防其酸敗。當入於淸潔之硝子器收置冷處。

牛乳比諸人乳。其固形成分(如乾酪素)爲富。乏糖分。故欲使與人乳平等。當混水及糖。又牛乳之乾酪素。比於人乳。凝塊甚大。消化困難。故當混以石灰水。使乾酪素之凝塊變細。從而可以易於消化。隨小兒年齡而稀釋牛乳之量。因其體質之强弱發育之良否。而有多少之差。今示其大略如左。

年齡	牛乳	水(一度煮沸者)
初三週間	一	三
四週乃至八週	一	二
三月乃至五月	一	一
六月乃至七月	二	一

若欲混和糖分當依左法。

牛乳一〇〇、〇加白糖四、〇

又欲保哺乳兒之健康須定食餌之量及時生後一月間每二時或三時與以四〇乃至八〇立方仙迷其後當與以一〇〇乃至二〇〇立方仙迷而夜間在十時以後朝晨在六時以前不可與以食餌。

又哺乳器用後即當以水及食鹽洗拭至次回之哺乳時當充水於其中而哺乳兒之口腔每食餌後須用清潔之溫布拭清之。

牛乳用時溫度必與體溫相等不可冷却。

乳汁代用法往往有使小兒易犯佝僂病或下利症者故只可用於不能得良乳用之時而其代用之物如代乳粉麥精牛乳粉牛肉汁散拿吐瑾首穀藥片等補品。

健康小兒至生後第九月之終當使漸次離乳然若於齒牙之發生時及暑期則不可中止欲使離乳一日中當與以二三次之粥汁迨乳量漸次減少然後粥汁可漸次濃厚且多。

既起胃腸加答兒當禁其哺乳一二日代以一次煮沸之清水混純良之赤葡萄酒或

少許之武蘭垤。且當處以甘汞之分服。

處方

甘汞　〇、〇一乃至〇、〇五
白糖　〇、五

右分三包。一日三回每回一包。

疾病仍持續時。乳汁代用品。當用代乳粉。或於稀釋之乳汁。加重炭酸那篤僧謨（一%之比）又配伍甘汞。宜以少量之撒里矢爾酸蒼鉛。或次硝酸蒼鉛。

處方

甘汞　〇、〇一乃至〇、〇五
次硝酸蒼鉛　〇、一乃至〇、三
白糖　〇、五

右分三包。一日三回一包宛。

乳酸　二、〇
單舍利別　二〇、〇

水　一〇〇、〇

右混和。二時間每一茶匙宛。

呈腦貧血症狀時。與以赤酒武蘭埊等之興奮劑。頭部當傾於下方。

百日咳 Tussis conrulsiva Pertussis

泰興張彭年介侯述

百日咳乃急性傳染病之一種。呼吸器發生特種之加答兒。及固有之咳嗽發作。是其特徵。

原因

本病之病原體。經諸學家之研究。發見幾多之病原體。然尚未得世界之公認。至一千九百零六年。法人薄臺及茄格氏(Dordet u Gengou)發見眞百日咳菌。始得世人之認可。該菌乃微小之短桿菌。屢屢二個相連。呈重球狀。本菌以薄臺及茄格氏液染色。係卵圓形。極端濃染。如鷄虎列刺菌。或呈輪狀染色。似百斯篤菌。

咯痰之塗抹標本。行(Gram)古勞氏法。後施以復染色。則本菌呈赤色。見有特異之排列。其他之細菌及膿球核等。呈深紫色。可以鑑別之。又本菌對於百日咳患者之血淸。呈凝集反應。又行補體結合試驗。呈陽性。

本病係接觸傳染病。好侵犯二歲至六歲之小兒。然一次經過之後。通例終生免疫。不致再感。本病往往四季流行。然與痲疹之流行有一定之關係。或本病流行之後。繼起痲疹流行。或反之而爲痲疹之前驅。又本病之傳播。主爲咯痰直接由患者移行於他人。又其病毒傳播之危險。不僅在第二期。而第三期及第一期。亦所不免。其他健康者間接由衣服器具而見病毒之傳播。然極爲稀少。

症候

本病之潛伏期不一。大概三日乃至十日。臨床上本病之經過。分爲加答兒期。痙咳期。及輕快期之三期。

第一期卽加答兒期　呼吸器起輕度之加答兒。并有輕熱。噴嚏、咳嗽、嘶嗄、結膜充血等。咳嗽經日而漸次頻數。或於夜間頻發。或係發作性。十日乃至十四日間持續之後。咳嗽發作。漸次爲痙攣性。而入於第二期。

第二期卽痙咳期　本期咳嗽發作時。現特種之性狀。病勢最惡。而其痙攣性咳嗽。以夜間爲劇。該發作之前。往往有幾多之前兆。卽患兒卒然呈不安恐怖之狀。其痙攣發作時。呼氣相連。如鷄鳴或吹笛。次則起短吸息的咳嗽。口唇及舌呈高度之紫藍色。重者則呈青色。所謂青色咳嗽是也。患兒遂陷於窒息。其他全身發汗。黏液自鼻孔中流出。如此發作。二三分鐘。卽行停止。而吐出黏稠之玻璃樣黏液。或胃之內容。發作後患兒雖復於常態。然在幼兒。因勞頓而易啼泣。稍長。兒屢訴心窩部之疼痛。發作次數由病勢而異。輕者十餘次。重者達八十乃至百餘次之多。痙咳之起。雖出於自發。然由啼泣。神經興奮。乾性食品之攝取。喉頭部之壓迫。舌根或會厭部之人工的刺戟。往往誘發之。而其痙咳間歇時。若無他種疾患合併。僅覺倦怠。眼瞼腫脹。蒼白而已。如在虛弱小兒。則呈無欲狀態。患兒大概無熱候。若輕熱而持久者甚稀。故發熱之際。必有他症合併發生。而劇烈痙咳發作之後。各種黏膜往往出血。如衄血。耳血。結膜下出血。咽頭出血。皮膚下出血等。又初生兒之舌繫帶部。往往有扁豆大乃至豌豆大之潰瘍。所謂痠咳潰瘍是也。其他因痙咳強烈。往往發作脫腸及直腸脫等。在哺乳兒痙攣達於極點。嘔吐頻發。或吐乳。遂日就羸瘦。而陷於危險之地。

胸廓理學的症狀。大概係陰性。有時呈廣汎性加答兒症狀。初呈乾性。後則聽有濕性水泡音。又因急性肺氣腫。而肺臟之境界擴大。及右心室之擴張。血液中往往白血球增加。達於二萬以上。尤以淋巴球增多爲最。

如上所述。痙咳期約四週經過之後。咳嗽之性狀次數強度等。漸次輕減。遂入第三期。

第三期卽輕快期　此期咳嗽輕減。略痰稍帶膿性。二三週後。卽全治愈。故本病之經過。統計三期。約八至十週云。

前記定型經過之外。間有取異常之經過。僅二三週。卽行治愈發生顯著之症狀者甚少。或咳嗽數週間。毫無症狀發作。如此之輕症。謂之假面症。反之重篤之病症。於初期卽發高熱(三十九度左右)不安。不眠。脈搏頻細。呼吸困難。劇烈之痙咳發作。嘔吐等。然屬稀見。

合併症中最危險者。乃毛細氣管枝加答兒。及氣管枝肺炎。此等重篤合併症發現之際。特發高熱。呼吸困難。及其他之理學的症狀。然合併症發起之時。咳嗽減輕緩解之後。則又著明。此外本症之併發症及續發症甚多。例如慢性氣管枝加答兒肺氣腫。氣管枝擴張。肋膜炎。中耳炎。脫腸。貧血。腸加答兒。氣管枝腺腫大。慢性肺結核。粟粒結核。結核性腦膜炎。半身不隨。失語症。脊髓性及末稍性痲痺等。其中尤以結核爲本病屢屢遭過之續發症。此因往昔潛在之結核萌芽。由本病之發作。而促進其發育。或由百日咳而使患兒對於外界之抵抗力減弱。而與結核菌以易於侵入之機會耳。

診斷

本病之加答兒期。不易診定。若至痙咳期。由其固有之咳嗽發作。不難判決。當其間歇時。於喉頭及氣管上部摩擦之。或以舌壓子插入舌根部。或將舌壓下。可由人工惹起起咳嗽發作。

咳嗽時顏面潮紅怒責。咳嗽之末。喀出喀痰。或嘔吐。夜間咳嗽更烈。醒覺則無論咳嗽與否。其胸部理學的症狀甚少。或呈陰性。發作時症狀强烈。呈悲慘之狀。間歇時與健康時無異。其他百日咳顏貌。結膜出血。舌繫帶潰瘍等。均可確診之。然最要者。於加答兒期早期診定之。庶不致誤延時日。而可施行豫防及治療也。

加答兒期與其他加答兒之鑑別。卽咳嗽有一定之間歇。而呈發作性。又夜間爲劇。白血球增加。尤以淋巴球爲甚。尿呈强酸性蒼白黃色之液體。比重增加咳嗽時鼻腔及口腔流出粘液。同時注意百日咳之流行。可以診定之。

百日咳菌之證明　薄臺及茄格氏菌。於加答兒期略痰中。多數存在之。用薄臺及茄格氏液染色。由其固有之排列。形狀。著色。可以診斷之。又血液寒天上施行培養。可以發見固有之聚落。其他凝集反應。於診斷上。無大價值云。

類症鑑別

一假性百日咳　痲疹後或流行性感冒經過中。具有鼻加答兒腺樣增殖。或扁桃腺肥大之過敏兒。每起痙咳。八至十日卽治。

二週期性喘息　二至七歲之小兒。有加答兒。輕熱。或聲音嘶嗄者。常起急劇之呼吸困難。並無咳嗽。呼吸困難數時間繼續之。徐徐消失。再隔十二至二十四時間後。發熱。脈搏增多。呼吸困難更甚。四肢震顫。八日內。轉歸於死。或日就治愈。

三急性聲門水腫　本病不易與百日咳誤診。除原因不同外。且本病呼吸困難。係持久性。並有失聲症。吸氣的輕笛聲。顏面蒼白。身體厥冷。恐怖之狀。

四歇私的里性咳嗽　加答兒期。夜間發作。及發作後之嘔吐等。均無之。其他有歇私的里之症狀。可以鑑別之。

五假性格魯布　多見於痲疹之初。或發疹之始。乃喉頭氣管炎初期之一症狀。發作時於夜間就眠數時間後發生之。咳嗽呈犬吠音。晝間缺如。翌夜更反復之。次則爲通常之加答兒。經過甚短。

六聲門痙攣　見於離乳期生齒期之小兒。神經質之家庭。於佝僂病經過中常起之。然與百日咳發作之區別。並不困難。本病爲百日咳之合併症者亦不少。

七氣管內異物　每起咳嗽。嘔吐。出血等。易與百日咳誤診。不可不留意焉。

八週期性夜咳　見於腺病或貧血兒。夜間睡眠或就寢片時。每起劇烈之咳嗽。往往與百日咳之鑑別困難。亦不可不留意焉。

九痙咳　起於神經質者。乃喉頭炎之一症狀。係流行性。無論少壯。均侵襲之。本病之發作。毫無規則。不見嗚鳴。食後或就褥時。病勢增進。兼有上氣道之加答兒經過一二週。

十氣管枝淋巴腺腫脹　本病與百日咳酷似。鑑別甚難。且百日咳第三期。屢屢氣管枝腺腫脹。該腺腫脹之診斷。惟用X放射線可以映寫之。

十一此外濾胞性咽頭加答兒懸壅垂延長。胸膜腔內滲出物。縱隔竇腫瘍等。每起百日咳樣發作。不可不措意焉。

豫後

一般佳良。其死亡率四至六％。又由流行之輕重。體質。看護。營養法等。而異。若哺乳兒虛弱兒。則豫後概不良。又有合併症貽後症者。豫後亦不良。

療法

一　豫防法

本病概係接觸傳染。故羣集生活之學校育兒院等。宜行嚴重之豫防法。有疑似本病之兒童。須速與健康兒隔離，若既發本病之兒童。於咳嗽發作之時。宜禁其登校。法國於患兒咳嗽停止後三週日。方許入學。患兒之居室。使用器具。吐物。略痰等。均須嚴行消毒。

二　食餌衞生療法

由疾病之時期及個人之體質。不可不斟酌行之。

第一期宜卽就褥。室內須靜肅。餘溫之變動。有害之空氣。及呼吸器之過勞等。均須避之。

第二期宜行外氣療法。當天氣晴朗溫暖之時。可於屋外或郊外散步。吸收清潔之空氣。

居室宜廣闊清潔。使射光充足。換氣及保溫亦須留意。且空氣之乾燥及溫度之劇變。亦須避之。最適宜之溫度爲攝氏十二乃至十八度。故冬期宜居溫候之地。夏期居塵埃缺無之森林地。寢具衣服亦宜溫暖。食餌宜富於滋養。不可有刺戟性。嘔吐劇烈時。宜用濃厚而富於滋養者。每次少量。於發作後與之。口內及皮膚須常守清潔。便通亦須整理。避去咳嗽痙攣等。

三　藥物療法

小兒之疾患雖多。從未有如本病治療之難也。故諸家競試其技。所謂特效藥者日新月異。然尚未見確效。誠憾事也。今就其主要者述之如下。

(一)血清療法　用實扶的里或破傷風血清注射。有治愈之學說。或施行種痘。有收效之實驗。然尚未可信也。又以薄臺及茄格氏菌。或其他稱爲百日咳之原因菌。注射於動物體內。得其免疫血清注射於患兒。亦有治愈之報告。雖未得一般之信用。然其免疫之方法。及注射量等。漸加改良。庶乎他日有良美之成效。而能救起無數呱呱之小兒也。

(二)內服藥　發病未久者。可用規尼涅。安知必林。弗那攝精等。若仍無效。則用痲醉劑。如古垤乙涅。莨菪劑。莫兒比涅。臭素劑等。而規尼涅劑。頗見賞用。可使疾病之經過短縮。且合併症亦得早期豫防。然本劑之種類甚多。其中以阿依比甯爲良。

(三)吸入藥　鹽化亞度列那林。爲近時所賞用。因本劑可使痙咳緩解。其他如水蒸氣。石炭酸水。硝酸銀液。臭素蒸氣。偏陣等。使患兒吸入。殆無大效。

此外佝僂病或有結核素因。貧血衰弱者。使移居海邊及森林地。兼用鐵。規那。卡野古羅等劑。

四　合併症療法

聲門痙攣子癇之時。與以大量之臭素劑。其他行痙攣素質之療法。又對於子癇發作。行腰椎穿刺法。聲門痙攣。行插管法。得有效云。其他之合併症。施行適當之對症療法。

血液之檢查譚

陳邦才藝丞

全身之血液。大別爲兩種。其一富於酸素而作鮮紅色者。曰動脈血。其一富於炭酸而作暗赤色者。曰靜脈血。如大動脈管肺靜脈管之血液。均爲動脈血。如肺動脈管大靜脈管之血液。均爲靜脈血。審是則動脈血不盡藏於動脈管。靜脈血不盡藏於靜脈管也明矣。

血液由血漿血球組合而成。血漿中含有纖維素。此素苟與之分離。則餘黃色之透明液而成血清。其與血漿分離之纖維素。即結合赤白血球而成血餅。

- 凝固前之血液
  - 血漿
    - 水分
    - 鹽類
    - 蛋白質
    - 纖維素
  - 血球
    - 赤血球
    - 白血球

- 凝固後之血液
  - 血清
    - 水分
    - 鹽類
    - 蛋白質
  - 纖維素

血餅 ⎧ 赤血球
　　 ⎩ 白血球

血液內之水分增加。則血液稀薄。是謂漿液性多血。如心臟病腎臟病是。血液內之水分與鹽類缺少。則血液濃厚。是謂濃血症。如虎列拉是。

血液內之蛋白質減少。則血液稀薄。是謂稀血症。如腎臟炎慢性腸加答兒是。

血液內之纖維素減少。則血液較難凝固。是謂纖維素減少症。如炭酸中毒症是。纖維素增加。則血液易於凝固。是謂纖維素增加症。如僂痳質斯症是。

血球增加或減少之現象。詳述於後。茲不先贅。

血液之作用。在攝取消化管內之營養分與肺臟內之酸素。而輸送於身體諸組織。以營新陳代謝作用。由是所生之含窒素物。從腎臟皮膚排泄之。炭酸瓦斯從肺臟排泄之。故血液之容量性質。苟有變化。則全身之營養及新陳代謝。鮮有不受顯著之障礙者也。

血液之種類成分及作用。既如右述。乃進而研究檢查血液所當注意之事件。約分三項言之。曰肉眼的檢查。曰化學的檢查。曰顯微鏡的檢查。

第一　肉眼的檢查

肉眼的檢查者。卽以視官觀察血液之色澤比重反應者也。(甲)色澤。常人不論靜脈血與動脈血。均呈赤色。若在病的狀態時。則有種種色澤之發現。或作暗紅色。於呼吸困難時現之。或作櫻紅色。於酸化炭素中毒時現之。或其色甚濃厚。現於體內水分缺乏之時期。或其色甚稀薄。現於諸般貧血狀態。且或有呈曲古列篤褐色者。則於鹽素酸加里及砒化水素中毒時現之也。(乙)比重。常人血液之比重平均約一、〇五五乃至一、〇五八。若較此有差異。則屬病的現象。(丙)反應。常人之血液呈亞爾加里性反應。若在疾病時。則此性必有增減。且患虎列拉者之血液。多呈酸性。此據加痕泰尼氏言也。

第二　化學的檢查

化學的檢查者。卽以迦華氏血色素計而測定血液內之血色素量者也。血色素爲血液內之主成分。若其量充足。則皮膚發赤。若其量減少。則皮膚蒼白。大抵百瓦血液中。男子含有血色素十三四瓦。女子含有血色素十二瓦半。是爲健康的狀態。然血色素每因食料關係。致較常時增多或減少。如攝取多量食物之後。其量必增。攝取多量液體之後。其量必減。此生理的之異常。未可目爲疾病也。若因脂肪過多症而增其量。及因萎黃病白血病熱性病等而減其量。此已屬諸病理。急須延醫診治也。

第三　顯微鏡的檢查

顯微鏡的檢查者。即以顯微鏡而察知其赤白血球數者也。(甲)赤血球之數。赤血球數之多寡。隨血液之種類年齡之大小。以及男女性而異。靜脈血之赤血球數。較多於動脈血。初生時之赤血球數。較多於壯年。青年男子。約一立方密迷血液中。含有赤血球五百萬乃至五百五十萬。青年女子。則僅含有四百五十萬。然此皆屬於生理的狀態也。至關於病理的方面者。則一般急性傳染病。多可使赤血球數增加。萎黃病白血病等。多可使赤血球數減少。不可不知也。(乙)白血球之數。常人一立方密迷血液中。含有白血球五千乃至一萬。若爲傳染病則其數增加。若爲惡性貧血症則其數減少。吾人務須留意。此外白血球數之增加。亦有屬諸生理作用者。(一)食後一二小時以內。(二)勞働或洗浴以後。(三)婦人姙娠時期。(四)服苦味劑藥品。均足爲暫時的增加。不久仍可復其故態也。

尿道狹窄者。手術前不能插入步濟。而行尿道外切開術時。用指壓膀胱部而出小量之尿。或由尿道黏膜隆出。能知尿道存在之部位。

童子尿道內異物

從童子之尿道。排出膿而不見淋毒雙球菌等者。是異物入於尿道內故也。

包莖與排尿困難

在包莖而排尿困難者。必檢鼠蹊部。有無歇爾尼亞之發生。

第二十九章　陰囊及睪丸

陰囊內臟器腫大之診定

見陰囊膨大。當檢定陰囊內臟器、即正副睪丸、精系、輸精管、固有莢膜等之內。為何者之腫大。宜注意者。先將健康之睪丸。檢出作為根據。次須於鼠蹊輪。診定腫瘤之境界。即限局於陰囊內。而不與鼠蹊管連續者。為正副睪丸、固有莢膜等之疾病。當診之時。用一手由前方或後方。將陰囊內臟器。輕固定於拇指與他指之間。以他手之拇示中三指。輕按壓之。檢係何部之疾患。而副睪丸於睪丸之後側。為稍扁平細長之索條。硬度較睪丸硬。睪丸在前方。表面滑澤稍柔軟。若副睪丸尾部顯腫脹。則睪丸移於前上方頭部腫脹。則睪丸來於前下方。

陰囊水腫之性狀

陰囊水腫。爲卵圓形或梨子狀。上方稍細。下部稍大。有緊滿性彈力。透過光線。打診上呈濁音。

陰囊膨大部連續於鼠蹊管者之診斷

陰囊膨大部、從陰囊連續於鼠蹊管時。多爲交通性陰囊水腫、二室性陰囊水腫、精系靜脈努張、流注膿瘍等。檢時檢者之拇指。當於鼠蹊輪之前方。他四指當於後方。將腫瘤載於四指之上。於拇示兩指之間觸診之。

精液囊腫

精液囊腫。在固有莢膜腔外時。因與睪丸多少連繫。能與陰囊水腫區別。（在陰囊水腫不能直接觸知睪丸）又生於莢膜腔內之精液囊腫。穿刺之檢其內容液。該液爲水樣透明或白色溷濁、或黑褐色。含有精蟲。反應爲中性。而陰囊水腫內容液。帶黃色而呈亞爾加里性。

陰囊水腫與不透光性

陰囊水腫雖常爲透光性。若受外傷而混少量之血液者。則變爲不透明。

睪丸之捻轉

男性患者。不現歇爾尼亞嵌頓之徵而訴疼痛。該痛向上腿之內面放射時。睪丸之捻轉與否要注意。

鼠蹊部之劇痛性腫瘤

鼠蹊部之腫瘤內壓有劇痛時。雖多爲淋巴腺炎。(因淋毒等)然須就停留睪丸之炎症而顧慮之。

睪丸結核之手術

經驗家就睪丸結核。單行除睪術。咸知不能治愈。須將輸精管、精囊、攝護腺共除去之。

歇爾尼亞手術後之睪丸腫脹

歇爾尼亞根治手術後睪丸腫脹者。高舉陰囊。施濕性或倔里設林繃帶。

梅毒性睪丸炎

梅毒性睪丸炎。甚類似睪丸新生物。對疑有睪丸新生物之患者。必須於行除睪術之前。施驅梅法。

精系靜脈擴張之手術

用局部痲醉法。行精系靜脈擴張手術時。先結上方之結紮絲。然後結後下部之結紮絲。不感疼痛。

一側之精系靜脈努張

一側之精系靜脈努張時。須確定是否爲腹部或骨盤內臟器腫瘍。加壓於該靜脈。

睾丸炎患者之靜臥法

使睾丸炎患者靜臥時。厚置棉花於股間以載睾丸最妙。或用絆創膏固定之亦可。

第三十章 女子生殖器

膣或尿道之淋毒

膣或尿道之分泌物。行顯微鏡檢查。而無淋毒雙球菌時。不能謂爲非淋毒之疾病。因婦人淋病之顯徵現出在約六週或其以上故也。又往往初發徵候有現喇叭管炎之徵者。

巴爾突林氏腺之炎症

巴爾突林氏腺之炎症。由淋疾起者最多。殊兩側俱被侵。其排泄管爲灰赤色之皿狀。而著暗紅色之隆起。向上挺出。

巴爾突林氏腺膿瘍

治療巴爾突林氏腺膿瘍。單切開其效不十分著。爾後每日塗布沃度丁幾。若再發時摘出之。

陰門之癤腫

陰門之癤踵頑固者。日日塗綠石鹼。次施昇汞水罨法。成績甚佳。

陰門及膣之洗淨

手術前洗陰門及膣時。用綿花綿紗。刷子有毀損尿道之憂。

沃度仿謨綿紗之罨保

將多量之沃度仿謨綿紗。用爲膣腔之罨保時。則惹起陰門之皮膚炎。

膀胱膣瘻

於膀胱膣瘻。將美奇林靑液注入於膀胱。由膣流出則可知之。若爲輸尿管膣瘻。因色素液不能流出。將加的的兒由瘻孔送入於輸尿管。

前膣壁之尿道周圍膿瘍

由尿道流出膿汁時。須詳檢前膣壁有無尿道周圍膿瘍。

子宮內膜搔抓術之注意

行子宮內膜搔抓術以前。必行雙合診。以檢合併周圍炎並附屬器之疾患與否。又行搔爬術之後。離牀之前。亦須行雙合診。以檢骨盤內滲出物之有無。

子宮搔抓後之處置

子宮搔抓後。所入之綿紗帶而直引出時。遺留於子宮腔內之組織片。可由之而出。

搔抓術後之體溫昇騰

搔抓術後之體溫昇騰。因入綿紗罩保過久故也。

人工的墮胎之細菌感染

流產中或其後。有高度之發熱。分泌物帶惡臭者。爲人工的墮胎之細菌感染。

子宮頸部癌腫之初徵

交接後之出血。常爲子宮頸部癌腫之初期。

子宮筋腫之初徵

與月經關聯而久出血。或有不正之出血時。爲子宮筋腫之徵。

子宮筋腫之鑑別

在子宮筋腫。推動腫瘤時。子宮頸部、向反對之方向動移。由之可與喇叭管及卵巢之腫瘍區別。

子宮之强度後彎

子宮之强度後彎。入於小骨盤腔。而來頑固之便秘。

子宮頸部癌腫之潛匿

子宮頸部癌腫。深潛於子宮頸管腔內。頸管唯呈不正楕圓形。有現潰瘍者。若閉鎖外子宮口時。由出血性或惡臭性分泌物。而察知爲新生物。

膣血腫及子宮血腫

在膣血腫及子宮血腫。從直腸內注意行雙合診。以檢喇叭管血腫之有無。若有之。破裂時有起腹膜炎之處。不可不由剖腹術摘出之。

子宮後屈症之整復

能推動之子宮後屈症。而不能整復者。可於膝肘位（俯位）壓會陰以圖整復。

妊娠與子宮後轉症

於妊娠初期須檢有無子宮後轉症。若有之後日固定於薦骨陷凹內發所謂箝頓狀（多現於妊娠三個月）不如早整復之爲妙。

骨盤內腫瘍

骨盤內腫瘍而兼腹水者。其性是否爲悪質。證明之頗爲困難。

骨盤結締織炎與消息子

骨盤結締織有炎症時不可用子宮消息子診斷。否則炎症益蔓延。

直腸內之糞塊停滯

糞塊停滯於S字狀部或直腸內時。有呈如骨盤腹膜炎之炎性症狀者。

阿列山大及阿達姆斯氏手術

由腹壁短縮圓靭帶之法。卽阿列山大及阿達姆斯氏式手術。常對子宮後轉及後屈症行之。引圓靭帶用手較用器械。便於力之加減及固定等。

喇叭管炎之徵

下腹部有急劇之疼痛。與盲腸部有壓痛。而右直腹筋下部緊張時。有喇叭管炎之

關於運動之衞生錄要

陳邦賢

一運動前不可妄食。多食。快食。冷食。凡肥膩甘脆生冷之品。均宜禁忌。

二運動員禁忌飲酒吸煙。飲酒則氣喘。吸煙則易疲。

三比賽之前三日須減食量。脂肪過多者。不可入口。宜多食嫩熟雞蛋。運動時茶水尤忌多飲。

四飲食宜在運動前二時間。不可太晏或太早。

五跑長力者。不可食牛奶。食之令人氣喘。且難於抵禦風力也。

六運動員睡眠宜充分。每日至少八小時。睡眠時宜多蓋棉被或絨毯之屬。

七比賽之前三日。卽宜休息。凡煩心擾性之書。均宜擱置。

八比賽時宜鎭定。不可恐懼。心亂。將賽之前一夜。尤宜摒除雜念。

九跑長力者。呼吸不可全用鼻孔。宜並用口。

十跑長力者。既跑之後。宜卽躺身於椅上。使人摩擦。或徐行數百碼。藉舒肌肉。

十一運動後宜卽穿衣服。雙腿尤宜加意保護。免寒氣侵入。

十二各人宜備舒筋藥水。倘運動後肌肉如覺痛楚。宜用熱水或法蘭絨摩擦。

十三運動後休息。或因待時運動。切不可席地而坐。或竟偃臥。
十四運動後數小時。宜溫浴全身。摩擦皮膚。衣服等宜力求清潔。
十五運動員宜注意一般之攝生。

一　飲酒適當。固屬無害。不然。殺身亡家。遺子孫之憂。

軍陣衛生與戰鬪力之消長

西曆千八百五十四年歐洲各國之聯合軍。助土耳其與露西亞戰爭。聯軍中之法蘭西軍。人數達三十萬九千。其後戰局完了。法國兵之死於非命者。約占三分之一。卽三十萬九千人中。有九萬二千二百四十人。死於非命。區別此死亡者之種類。死於敵之砲彈劍戟者。僅二萬人。其餘之七萬二千二百四十人。盡死於虎列剌、赤痢及其他之種種流行病。軍隊衛生未進步之時代。其結果因惡疫而減弱戰鬪力。實不少也。

西歷一千八百七十年及七十一年之普法戰爭。法國行動之軍隊。在百十三萬以上。死亡者之總數。約四萬八百八十一人。區別其死亡之種類。死於敵之礮彈劍戟者。二萬八千二百八十二人。斃於偶然之事及疾病者。一萬二千五百九十九人。其中陷水而死者。三百四十六人。因疫病而死者。一萬二千二百五十三人。此戰爭之中。領兵者白隨那氏率十八萬之軍隊。降於梅志地方。雖係激戰困憊之結果。其消失戰鬪力之主要原因。乃赤痢流行之故。此軍隊投降之後。隨達恩遂陷。拿破崙第三世被虜。德國之軍勢。盛如潮湧。侵入巴黎。法國招集伽雷之後備軍。組籠城隊。豈知天然痘流行頗盛。終割某某二州以降。法國衞生不良之結果。遂遺此種之大恥。實爲建國以來所未有也。

精神疲勞之傳染

據英國某雜誌之記載。人之感染疲勞。乃無用之廢物堆積於網膜內所致。呼吸不潔之空氣時亦然。彼學校生徒等之身體。無過度勞働者。較諸農夫等有激烈勞働之人。反感過甚之疲勞者。職是故耳。又如長乘汽車之人。亦不感身體之疲勞。縱使有之。因居於密閉之車內。呼吸他人網膜內之廢物故也。

兒童期之自殺

倍兒氏著述一書。名曰兒童之自殺論。其中詳述自殺之原因及形態。但專就十五歲以下之小兒而論。其要領據一千八百六十九年至一千八百九十八年間之普國統計。男兒自殺者一千三百四十六人。女兒自殺者三百六十二人。合計一千七百零八人。男兒之自殺者。較女兒多四倍。其增加比例。較諸同期內之人口增加比例爲速。大人之自殺則不然。故倍兒氏之結論曰。兒童之自殺與成人之自殺相比較。其原因及動機均異。

兒童自殺之主要原因。精神病、精神低能、先天變質、病性感動。（後悔、深恥、煩悶之類）家庭及學校之惡教育、慘酷之待遇、模擬及其他之應化動機等。

黑死病與幼童之關係

鼠族之中。罹黑死病之鼠。以幼鼠爲多。此乃鼠族檢查時所證明者也。人類亦然。未滿十五歲之幼童。罹黑死病甚易。其原因有種種。抵抗力薄弱耶。抑易於感染之機會較多耶。均未可知。明治三十四年。自四月至十二月十五日。大阪市之黑死病患者。共百四十四人。其中不滿十五歲者。有五十六人之多。即占三分之一餘。由是而論。幼童之黑死病。最宜注意。不問其在學校與家庭也。

家庭之衞生規則

英國學者某氏自其研究之結果而言曰。吾人若欲享百歲之壽命。必須守左之規則。

（一）一日之中。就眠八時。

（二）睡眠之時。右脇宜置於下方。

（三）終夜開臥室之窗戶。

（四）臥室之正面。須立一屛風。

（五）臥牀須與壁隔離。

（六）每朝用溫暖之水（與體溫同）沐浴。

（七）朝飯前須運動。

（八）食物不可過多。且須食煑熟之物。

（九）成人勿飲牛乳。

（十）食適宜之脂肪質。以養特異之細胞。（能消滅疾病之細菌）

（十一）勿食興奮性物。致有害諸種細胞。

（十二）每日勵行戶外運動。

（十三）犬、猫及其他之動物。不可同居一室。蓋此等實爲傳播疾病之媒介。

（十四）住於田舍間。

（十五）飲料水、溼地及下水。均須注意。

（十六）作事適當。不可有過勞過逸之弊。

（十七）設相當之休息日。

（十八）制限功名心。

（十九）　避精神之激動。

教育上衛生之地位

對於無智者之唯一手段。除教育外無他法。此爲識者所素知。然教育上之衛生地位。一若絕無關係者。果何故哉。試述之於次。

詳觀教育家育成兒童之苦心專盡力於小學校生活之期間。對於將來之社會生活。毫不顧慮。此卽教育家漠視衛生之一大原因也。豈知現在之兒童。卽爲將來之兩親。有經營衛生的小國家之任務。由是而論。教育一事。當兒童教育勵行之時期（卽國家的義務教育之年齡）內。必須教授小國家經營上所須之素養及發達心身之方法。無待言也。易言之。何物有益於身體。何物有害於身體。一一推知之者。乃人生第一之要訣。如何增進健康。如何豫防疾病。如何夭折。雖非學校教育上必要之問題。然決不可冷淡視之。世之學者。以衛生爲非必要之學科。無足重輕。深堪歎也。

嗚呼。今日人事最終之目的。非僅身體之健康與安樂之生活已也。蓋吾人立於生存競爭之社會上。須發展固有之智德。宣揚國民之威嚴。鞏固健康國之品位。況世界愈文明。生活狀態愈困難。人事之危險愈繁多。衛生術遂不得不改良。學校衛生。爲衛生術中之一。凡兒童周圍之不良事物。均當除去。關於教育上之衞生、爲教員及校長者。當精益求精。倣若生徒健康之保護者。誠以學校教育。以養成一代之人物爲目的。扶植國家萬世之皇基。達吾人永續之目的也。某氏所建設之學校。獎勵遊戲與射術。又法國之人民。主張體操中之野外遊戲。果何爲哉。約言之。學校教育。當與衞生教育相提並論也。

不良行爲與衞生及教育之關係

健康乃人類之天性。違此天性。卽犯衞生法。彼罹遺傳病或因遺傳病而衰弱者。大抵係祖先遠犯衞生法則之罪果。然使爲子孫者。恪守衞生之法則。仍克恢復健康。吾願世人。罹各種之疾病後。以堅忍心恪守衞生之法則也。若夫不良行爲。原非人類之天性。除有遺傳之惡癖外。人之不良行爲。大抵受外部之刺戟而起。苟無外部之刺戟。人性本善。決無不良之行爲。蓋可知矣。易言之。不良行爲。乃一種之疾病。因制貪慾之情而起。卽天然善性之變體。大凡人罹一病。他病亦易罹之。蓋抵抗力既薄弱、犯一種之不端行爲。數種之不端行爲。隨之而起。世所謂患肉體之病者。易患道德之病也。

不良行爲與疾病之關係。其間親密之度。雖不可測知。但某種之不良行爲。係不健康之結果。得證明之。職是之故。對於健康之保護。若有適當之注意。并恪守衞生之法則。其不良行爲之原因。自克除去。有斷然也。吾人之身體。既有種種怪戾之點。則生虛妄之嗜好及慾望。養成貪慾、矯奢、放逸等之惡性。日甚一日。靡有底止。彼罪業、癡狂、自殺等之慘害。因是起焉。此卽罹一病之後易罹他病之原理也。欲滅除此惡性。除應用衞生學外無他法。此衞生學之應用。不求諸學校敎育之範圍內。不能達其目的。縱使學校敎育。無直接之效果。應用之結果。諒必見諸異日。況學校敎育之旨趣。本在發達吾人之天性。則除健康上之不良。却健康上之惡性。乃當然之事也。

衞生之法則。支配吾人之心性。不讓於他種之學術。健康之人。若完全行之。能發顯强壯、活潑、忍耐等之美德。修練端正之行狀。故欲保全身體之健康。避數多之害物。守嚴正之行爲。非敎育不可。

衞生學之範圍。不問其如何廣大。苟於敎育上有重大之價值。則世間受學校敎育者。當深知其恩德。不可忽視也。

握手禮與手之黴菌

據學者倍兒克氏之研究。手之一寸平方面。含黴菌二十四萬個。此等之黴菌。因握手之禮。自此人而及於他人。故握手之禮。非常危險。危險之最大者。係醫士、看護婦、理髮師、屠牛者及革師等。危險最少者。如營金屬事業之人。是因金屬有殺菌力故也。普通人之手。附着之黴菌。病原菌甚少。故與之握手。不甚危險。惟結核及傳染病患者之手。若輕率與之一握。因是而失命者有之。醫士及看護婦之手。大抵行嚴重之消毒。黴菌較普通人爲少。與之握手不甚危險。惟屠牛者及革師。最爲危險。

腦的作事之永續時間

據某雜誌之記述。謂兒童之思考的作事。每日繼續者。自生理基礎上而論。一日以三四時間爲適當。若較三四時爲多。則有害腦及其他之組織。故學校之思考的教科。教授時間。不可越此制限。況兒童之腦的作事。除學校之時間外。尙有家庭復習之時間。

非常衛生法之直接與間接

夫國家危急存亡之秋。犧牲軍人之生命。以保護社稷。屬於間接非常衛生公法。傳染病流行之時。個人從事於豫防消毒。是謂之直接非常衛生私法。有職權者。勇往敢爲。從事於消毒撲滅與醫療看護。是謂之直接非常衛生公法。若不尋究此等之理。徒望衛生之發達。烏可得耶。

敬送衛生書報　本會以研究衛生普施良方爲宗旨於辛亥年刋送婦嬰至寶急救良方外又刋衛生雜誌按期贈送已有六期頗蒙閱者歡迎茲居共和復活同人樂與更生接辦衛生雜誌仍舊刋送如荷索閱函內附郵票五分爲回件之用本會所印婦嬰至寶等件一併奉贈伏維公鑒　甯波大自鳴鐘內衛生公會謹啟

醫藥叢書第一集　本社組織之流通醫藥書籍公司先刋行醫藥叢書以期孤本書籍先行流通俾閱者先覩爲快茲因第一集出版在卽前定半價之限多有未得普及爰特再展限五十天以惠遠地之主顧藏書家醫學家均勿錯過

書目　莫枚士先生遺著研經言　周氏易簡方集驗方合刻　吳鞠通先生未刋本醫案　唐氏日本舊刻本人參考　周氏新著惜分陰軒醫案　羅謙甫先生遺稿治驗案　用中國白連史紙精刻大版中國式線訂四厚册加木面裝成一函定價一元六角本國加一成南洋臺灣日本加二成郵費書印無多購者從速各處書坊均有寄售

發行處紹興北海橋醫藥學報社及代派處

西曆一千九百十六年十二月出版

中西醫學報

第七年　第五期

本期之目錄

本報全年十二冊本埠洋八角四分中國境內洋九角六分日本臺灣洋一元零八分香港南洋各島洋一元三角二分零售每冊洋一角上海英大馬路泥城橋西首龍飛馬車行西間壁三十九號丁福保醫寓發行

日商

仁壽堂大藥房廣告

●醫療用各種藥品●醫療用各種器械●工業用各種藥品●棉花綳帶材料●閨閣用各種化裝品●代售各售靈藥

敬啓者本大藥房專向日本著名各大廠販運上等原封藥品並寄種仁丹　日月水　中將湯　胃活　靈效丸等著名靈藥茲値交易伊始特廉價發售以廣招徠　賜顧者請認明牌號庶不致誤此佈

上海虹口吳淞路○字第一五○號　仁壽堂大藥房謹啟

電話第四○五七番

康健指南

人生負陰抱陽食味被色寒暑相盪喜怒交侵既非木石難成金剛不壞之身故虛弱者多而健康者尠或先天不足或後天失養加以心力勞瘁腦系耗竭因而百病叢生死亡相繼職是之故吾人對於調養身體一事誠不可視為非當務之急矣茲欲求調養品之最為妥善而無一弊者莫如購食本公司拜挪珍補系粉蓋此粉係用奶脒糡膠麵糖與鈉錏鎂之醶硫强礬集合製成質料精純氣濃味美凡氣體虛弱者服之無不身强力壯病後新愈者服之無不康健如初心神腦系衰耗失寢者服之無不心寧腦安精神暢旺以及血虧損瘦或消化不良者服之立奏奇效婦人育嬰乳哺費力者服之尤滋補益按其養益之功允推補品中聖藥且此粉之特點其雜合之醶硫强礬如平常食品中之非脏底質不致令人便秘故其功效尤在市上所售各種相類之粉以上惟願邦人君子嗇養身者一經試服當知斯言之不謬也

上海廣東路四十號愛蘭漢百利有限公司啟

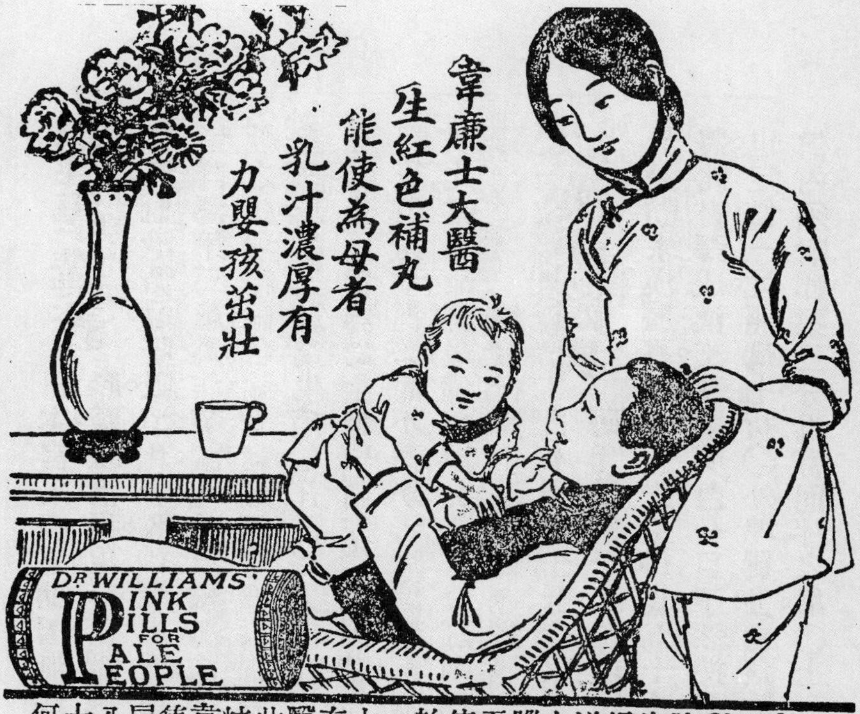
韋廉士大醫生紅色補丸
能使爲母者乳汁濃厚有力嬰孩茁壯
DR WILLIAMS'
PINK PILLS FOR PALE PEOPLE

肥兒珍品

尊夫人如何能使嬰孩茁壯

育兒首貴母乳充足故母體強壯有力則乳汁濃厚有力倘若尊夫人血氣衰薄軟弱多病則乳汁稀少且淡薄無力嬰孩何能強壯乎惟消化有力胸肺康健則筋骨強壯肌肉豐盈乳汁自能濃厚也否則胸肺萎弱胃失消化何能強壯乎從可知婦女產後調理爲最緊要產後所失之精力必須滋補飲食精美則乳汁有力嬰孩強健矣韋廉士大醫生紅色補丸獨具此功爲天下馳名補血健腦之聖藥能轉弱爲強壯筋骨健脾胃在此二十五年之中已曾救治千萬軟弱婦女以及男子並使乳母強壯乳汁多而濃厚有力兼治腰背酸痛軟弱乏力等患大見功效也

上海廣育產科醫院西醫曹志新女士來函云大抵婦女腰痛腹痛胃不消化嘔吐清水等症十有八九其故因血薄氣衰所致也余以韋廉士大醫生紅色補丸療治以上各疾莫不得心應手且此丸生乳汁並令乳母有力即須每飯後服二三粒能使乳汁濃厚嬰孩茁壯已屢試屢驗矣

韋廉士大醫生紅色補丸凡經售西藥者均有出售或直向上海四川路九十六號韋廉士醫生藥局函購亦可每一瓶英洋一元五角每六瓶英洋八元郵力在內請自今日始俾尊夫人試服韋廉士大醫生紅色補丸可見夫人與嬰孩之效驗果何如耶

死之醫學觀察

甯宗麟 洛芩

生老病死。爲生物界新陳代謝自然之法則。各生活體之壽命。皆有一定之制限。萬難越其範圍。吾人無論若何衛生。皆難免形枯氣索之一日。宋雷有終日。一棺附身。萬事都已。嗚呼。人縱鐵石心腸。偶一念及血肉腐壞骨骼衰朽之一境。未嘗不意冷而心灰也。雖然。就科學方面觀察之。宇宙間之物體。生與死常互相倚伏。固無時不死。亦無時不生。方生方死。方死方生。蓋宇宙間之生物。均由各種原質自相配溶消合而成。摶而爲人。散而之於空氣水土之間以爲百物。百物之化分化合而復歸之於人。循環轉化。靡有已時。緊古以來。哲學家宗敎家關於死之問題。解釋頗多。然大都就精神方面說明。迄未從肉體方面攷察。今我輩幸逢輓近學術勃興之盛運。得握試驗管窺顯微鏡而稍有研究。自不得不從醫學方面觀察以解釋此問題也。

宇宙間之生物。其體內之生活物質。恆變化不已。蓋因其運動與物質之變換。勢力之發生及消滅等常並行而不稍停故也。如斯之現象。理化學上名之曰變化過程。於此則有正號變化過程與負號變化過程之二種現象。此正號及負號變化過程。於生物最爲密切。二者互相平均。則可保物質代謝之平衡。正號變化過程增多。則生長負號變化過程增多。則消耗。蓋於正號變化過程。盛行同化作用。其生活體則以所攝取之簡單物質。(例如無機物)作繁複之有機物。以補充體中之成分。於負號變化過程則惟行酸化作用與分解作用。而發體溫之成分消耗甚劇。及消耗殆盡。此等之作用停止。則代謝機能全絕。此之爲死。

生活體之全生活期。可分爲三期。第一期之同化作用最盛。是爲生長期。在此時期。體重及身長日益增加。卽吾人之少年時代也。第二期則酸化分解兩作用。漸次增進。而與同化作用同程。生長休止。而專事生殖。此爲成熟期。卽吾人之壯年時代也。第三期則同化作用漸視酸化分解兩作用爲弱。生長發育。次第衰減。卽吾人由中年以迄老年之時代也。此期代謝機能減退。細胞以體內血液衰耗。難資供給。且不能達其分殖繁衍之功。於是用其激烈之手段而有死。死者實排泄其外包。分其核中所含之生命。另營造新外包。以長存宇內者也。若惟於一定之時間中。代謝機能中絕。而尚有再發現生活顯象之能力者。則謂之爲假死。重症之歇斯的里(藏躁)患者。往往陷於假死之狀態。又行催眠術。被術者之狀態。亦復如是。此等皆外觀類似於死耳。而微細之呼吸運動。依然存在。不得謂爲純然之假死也。卽或呼吸運動有似於全然靜止者。而呼吸器空氣之滲透變流作用。亦依然存在也。

據近時卡亞利歐博士所實驗謂吾人視爲已死之身體。除意識外。其餘一切生活機能。於一定時間皆能繼續運行於一種特殊情狀之下。心臟依然能鼓動血液與漿液仍循環不息。而其肺臟亦仍能繼續呼吸作用。排出炭酸氣。其營養管仍能同化食物而變爲血球。又以電氣刺戟其筋肉則興奮性猶存。而有攣縮之力。檢其血液。則白血球之移動猶宛然在目。蓋肉體之死。實由漸而來。亦猶夜之繼晝也。

預防肺癆病之研究

甯宗麟

下等植物中。有無量數細菌。無量數細菌中。約有數十種能損害吾人之健康。爲各種疾病之原者。是名病原菌。病原菌之內。有球狀者。桿狀者。螺旋狀者。浮游空中者。潛伏土內者。厥數若恒河沙。而蔓延最廣。爲害最烈。爲吾人之大患者。厥惟結核菌。結核菌者。釀成癆病之原料也。非用六百倍以上之顯微鏡。不能窺見其體。增殖甚速。在溫度適宜光線缺乏土地卑濕之處。一晝夜間。一個可化生千六百萬。因其形如桿。入於人之臟腑。則其部硬結如果核。故名結核桿菌。常侵入吾人身體之各處。以爲其殖民之地。侵入腦髓則爲結核性腦膜炎。侵入腹膜。則爲結核性腹膜炎。侵入林巴腺。則爲瘰癧。侵入皮膚。則爲狼瘡。侵入腸則爲腸結核。侵入肺則爲肺結核。然人身各處之被其侵襲者。以肺臟爲最多。蓋肺處胸之兩旁。適當呼吸之衝。結核菌隨氣吸入先達於肺。若遇肺臟萎弱。呼吸不充。無抵抗之力。則結核菌發育滋長。而肺癆之胚胎成矣。肺癆病者。慢性傳染病也。一遘是疾。殆難療治。吾人一生之中。最易罹此病者。以十五歲至四十歲之間爲最多。而吾人最可貴之光陰。亦莫過於此時。乃爲此幺麽小體所侵害。效顏回之早夭。陷伯牛之孱弱。作人間之傀儡。爲世界之贅人。一事無成。憂鬱以死。寧不重可嘅耶。雖然。外施陷穽。則猛獸不能肆其害。內固扃鐍。則穿窬無以逞其謀。吾人苟能絕其病原。堅其體魄。嚴加防衛。而毋或懈。結核菌雖猛且烈。亦安能播其毒哉。

近年以來。歐美各國關於肺癆病之公衆衛生。設備極爲嚴密。上自政府。下及人民。無不協力掃除此毒。且期於五十年內除滅淨盡。故此病大有日減之勢。乃返觀吾國人民既乏衛生上之常識。公家又欠公共衛生之設備。因循坐誤。自甘暴棄。致令此幺麽小體。大肆其毒。日盛一日。而靡有已。言念及此。可爲痛心。今特述爲此篇。聊當警告。寧未雨而綢繆。毋臨渴而掘井。願讀者其三思之。

肺癆病之主因。既爲結核桿菌而無可疑。故吾人欲預防此病。自當以撲滅結核菌爲第一要義。結核菌之生活。多在肺癆病者之痰中。故肺癆病者之痰。須唾入痰盂。加以消毒。凡多人集合之地。如學校公園等處。均宜多置痰盂。貯以消毒藥水。然吾國之患肺癆病者。大都缺乏公德心。欲其不亂吐痰。實爲難事。是不能不賴賢良之醫師熱心提倡勸告之也。

結核菌繁殖人體內之難易。常視其人體之强弱爲反比例。吾人苟身體衰弱。且又不注意攝生。則彼將乘吾之不及。攻吾不備。而致吾於死命。故吾人欲豫防此病。除注意撲滅結核菌外。必須保持身體之健康。保持身體健康之法。不外於節飲食。愼起居。戒煙酒。寡肉慾。運動合度。眠起以時。生活於新鮮空氣之中。徘徊於和暖日光之裏。冷水摩擦。以堅其體質。努力呼吸。以强其肺臟。勤沐浴。以淸潔皮膚。行灌腸。以疎通秘結。心性常保和平。作事務求有序。果能如是。則身體必日趨康强。自能免結核菌之侵襲也。

周君伏生醒病家言

甚矣。中國人之野蠻也。他事莫論。卽病之一端。於身最爲關切。其何以愈而生。不愈而死。且莫明其故焉。愈而生。動曰醫之功。不愈而死。動曰醫之咎。夫豈盡然哉。以僕觀之。凡病之愈而生。不愈而死。其故有四。一醫士。一藥物。一病家。一侍病人之人。如以功論。四者宜各得四分之一。論咎亦然。何則。四者而有一不良。病輕而轉重者有之。病重而至死者有之。四者皆良。病輕自可速愈。病重而有可生之理者。亦不至於死。不過愈期較緩耳。安得獨歸功於醫。獨歸咎於醫哉。第四者之中。最重在病家之良否。所謂病家之良。非徒在調養之合宜。病家之不良。非徒在調養之違宜。調養之權。病家所自操。夫人知之。獨不知醫士與藥物與侍病人之人。孰良孰否。何取何舍。其權實亦操自病家。故取舍得當。乃爲病家之良。取舍失當。乃爲病家之不良。則是病家之良否。實爲四者之樞機。一轉旋間。而病之愈而生。不愈而死。判兩途焉。今之病家。莫明其故。於生死關頭。如醉如夢。而又無人高出而喚醒之。致令去生機日益遠。蹈死機日益迫。有心人當爲痛哭而流涕者也。僕雖不敏。願爲病家告焉。至平日愼疾之道。則有衞生之書在。無庸贅述。

日光及空氣浴對於人體之影響

萬鈞 叔豪

往古地球上之人類。於動植物所受日光之影響。稔知者甚多。古代之人。祭日以制定種種之儀式。以太陽爲各種生活之本原。而敬尊甚至。且認爲神之實體。雖在今日。而崇拜太陽者。亦尚有一二之民族。蓋古代之人民。果悉日光有療病之效力否。雖不可知。然於其强壯身體之作用。似確能知悉也。

試觀古代之埃及人及亞西利亞人。皆於屋上設身體曝日之裝置。如希臘人羅馬人日耳曼人等。皆尊崇太陽。奉之爲神。希臘及羅馬人。似皆確知日光於療病上極有效力。特於屋上設置所謂露臺者。以爲施行日光浴之處。醫學始祖希駁克。（ヒポクラテス）就於太陽光綫之衛生學的及治療的作用。頗有所說明。而於其對於皮膚之作用及其於病室之價値。述之綦詳。開爾 Celsus氏則以長久曝露於日光爲戒。蓋彼以爲如是。則卽有熱性狀態之現出故也。其後迦利 Galenos及阿佛 Avicenna 氏則頗稱道日光之利益。自是以往。在中古時代。則於日光之價値。均漠然若忘。至十九世紀之初。路陪 Lobel 氏始於日光之價値。有所論述。其論旨係謂日光之溫熱及光。對於有機體。多爲化學的作用云。愛特 Edwards 氏欲確定光之影響。而行動物試驗。厥後甫海（フーヘランド）氏。則於其所唱道之長命法中。謂日光之價值。尤爲重大云。近時瑞西人阿拿Arnold Rikli氏者。乃謀闡明古人所謂日光治病的作用之理者也。阿拿氏雖非醫者。然對於此事之研究。其效績頗著。氏之研究法。雖於學術上不無缺點。且所論述不適於學理者甚多。然謂爲現時所行日光療法之始祖。則允無愧色。氏之日光浴之法。乃於室內。全然杜絕外風之侵入。於二十分乃至六十分時間以內。以身體曝露日光之下。且變換身體之位置。使各部交觸接光線爲。至生理學上確定之開放空氣及日光。對於身體之作用。果屬若何。茲當略一述之。夫空氣之作用於裸露之人體也。當先發起溫之放散。而致體溫之損失。皮膚之寒冷。若達於劇度。其結果將至內臟收縮。尿之頻數與咳嗽刺戟。即所以表示之者也。雖然。人體若習慣於和緩及持續之寒冷。則此器官即能耐寒而不起激烈之反應。若夫用過厚之被服者。則溫之放出。將被障礙。其結果必致皮膚之機能減退。自學理的練習言之。實行皮膚强固法。則皮膚可再發起自然之能力。使滲出滲入之兩機能。並臻於佳良。如是則於因皮膚軟弱而起之惡寒。可毫無顧慮。而施行日光浴焉。

空氣浴。如時之練習。則不惟覺高進之溫感。且於吾人水浴感覺寒冷之列氏十二乃至十四度之溫。亦能於無風之際。耐至一時間以上。然此特於行輕度運動或體操。而鼓舞血液循環之時爲然耳。

皮膚更有一種之性質。卽爲蒸發。此乃於身體極溫暖之時而出現者也。溫放散與蒸發。雖稍稍相反。然有時以欲保持皮膚之作用。歸於平均。則亦不得不共同作用。在此平均之際。皮膚之作用。實達於其最高點。今欲溫暖皮膚則可用筋力以增高其固有之溫。或被覆皮膚。或由外部而攝取溫度。其由於日光而受取自然之溫也。皮膚卽發起充血而多量之血液。因光線之刺戟。誘出於體表。以與空氣中之酸素相結合焉。

皮膚於調整溫放散之外。又營一重要之作用。卽排泄體中之揮發性毒素是也。今試於某動物之皮膚。塗以油漆。則該動物卽因體內產出之毒素而中毒。吾人如以極厚之獸皮爲被服。則其患害亦與此相似。東海岸之格林蘭人。常以不竄透性之獸皮爲被服者也。而頗知其於皮膚排出之機能有所妨害。故每日必於天幕中行空氣浴以補救之。蓋如是則於恢復皮膚之機能。至爲有效。格林蘭人種。苟非以空氣浴保其身體之健康。養其皮膚之抵抗力。則地球上恐久無彼族之跡矣。不觀夫格林蘭之荷蘭領土西海岸乎。以漸化於歐風之故。焚燒天幕內之空氣浴場。改爲窟內生活。永廢空氣浴之良習。遂至結核患者各地踵起。而未有已時。空氣浴之關係。顧不重乎。

今欲體中溫熱蓄積而不外散。則吾人之身體。必不能無所影響。皮膚本有調節此溫熱蓄積之機能。健全之人。在裸體時。恆消失其所有溫熱三分之一。地球上各種之民族。皆以習慣的或強體的之目的。而認空氣浴之重要。試觀福伊愛蘭人(福伊愛蘭島在南亞美利加之南端大小之島嶼凡八)雖在嚴寒之際。猶營裸體之生活焉。

吾人運動於廣闊之空氣中。其因於放散而溫之消失必多。雖然因於傳導而溫之損失。實不足道。何則。空氣實爲不良導體也。因於徐徐傳導而受溫之交附。則身體必感不快。由光線而射出之溫。其發汗較傳導之溫爲尤速。又對於心臟。亦不起不快之副作用。據富蘭克令(フランクリン)之實驗。謂每朝約三十分至一時間之久。裸體而讀書或操翰。則終日異常快適云。又吾人之實驗上。夜間裸體半時間許。尤爲佳良之催眠法。而於德意志國。則開放窗牖而施行之焉。

又日光對於消化機。亦頗有影響。試觀飼養動物者。以欲使動物肥碩之目的。而常畜之於暗處。蓋所以阻礙其新陳代謝之進行也。又小兒之生長。於無日光之時。屢屢停止。而曝露於日光之小兒。類皆強健。較諸生長暗處者。其體溫凡高〇、五。試觀居處日光缺乏貧民家屋之小兒。其罹貧血腺病佝僂病者甚多。意大利有恆言曰。醫士恒臨日光不到之家。即此理也。

日光對於空氣有甚佳良之影響。所以然者。蓋以植物於日光之下。能使有害之炭酸分解故也。

又日光於吾人之精神及神經上。均極有影響。蓋光綫對於有機體之上。能引起刺戟。其刺戟即再營一種之作用。歐洲某氏有言曰。在清朗之天氣中。比諸陰暗之時。身體上分解之作用。必較爲完全而無疑。日光對於知覺神經之刺戟。爲新陳代謝作用。即日光直接作用於神經組織。因反射機轉而作用於筋肉。而筋肉之酸化力遂以增加。由是而論。則不藉筋肉之運動。而單刺戟神經。即可營新陳代謝之作用。是蓋全由於知覺器官强大之刺戟而起。且因是而瓦斯之交換加增。亦其一原因也。

其他日光對於呼吸之空氣及酸素攝取之量。亦皆有所作用。而吾人於夜間睡眠中排出之炭酸。蓋較晝間休息時所排出者。尤爲少量也。

今欲說明日光對於人體之生理的作用。則當先論日光對於組織之穿通性。試以手掌向日光而照視。則血管之分歧。一一可見。其被日光穿通之組織。皆放赤色之光輝。

由於分光鏡所表示。蓋惟赤色光綫最進入於深部云。

今將太陽光綫對於皮膚之一般作用總括而論之。則第一爲增加皮膚之物質交換。其次則由於皮膚及網膜之反射運搬而亢進筋肉及神經路之反射刺戟。其結果之可見者。則爲生活機轉及食慾之亢進。易而言之。卽使全身諸般之症狀無一不佳良也。

更就皮膚所有最緊要之現象而一言之。卽皮膚能以獨力代諸排泄器官而營身體之排泄作用。(但有一定之度)是也。故苟强健皮膚之作用則內部之分泌器臟。其負擔可大爲輕減十億之皮膚血管乳嘴體。可敵於行瓦斯交換之血管系統。二百五十萬之汗腺。可比於腎臟之絲毬體。故無論如何皮膚可爲肺肝腎臟及粘膜之補助器官。決無疑也。

日光更有特異之作用。卽形成光線紅斑(日光紅斑)是也。然在皮膚暗黑之人。與日光相觸接。其始皮膚惟爲紅色之外觀。至後則形成褐色之色素。色素細胞。惟於日光中而動作。且從血液攝取其色素。色素不妨礙光線之吸收。而反有以補助之。芬生Finsen氏有言曰。皮膚之有色素。乃對於日光而爲保護者也。皮膚白皙毛髮金黃身體纖弱之人。若爲長時之日光浴。則因皮膚炎而皮膚腫脹。且上皮紛紛剝落。此際不可以水拭之。當用油類或華攝林而爲輕度之摩擦。又日光浴宜爲橫臥之位置而施行之。其時間之長短。未能概定。當隨於體格年齡及日光之强弱如何而斟度之者也。大率曝露日光之下。不可踰一時間之久。且其際當屢屢變換體位而被覆頭部。又欲使新陳代謝十分旺盛。則於日光浴之後。可以呢絨等纏絡全體。約一時間之三分之一。俾汗液得以透發。如身體欲得淸涼之致。則於日光浴後。可爲不甚寒冷之半坐浴或行輕度之冷水灌漑法。日光浴行之過久。則將引起劇甚之亢奮。或强度之衰脫。以及惡寒戰慄之感。於寒冷空氣中行長時之空氣浴。奪過度之體溫時。則將起四肢之重感。及全身衰弱之感。至皮膚發汗之價値。據數多之學者。皆謂發汗則有夥多之細菌及百篤買因(プトマイン)由體中排泄。又曰受日光而蒸發之汗液。較由於其他之作用而蒸發者。尤爲濃厚。其作用亦較大。但體量之損失。頗關係於發汗量之多寡。又於空氣浴亦然。此不可不知者也。

今將吾人實驗之結果。撮要如左。

一　日光浴後皮膚之著色如何可據以判定疾病之狀況。卽皮膚之著色濃度者。疾病之向愈必速。皮膚之禍變愈少。其豫後益不良。又患癌腫及結核者之皮膚。本不著色。如日光浴後而皮膚不著色者。即判爲癌腫或結核。則實誤甚。蓋於南方之氣候。患重症者。雖日光浴後。仍不脫灰白惡液質樣之顏色故也。

二 日光浴之際。往往有短經過之發熱。(發熱之理由半爲自然的半爲人工的)毫無自覺的徵候。而體溫昇至四〇、〇度。浴後直即消失。

此體溫昇騰。惟於腋窩發見之。而於直腸則反發見體溫之下降。在空氣浴。如斯之體溫昇騰。不甚明著。脈搏在日光浴頗爲弛緩。在空氣浴則稍速。然常爲充實性。呼吸則不論日光浴與空氣浴。皆較常時爲速。血壓在日光浴則高昇。在空氣浴則沈降。

合併日光浴與空氣浴而施行者。爲光氣浴。乃最佳良之浴法也。光氣浴行於廣闊而多樹木之處爲宜。行此浴法。則日光空氣二浴所有之利益。無不具備。可不增高心臟之運動而發汗。且使蒸發力迅速焉。

光氣浴後着用衣服時。皮膚發生無限之快感。爲他之浴法所未有。

入浴之際。如忽覺飢渴。或煩渴不止。則可飲枸櫞水或冷牛乳。決不可服用酒精飲料。

又入浴之時間過於長久。則不惟毫無快感。且疲勞殊甚。此不可不知者也。

玆更將各種疾病應用本浴而得之效果彙述如左。

一　於全身之疾病。（詳言之卽於第一期第二期之新陳代謝障礙）則能由組織中除去水分爲酸化及改新作用行所謂物質交換。此乃於糖尿病肥胖病痛風等見之者也。

二　血液病　此病係血液之形成過少及機能不全。而所以致此之主因。由於日光缺乏者甚多。赤血球及血色素之含量因日光浴而增加。是不惟由於日光浴鼓舞新陳代謝之機能。亦因光線直接刺戟其所通過之骨髓也。

三　腺病質及結核　施行日光浴。而皮膚之作用以及物質交換並發哥起敦（ファゴチーテン）之作用。皆大爲鼓舞。肺臟爲日光所輝照。則足以障礙細菌之發育。又肺臟長接於光線。則將起充血而組織之機能。可被佳良之影響。又在結核及腺病質之早期。則於食慾及全身症狀。無不佳良焉。

四　在急性傳染病及痲拉利亞之慢性症。行日光浴則於病的物質之排泄。大有所裨益。

五. 生殖器病　在於梅毒。以日光浴爲發汗療法。可得佳良之成績。對於下疳護謨腫及軟下疳。可行化學的光線之局處應用。

六　對於呼吸器病中之急性症。可用日光浴爲發汗療法。

七　心臟及循環器病　用中等度之光線療法。可除去其水分。且可不令心臟過勞。而除其鬱血刺戟皮膚而喚起充血俾心臟及其他之臟器。得休養安靜。

八　對於腎臟病。可不加障礙於心臟。而輕減腎臟血管之負擔。且使排出自有之中毒物。故此浴法可爲對於尿毒症之豫防。

九　神經病　於神經衰弱症。最爲有效。惟爲日光浴者。當使並行體操。

十　皮膚病　用本治療法。於殺菌力之外。更有增生新組織之利益。於創傷、膿瘍、皮膚結核傳染性鬼舐頭、紅斑性狼瘡、種種菌性病之母斑、痤瘡、癤等。亦皆有良效。又對於播種性鱗癬疹。應用光線療法。亦可獲全愈。

心臟衰弱。中樞性神經障礙而兼腦充血及發汗不良者。決不可用此療法。蓋用此發汗療法。而心臟之衰弱益甚。又熱射頭部而愈增劇腦充血故也。

要之空氣浴及日光浴、雖非可稱爲絕對的療法。然於醫士監督之下。爲他療法之補助療法。其裨益甚大。此吾人所敢斷言而不疑者也。

腸加答兒淺說

孫祖烈

殘暑倏過。秋涼復至。是時有一種疾患。罹之者委頓床褥。神思羸瘦。此症徵何。即腸加答兒。緣述是症。冀作警告。

腸加答兒醫學上因症候分之爲急慢二性。茲先述急性腸加答兒。急性腸加答兒之原因有數種。其一食物不攝生。如急性胃加答兒。是爲本病原因中之最夥者。大抵常於腸胃共起。蓋胃中容刺戟性不消化之物。於是起胃加答兒。同時輸送其物於腸管。遂發腸加答兒。此理易明。不俟論也。食物之不攝生。種類甚多。今記述其要領如下。(甲)貪食是吾人日常所經驗者。食物過多。消化器分泌液不能消化之。於是停滯於腸管內。以刺戟腸黏膜。遂起急性腸加答兒。(乙)腐敗之食物及飲料。例如未熟之果物及野菜。腐敗之肉類。不良之飲料。腐敗之酒類等。皆足以刺戟腸黏膜而釀成本病即如哺乳兒夏日攝取腐敗之乳汁。致罹本病者。實常見也。(丙)冷熱過度飲食物咀嚼不充分者。消化困難者。皆爲本病之原因。或有攝取一定之食物。仍常罹本病者。是爲其人之特異素質。例如食梅李桃之少量。即發腸加答兒是也。其二藥物之中毒。謂之中毒性腸加答兒。例如誤嚥刺戟性毒物。(酸類亞爾加里類砒石昇汞)是也。然此種之病究屬稀有又多食下劑亦能釀成本病其三寒冷每爲本病之原因喚起所謂寒冷性腸加答兒如浴於冷水或臥冷濕之地是也其他居於置冰之室亦每致起本病其四外傷亦起本病即外傷性腸加答兒是也由腹部之衝突打擊等而起者雖少然來自內部之損傷者往往有之假如因經久之便秘來糞便之蓄積刺戟腸之黏膜此外因嚥下之異物或腸內之結石所發本病亦屬此類其五由季節而發即所謂流行性腸加答兒起於盛夏及秋期其症狀頗劇髣髴於亞細亞虎列刺故稱之爲類似虎列刺其六因他種疾患誘起者是爲續發性急性腸加答兒或從鄰接器官傳播或併發於其餘之腸疾患例如腸窒扶斯赤痢虎列刺腸癌腫腸嵌頓症熱性傳染病

急性腸答兒不論年齡之老幼皆能發起哺乳兒因乳汁之分解發起尤易且非一次

急性腸加答兒解剖的變化腸黏膜發赤腫脹分泌增加其發赤由黏膜血管之充血者則於絨毛及皺襞爲最著且有一二、〇血管破裂呈小出血黏膜組織肥厚顯呈血漿之浸淫淋巴濾肥常腫脹而增大多圍繞於充血之血管中疾病之初期蒙漿液性浸潤其狀雖似水疱然因病之增進淋巴濾胞遂起炎性增殖故爲不透明穿刺之亦不出內容物

粘膜之表面被以粘液呈綠灰白色而炎症極甚之候波及漿膜漿膜亦充血表面呈薔薇赤色

腸內容物多爲稀薄有流動性而腸黏膜之上皮剝離成絮狀片而混於其中內容物排泄之量饒多時則呈灰白色膽汁乏色素

腸間膜淋巴腺有時發炎症腫脹發赤但惟於腸加答兒症狀劇甚時則然

本病有全腸管都起者有止其一部分起者在後者依其局部而別爲急性十二指腸炎空腸炎廻腸炎盲腸炎蟲樣突起炎結腸炎直腸炎其最多者爲廻結腸炎

據剖檢上腸黏膜之變狀比較的甚微而亦有生前臨床上呈顯著之症候者是因屍體局處之變狀一部分已消散故也

急性腸加答兒併發症之最特別者爲淺表性物質缺損腸黏膜糜爛深在性黏膜潰瘍及腸黏膜濾胞荒蕪等

急性腸加答兒之症候及診斷本病之症候由所患局部與其廣袤而異大腸罹炎症之候則發下利何則腸內容物因腸管蠕動而通過大腸甚速不遑形成正常之糞塊故也若僅小腸發炎症則不起下利蓋此際糞便仍能通過健康之大腸而成形故也

廻腸及結腸同起腸炎時謂之廻結腸炎

廻結腸炎常呈腹鳴象是因腸管之運動過盛腸內容物以大速力輸於腸管內之故其他由腸內容物分解而發生之瓦斯蓄積腸管內使腹部膨大者謂之鼓腸而其瓦斯向下方逸出則謂放屁臭氣甚多帶腐敗性使人難耐而其先每起腹痛少頃卽來裏急後重排泄之糞便呈褐色黃色綠色或灰白色亦有稀薄而顯帶水性者臭氣亦甚恰如醱酵又似腐敗之物有時含有不消化食物（肉纖維腱野菜小片）之多量若是等不消化物爲糞便之全成分時謂之完穀下痢

診斷上最緊要者爲存於糞便中之黏液雖有混血液者然甚稀也其糞便多呈酸性反應富泡沫今將糞便以鏡檢之見有食物之殘遺剝離之上皮細胞圓形細胞古蕾矢台林結晶脂肪駭兒氏結晶及無數之分裂菌然從未有發明本病所時有之分裂菌者

便通之回數一日二回至二十回或有至無數者攝收食物之後每感肛門緊迫使患者不安其座

腸加答兒伴於胃加答兒時則發惡心嘔吐食思缺乏舌被苔屢現口唇匐行疹

患者全身起倦惰嫌忌就業筋肉及關節發索引性疼痛而口渴增進是因下利失多量之水分故也腹部屢膨滿按壓之則發疼痛尿之量減少而濃厚比重增大每含多量之印奇乾且有少許之蛋白及圓柱體而下利愈甚則衰弱愈加馴至陷於虛脫又如亞細亞虎列剌腓腸筋起掣痛聲音嘶嗄幾如失聲

本症體溫多不呈變狀有時亦起發熱

急性迴結腸炎之經過種種不定大約自二三日亘至二三週間

急性加答兒性十二指腸炎起於輸膽管之候始可診定卽由十二指腸黏膜之腫脹閉塞輸膽管之開口部此外黏液塞子從腸黏膜出而侵入膽道或膽道黏膜罹炎症而肥厚因此膽道閉鎖也而任在何時亦來膽汁之鬱積而發黃疸故名爲胃十二指腸性黃疸或加答兒性黃疸

空腸炎及迴腸炎難以認識之

盲腸炎及蟲樣突起炎當於後文論述之

直腸炎便意頻數發裏急後重及排便時之疼痛此際肛門括約筋營痙攣性收縮故試以插入之示指觸診之甚發疼痛直腸黏膜焮灼其組織顯成鬆粗而指尖附着之

黏液。每混。血液。疾病。經久。則來。括約。筋之。痲痺。稀薄之糞便。常流。出於。肛門。使該部之皮膚。濕潤。且起刺戟之皮膚炎。每致脫肛。

急性腸加答兒之豫後。急性腸加答兒之豫後。在大人若無危險之原因的疾患。則佳良。然在哺乳兒。頗爲重篤。老人有因體力衰脫而斃者。

急性腸加答兒之療法。豫防的法規。爲本病必要之一項。注意食物之攝取。亦最緊要。本病之療法。第一。隨其原因而定方鍼。施原因的療法。次隨加答兒之部位而異。但任何。腸加答兒須平臥。安靜。於腹部。施溫罨。法。避固形食物。卽當攝取如薄茶。咖啡。葛湯。牛乳。山米他司散。拿吐。璉等之易消化且富滋養分者。由食物之不攝生所起之腸加。答兒宜投。下劑可排除。腸內容物而防其醱酵及腐敗

處方

蓖麻子油 一五、〇乃至二五、〇

右一回頓服。

處方

甘汞 〇、五

乳糖　〇、五

右混和爲一包。頓服。

下利尙未已腹鳴持續時當與以阿片劑或收斂劑。

處方

阿片末　〇、一

乳糖　一、〇

右混和分三包。一日三回。每回一包。

拕汸兒氏散　〇、三

乳糖　〇、五

右混和爲一包與十包。一日三回每回一包。

阿片丁幾

依的兒製纈草丁幾　各一〇、〇

右混和爲滴劑。一日三回。加十滴至二十滴於水而服之。

鹽酸莫兒比涅　〇、二

倔里設林
蒸餾水 各五、〇

右混和爲殺菌注射料。每次注射三分之一乃至二分之一筒。

撒里矢爾酸蒼鉛 三、〇
阿片末 〇、一
乳糖 一、〇

右混和分三包。一日三回每回一包。

十二指腸炎及胃十二指腸炎當施以如急性胃加答兒之療法若起加答兒性黃疸則與以緩下劑而促膽汁之排出又宜注意食物有脂肪性者當戒之

處方

人工加兒爾斯泉鹽 一〇、〇乃至一五、〇

右爲一包。每朝溶融於微溫湯而頓服。

急性直腸炎須施局處療法即處以藥液之灌腸及坐藥惟有裏急後重時當配伍鎮痙藥之坐藥

○、二%乃至○、三%硝酸銀水　五○○、○

右爲一回灌腸料。

○、二%單寧水　五○○、○

右同上

單寧　○、一

阿片末　○、○五

柯柯阿酪　適量

右爲肛門坐藥一個。每朝夕插入一個。

慢性腸加答兒本病爲踵反覆襲來之急性腸加答兒而起。即起於急性腸加答兒尚未治療再來急性發作之際也。然於再發作之初期現慢性時。亦有起本病者。其他又有因種種之疾患而繼發者。今列擧之如左。(一)伴諸般疾患之鬱血症狀而來者。即如心臟瓣膜疾患呼吸器病及門脈鬱血肝臟硬化症等是也。(二)慢性瘦削病例如肺癆癌腫白血病持久性化膿症都爲慢性腸加答兒之原因。(三)慢性腸疾患例如腸癌腫痔疾結核性腸潰瘍腸寄生蟲惹起慢性腸加答兒者不少。(四)慢性便秘屢。

爲本病之原因

慢性腸加答兒解剖的變化爲腸結膜之變狀帶褐赤色或灰赤色惟顯於纖毛及皺襞之頂部時或帶褐色之血色素變爲黑色因此黏膜呈如塗抹墨汁之觀即絨毛黑色蓄積是也此外黏液之分泌旺盛則黏膜被以透明或少溷濁之黏液因結締織之贅殖肥厚腸濾泡腫大被褐色或類黑色之色素輪圍繞故也又筋膜及漿膜與黏膜呈同一之肥厚者謂之肥大性慢性腸加答兒反之而腸壁瘦削且菲薄腸管實質萎縮者稱爲萎縮性慢性腸加答兒

其他有併發加答兒性腸潰瘍者此潰瘍有二種一腸黏膜起潰爛者謂之加答兒性黏膜潰瘍一使淋巴濾胞破壞者謂之濾胞性腸潰瘍

其他黏膜見有茸腫樣隆起黏膜腺見有囊性變性

慢性腸加答兒之症候及診斷慢性炎症最易起之部分爲廻腸及結腸故予於後文先記述慢性廻結腸加答兒之症候

本病之主徵在便通之變狀即便通多爲不整遞發便秘及下利便中帶多量黏液在大腸加答兒黏液與泥狀之糞便密接混合又由膽汁色素而變爲黃色加硝酸則呈

膽汁色素之反應有時排泄特有之砂吾米樣之顆粒是一由含水炭素質之膨脹而成一由黏液形成昔時曾與濾胞性潰瘍誤認者也其他大便間含多量之不消化物以肉眼亦得明知之是名爲完穀下痢

以鏡檢大便見有食物之殘渣及細菌圓形細胞及上皮細胞而此細胞時或膨脹帶膽汁色

患者起腹鳴鼓腸及腹痛

慢性腸加答兒多爲無熱經過其營養顯被障害筋肉瘦削形容枯槁又往往呈精神之異狀是係自己中毒之所致因有害之分解物被吸收於腸黏膜釀成神經系統之障害故也此患者爲比卜昆垤里性信自己之疾患甚爲重篤居常鬱鬱不樂焦身苦慮又往往起煩苦之眩暈卽腸眩暈是也此眩暈有時壓迫腸管因得隨意喚起之此外有隨以心悸亢進及喘息狀態

食思雖不一定大抵多爲減退併發胃加答兒時最爲然煩渴常增進尿之量減呈暗赤色逕出成粉末狀之尿酸鹽之沈渣卽煉瓦樣逕渣是也

慢性腸加答兒之經過長短不同有終身患本病者有二三月卽治癒者

併發症中之特要者爲腸出血腸穿孔及腸狹窄即如腸黏膜生潰瘍則併發腸出血腸穿孔其潰瘍幸而結成瘢痕亦致腸管狹窄

慢性十二指腸加答兒多與慢性胃加答兒併發以膽道狹窄或閉塞致起黃疸即慢性加答兒性黃疸是也

慢性直腸加答兒如急性症然以裏急後重爲特徵其大便往往全失糞性多由粘液而成間混血液且有時傳播炎症於直腸周圍之組織即直腸周圍炎是也而該部之膿液穿漏於內部外部或穿漏於其兩方形成直腸瘻管結腸炎中之最特要者爲膜樣腸炎黏液疝痛其特徵在白色被膜爲管狀或絮狀片而被發作性排出此皮膜多成自黏液間有從纖維素及蛋白樣物質形成者其前驅爲黏膜排出以腹部之不快感覺及膨滿遂起劇甚之腹痛其黏液凝固物驟見之雖有誤認爲腱組織或不消化之蛋白質然檢於顯微鏡下乃知彼之被膜及管狀物質成自膨脹之組織加以醋酸則變爲透明之線狀此外見有上皮細胞圓形細胞燐酸安母尼亞麻偪湼矢亞之棺蓋狀結晶古蕾矢台林之板狀結晶

膜樣腸炎犯於神經性之人體故以婦人爲多其經過雖甚緩慢然於生命無直接之

危險而其原因多起於腸粘膜之神經性分泌異常間有因慢性腸加答兒之結果而現者。

小兒患慢性腸加兒時。往往排出含脂肪之大便。謂之脂肪下痢。滕梅氏所始記載之症也。其大便呈黃色或灰白色。發脂酸之臭氣。混水而振盪之。照於顯微鏡下。則現多數之脂肪滴。而脂肪之量。在健全之大便雖爲二十%。本症則達於六十%之多。脂肪下痢。乃發於膵之疾患。阻礙膽汁之排泄時者。

慢性腸加答兒之豫後本病雖無生命之危險。然甚爲頑固。患者常不堪其煩苦。所以其基因若爲不治之疾患。例如癌腫結核等。則其豫後爲不良。

慢性腸加答兒之療法以原因的療法爲第一。卽當努力除其原因也。對症的療法。嚴制日常生活。及食物攝取。整理便通。若有便秘之傾向。當使日於一定之時間爲散步體操等。有裏急後重者。不可抑制之。經驗上最適當之食餌。爲易消化且適當腸之蠕動者。卽如粥麵麭雞蛋脂肪少之魚肉大豆幼新之豌豆是也。有便秘之傾向時。當與以緩下劑礦泉。又處以灌腸法。然以患者有馴於一種藥劑或方法之傾向。不可時時變更。下劑中可賞用者。爲大黃旃那葉蘆薈藥刺巴剝度比爾林。

處方

蘆薈

複方大黃越幾斯 各一、五

甘草羔

甘草末 各適量

右爲三十丸。每夕一乃至二丸頓服。

複方甘草散 一〇〇、〇

右每朝服一乃至二茶匙。溶解於溫湯服用。

水製大黃丁幾 一五、〇

水 一〇〇、〇

單舍利別 一〇、〇

右混和。一日三回分服。

旃那葉浸（一〇、〇） 一〇〇、〇

單舍利別 六、〇

右混和一日三回分服。

礦泉水(一回五〇、〇乃至七〇、〇)宜服用於朝時空腹之際。又人工加兒爾斯泉鹽(五、〇至一五、〇)亦能奏效。

灌腸以一千瓦之微溫湯。灌洗腸管。或用倔里設林五〇、〇亦可。下利持續。宜先以緩下劑。除去腸內容物。然後與以收斂劑。

處方

蓖麻子油 一五、〇乃至二〇、〇

右頓服。

既除腸內容物之後。可與以次之處方。

處方

次硝酸蒼鉛 三、〇

乳糖 一、〇

右分三包。一日三回分服。

其他收斂劑。雖有次沒食酸蒼鉛（一日三、〇）單那爾並（同上）單寧搿恩等。然其效用與次硝酸蒼鉛無大差。

慢性十二指腸加答兒。若併發黃疸。當禁脂肪性食物。可依緩下劑而排除腸內容物。膜樣腸炎。治之甚困難。先宜注意患者之神經性狀態。其他當用收斂劑或行弱腐蝕劑之灌腸。卽如〇、二％單寧水〇、一％硝酸銀水〇、〇五％次硝酸蒼鉛液二％重炭酸那篤僧謨水等是也。

嘔吐及其療法

邯鄲郭雲霄

嘔吐之症候。由種種之疾患所致。爲吾人臨牀日常所見者也。謹按其原因及療法之大要。述之於左。

原因

嘔吐之中樞。在延髓中呼吸中樞之附近。其中樞直接由中心的或迷走神經知覺枝反射的被刺戟。則來惡心、嘔吐。而此中樞之刺戟興奮性異常亢進時。於普通之狀態。雖不起嘔吐樣之刺戟亦來之。故便宜上大別嘔吐爲中心性、嘔吐及末梢性（或反射的）嘔吐二種。屬於前者爲腦腫瘍、種種之腦膜炎、腦膿瘍、腦振盪、腦充血、腦貧血等種種之腦器質的疾患（就中在小腦及延髓疾患尤著）神經官能症、歇斯的里症、感情之強度興奮、傳染病之初期、由種種不快之觀念等所起之神經性嘔吐、及亞剝莫爾比涅等由體外來之毒物、或在腎臟病、尿毒症等於體內發生之毒物入於血中、刺戟此中樞而起之中毒性嘔吐。屬於後者。除食傷或內服毒物等作用於胃粘膜而來者外。凡腸（盲腸炎、腸加答兒、吐糞病、十二指腸蟲、蛔蟲、蟯蟲等之寄生蟲存在）腹膜（種種之腹膜炎）膽囊（膽石）膵臟（膵臟炎）腎臟（腎石遊走腎）子宮（妊娠）咽喉（其部之刺戟或百日咳患者伴咳嗽發作）等種種之內臟疾患反射的來之。然嘔吐之現象果如何而起之哉。據馬建德氏之考案。全由腹壓與胃無關。其後據唐啟尼氏等謂胃之幽門部先收縮。噴門開放。胃壁起逆行蠕動。同時行深呼吸。會厭軟骨閉鎖喉頭。橫隔膜及腹壁之諸筋強度收縮。遂將胃內容物吐出也。嘔吐激烈之時。或至其末期因幽門部常開十二指腸內之內容。逆流於胃中。混膽汁於吐出物。至呈綠色。

症狀及診斷

就種種之疾患所來之嘔吐。一一記載之。未免煩雜。茲僅述二三主要者。

（一）腦性嘔吐　見於種種腦疾患之嘔吐。多伴頭痛發熱。不現中毒症狀等。且由尿之檢查。確認為非尿毒症。亦非偏頭痛胃疾患等。則須知為有器質性腦疾患之存在。此際如能發見鬱血乳頭等。則可下確切之診斷。然此際之嘔吐。常於頭痛達極度時來之。胃不發痛。亦不伴惡心。極易吐出。是為特徵。與普通食物之攝取無關。有來於朝食前者。有時因嘔吐中樞之興奮性著亢進。絕對的不能攝取食物。或由抬頭部之細微身體位置變化。亦有著增惡者。

腦性嘔吐。雖不常伴胃腸障礙。然稀有併發下痢者。鼻血管內之壓力亢進時。多伴衂血。

(二)脊髓癆胃腑發症時之嘔吐　見於脊髓癆患者。發作的襲來。常伴激烈之胃痛。患者於發作時。因一時不能攝取食物。甚爲衰弱。然發作消散。則食慾亢進。故其恢復亦迅速。

(三)機能性神經性嘔吐　純然機能性嘔吐。概無器質的腦疾患及胃疾患之存在。然器質性之嘔吐與機能性之嘔吐之鑑別。實多困難。此際最重要者。爲眼底（鬱血乳頭）及尿之檢査。

歇斯的里性嘔吐。一般爲良性。雖在頻訴嘔吐之患者。其榮養亦多不顯障礙。此嘔吐之原因。雖尙不明。然羅榛答兒氏謂基因於咽頭食道之知覺過敏。步里斯投氏謂基因於食道、胃噴門等之痙攣。

在歇斯的里性之嘔吐。稀有混血液者。在無月經之患者。雖云有代償的吐出血液者。然實非胃之出血。多有因咽喉、口腔等之出血。混唾液而吐出者。須細心注意。

在神經衰弱症之高度者。有由步行而來惡心嘔吐者。是爲嘔吐中樞之興奮性高度亢進之結果。

(四)妊娠時之嘔吐。　此雖非妊娠必來之症候。然由之可確知妊娠。多現於妊娠之初期。入於後半期而始發者。亦不少。來於前半期者。至後半期即停止。一般榮養多不受障礙。時有病的强度之嘔吐。長時持續。而危及妊娠之生命者。其原因有謂爲胎兒之新陳代謝產生物之一種中毒現象。其眞因現尙未證明也。

(五)周期性嘔吐　此於西歷一八八二年。爲方賴德氏始報告之疾患。從來健康之小兒。不顯何等之前驅症狀。俄然向腹部及背部。感射出樣强度之胃痛。終以嘔吐發作襲來。一回之發作。持續數時乃至數日間。所來之嘔吐回數不一定。由一二回至數十回。吐出混食物殘渣之黏液樣物。有時混膽汁。激烈之時。有混血液者。發作過去。亦無何等障礙。休止數週乃至數個月。又反覆發作。多見於一歲以上至春期發動期之小兒。女較男多。

本病之原因。有種種論說。或謂爲腸內之一種自家中毒現象。或謂爲歇斯的里性者。或謂爲基因於鼻下甲介之反射亢進。懸壅垂之過長。舌下腺之腫瘍等之一種反射作用。或有謂爲獨立之疾患者。然眞因尙未明。

有腺腫瘍狀增發之患兒。用手術除去之。而發作消失。可視爲原因之疾患。須檢查其有無。

(六)船暈性嘔吐　小兒對船暈概不易感。大人特婦人易罹之。由習慣能多少輕減。專關於各人之體質。前驅症狀爲眩暈、顏面蒼白、頭痛、欠伸等。而由惡心遂來嘔吐。非基因於何等器質的疾患。其症狀常與上陸一時消失。

(七)因胃疾患之嘔吐　爲胃癌、胃潰瘍、胃加答兒、胃運動不全症等主徵候之一。此際各疾患之狀態。多少不同。茲詳記於左。

(A)胃癌之嘔吐　此爲胃幽門部癌症存在時之特症候。亦有於胃癌長期間不來嘔吐。或至死全缺之者亦不少。

吐出物主由食物之殘渣、黏液及膽汁等成。近末期時有因潰瘍面之出血被消化。而吐出咖啡渣樣物者。然新鮮之血液。只於大血管被侵蝕時見之。吐出物常缺遊離鹽酸。乳酸概爲著明。

鏡檢之則見釀母菌、乳酸桿菌等多數存在。時有發見癌細胞羣者。

(B)胃潰瘍之嘔吐　嘔吐爲本症主徵之一。缺之者不過約二〇%。此嘔吐主來於食後一乃至三時。患者常於吐出後著感輕快。亦有食後無間或經過數時而始來者。吐出物爲食物之殘渣。遊離鹽酸之食量常著。然食後直吐出者。其鹽酸含有量少。食後數時來者。無最早食物之殘渣。只由溷濁之酸性液成時。雖有混膽汁者。然無何等特別之意味。

在胃潰瘍最重要而意味大者。爲吐血。約占本症三分之一。吐出血液之分量。甚不一定。最少量有僅混血塊者。若大血管被侵蝕時。吐血有及一里得兒(一千瓦容器名)者。吐血少時。雖不來何等障礙。然連續吐出大量。則訴身體薄弱之感、眩暈、惡心、耳鳴、眼華閃發。顏面爲蒼白色。脈搏小且頻數。稀有大血管破裂。因一時出血過多。未及吐出。已來失血之狀而死亡者。其以前並無胃潰瘍之症狀。多由死後解剖之結果。始知其死因也。

普通吐出之血。凝固爲塊狀。多呈暗赤色。大量出血時。有吐出鮮紅色之血液者。須與咯血區別。在極少量之出血。經胃液之作用。歇貌虞爾敏變爲歇廝欽。呈暗褐色。爲咖啡渣狀。又胃內血液之一部分。經腸被排出於糞便中。故出血之翌日。糞爲黑褐色。甚至呈爹兒樣色。其血色素反應爲著明。然內服鐵劑、蒼鉛劑等。或飲用葡萄酒後。糞便亦多爲黑色。宜注意。

此吐血之症狀。亦非胃潰瘍特有者。在胃癌門脈循環系之高度鬱血、(肝硬變症等)血管動脈瘤樣擴張。白血病、惡性貧血壞血病。血友病等出血性素質之疾病、其他嚥下尖銳之異物或飲用腐蝕性藥劑及受外傷之際等亦來之。其鑑別要注意。

(C)慢性胃加答兒時之嘔吐　特屢見於大酒家。常於朝食前來之。亦有食後經過暫時而吐者。在朝食前所吐爲嚥下之唾液及粘液成之水樣物。於食後所吐之物。主由未消化之食物而成。混多量之粘液。然亦有食粘液少量。或著醱酵而帶刺戟性臭氣者。

(D)胃擴張由其他原因所起之胃運動障礙性嘔吐。　高度胃擴張。因其他種種之原因。致幽門部生機械的通過障礙。來強度之胃運動不全。則常發嘔吐。此爲特有者。隔日或間數日。於朝食前或晚間。吐出甚大量之食物殘渣。嘔吐之後。患者著感愉快。經日食物之殘渣又蓄積。則再吐出。如此反覆。頗形不耐。故吐出物中。能認數日前攝取之食物。此吐出物。亦如氣管枝擴張症之際之喀痰。靜置之分三層。化學的檢查。因由含水炭素之分解而生之乳酸、醋酸、牛酪酸等之有機酸大量殘在。

反應呈強酸性。有刺戟性酸臭氣。至鹽酸之有無。關於其原因之疾患。有全缺者。有含大量者。

吐出物之性狀與診斷

吐出物之一般性狀中。診斷上有重要之關係。爲嘔吐之時期、分量、臭氣、反應等。

(一)嘔吐之時期　朝食前吐出粘液性物質者。見於常用酒精之人胃液分泌過多症患者。亦於食前吐出夜中蓄積之酸性液。

攝取食物即來嘔吐。表示神經性胃疾患或解剖的變化著障礙之存在。

胃潰瘍、胃加答兒胃酸過多症之嘔吐。常於食後一乃至三時來之。在胃擴張經一日或數日反復。

(二)吐出物中除食物以外所見之混合物亦爲其原因之診定上最要者。

(A)血液據其分量色等則可知爲何症。(參照症候條下)

(B)膽汁之混在。雖無大意味。然繼續常存在時爲表示腸內有妨害膽汁流出之原因存在。

(C)大量粘液。表示爲胃加答兒狀態。其由胃來者。與食物密接混合。將吐物暫時靜置之。則與食物共沈澱。若爲咽頭口腔等嚥下之粘液。通常浮於吐出物之表面。

(d)嘔吐糞便。多見於吐糞病。然只放硫化水素之臭氣者。爲胃擴張之胃內醱酵之結果。要注意。

(e)膽汁在胃蜂窠織炎。或其附近之內臟膿瘍。向胃中破潰時見之。

(三)反應　概呈酸性。然在慢性無酸性胃加答兒。則呈亞爾加里性。或中性。在胃酸過多症。常呈强酸性。

同呈酸性。然有遊離鹽酸與乳酸、牛酪酸、有機酸之分別。在胃癌等。主爲有機酸。此鑑別鹽酸。據孔過赤試驗紙之青變。居雍滋卜格氏(Gunzburg)反應爲陽性。可檢出之。乳酸據魏費爾忙氏(Affelmann)反應能檢出之。

療法

按上記之諸點。先探究其原因。能行根本的治療者。則施以適當之治療。以下專對疾患時之嘔吐。略記通常所試用之療法。

(一)急性胃加答兒之嘔吐　中毒食傷等時。所來之嘔吐。爲自然之療法。却可歡迎之。若將胃內容全部吐出後。猶持續來强度之嘔吐。可以左方試之。

嘔吐及其療法

鹽酸古加乙涅 〇、一
橙皮舍利別 一〇〇、〇
每回一茶匙。數回內服。

抱水格魯拉兒 一、〇
淨水 五、〇
每二時滴於冰十乃至十五滴內服。(對頑固嘔吐亦有效)

右法如仍不止。可用鹽酸莫爾比涅(〇、〇〇五乃至〇、〇一)之皮下注射。或其坐藥則可見效。由人之特質有用莫爾比涅而反增劇者。如遇此況。與以小冰塊冷却之炭酸水或熱茶等。則可制止之。

(二)慢性胃加答兒之嘔吐　先用重曹液。試行胃洗滌。無效時用莫爾比涅等。

(三)胃癌之嘔吐　嘔吐之原因。在食物殘渣之蓄積。胃洗滌最爲有效。在普通洗滌。多用重曹水。然吐出物有腐敗之傾向。且放惡臭之噯氣時。用二乃至三%硼酸水撒里矢爾酸稀釋液。或加列曹爾珍。哥囉仿謨。知母兒等之少量而行之。洗滌無效時。試用古加乙涅、哥囉仿謨、沃度丁幾、結麗阿曹篤(數滴)莨菪越等。不能止則用莫爾比涅。

(四)胃擴張(幽門部狹窄)之嘔吐　對此症可先試行胃洗滌。由之可除去胃內蓄積分解之內容。患者常感非常之愉快。洗滌用之液。普通用微溫湯。有於一里的兒水中。加一茶匙撒里矢爾酸或硼酸等者初每日行之。特在重症者。以不甚十分洗滌爲宜。施行之時期。或於朝食前。或於夕食前。雖不一定。然以夕食前約一乃至二時間行之最宜。

右法無效時。以哥囉仿謨水行胃洗滌。或滴下三乃至五滴哥囉仿謨於冰塊。使食之。或服左方。

薄荷　〇、一

葡萄酒

單舍　各二〇、〇

每時服用一茶匙。

燐酸古垤乙涅　〇、三

硫酸亞篤魯必涅　〇、〇〇三
淨水　一〇、〇
每回二分之一乃至一筒皮下注射用。

(五)妊娠時嘔吐　妊娠之初期來輕度之嘔吐。注意避不消化食物。食物之量爲適度。勿與酒精分等足矣。常不要何等特種之療法。

在早朝離床時發嘔吐之患者。朝食使在褥中攝取。一時勿與大量食物。每回少量。不拘次數與之。爲宜。其他在輕度者。可試冰塊炭酸水等之飲用。腹部之濕布等。此等無效時。莫爾比涅等痲醉劑皮下注射。又凡經口之物。須於食前與之。

普通使用之藥品如左。

蓚酸攝僧謨　〇、六
右爲丸一日三回分服。

番木鼈丁　三至五滴
右爲一回量。每日可服三四回。

單甯酸亞列規聖　〇、三

右包於阿布拉篤與三包一日三回服用。

薄荷　一、〇
葡萄酒　二〇、〇
淨水　一五〇、〇
每時服用一食匙。

薄荷　〇、一
鹽酸古加乙涅　〇、二
單舍　三〇、〇
稀酒精　二〇、〇
每時服用一茶匙。

結麗阿曹篤　〇、一
薄荷水　一七〇、〇
沙列布漿　三〇、〇
每二時間服用一茶匙。

其他有用鹽酸古加乙涅〇、〇一。行皮下注射者。有用千倍阿篤列那林塗布鼻黏膜者。有每回使內服千倍阿篤列那林液十滴。一日用二十乃至三十滴者。有將斯篤利幾尼涅與重曹併用者。均著良效。

番木鼈丁幾 三、〇
重曹 八、〇
橙皮舍利別 三〇、〇
淨水 一五〇、〇

右每二時乃至三時服用一食匙。

印度大麻丁幾 四、〇
怕列利安丁幾 六、〇

右一日數回每回服用二十滴。

用是等之藥劑無效時。以食鹽水行胃洗滌則見效。(使毒素排出容易之故)然頑固不易制止時。可絕對使胃一時安靜。由直腸行滋養灌腸以補之。常見著效。

若患者爲歇斯的里性者。按從來之狀態。分離行入院療法最良。

多依是等之療法輕快。或與時日之經過自然消失。時有無論何法。亦不見效。患者之衰弱日見增進。遂致危及生命。斯時最後之手段須行人爲的流產以救濟之。

（六）脊髓癆胃腑發病時之嘔吐　此反射由第七乃至第九或第十胸髓之後根纖維。刺戟達於脊髓。依交通枝及交感神經而達於胃。雖有開脊髓硬膜切除其部之後根之療法。然效果不確。翁甫喬尼濟氏用○、五%諾卜加因滋撲拉列涅溶液六○乃至一○○立方仙米。向第六乃至第十胸髓神經發出部分注射。翁苦斯乃兒氏於橫隔膜下。切除迷走神經末梢部。均見效果。然此等手術的療法。常有時不易行之。夏爾叩氏專獎行脊髓癆之治療。賴典氏推稱於不發作時竭力謀滋養法。以養成體力。

此外爲對症療法。用古加乙涅（以噴霧器）於咽頭部。或試種種之藥品。不止則行莫爾比涅皮下注射。

（七）週期性嘔吐　檢有如症候之條下所記載之原因疾患存在時除去之。有便秘之傾向者。整理之。

最有效者爲入院治療。試種種之暗示的療法。多能治愈。然行此等方法。而猶頑固存在者。絕對禁止運動。使靜臥爲水平之位置。爲謀胃一時休養起見。無論何物。亦不與之。若訴渴。則以微溫湯灌腸。可輕減之。

在發作持續且頻繁危險之時。將抱水格魯拉兒〇、七乃至一、〇溶解於三〇、〇水內。與溶解〇、〇二乃至〇、〇五燐酸古垤乙涅於同量之水。交互用之灌腸。有奏效者。

於不發作之期間。與易消化之食物。神經衰弱症或爲歇斯的里性患者。可向山間海濱等地方。行轉地療法。以休養身心。

（八）神經性嘔吐及船暈時嘔吐　此療法最緊要者。爲對各人選擇適當之方法施行之。或用痲醉劑。或反用刺戟劑。

發作時痲醉劑用古加乙涅莫爾比涅等。此際將薄荷與此等併用。則倍增其效。此外抱水格魯拉兒灌腸、巴利篤兒哥囉仿謨、阿兒突仿謨、亞乃斯太津（於食前十乃至十五分〇、〇二乃至〇、五）等亦可試之。刺戟劑爲沃度丁幾。以前頗汎用之。然單甯酸亞列規聖亦甚有效。

普通用之處方如左。

沃度丁幾　各五、〇
哥囉仿謨
右每食後滴下五滴於砂糖水或冰塊上服用。
薄荷　〇、二
鹽酸古加乙涅　〇、〇五（加酒精少量溶解）
哥囉仿謨水　一二〇、〇
橙皮舍利別　三〇、〇
每二時服用一食匙。
巴利篤兒　五、〇
右每回滴下五滴於一食匙水內服用。
半夏煎（七、〇）　一〇〇、〇
生薑舍利別　一〇、〇
右一日三回分服。
又在咽頭部知覺過敏反射的而來嘔吐之患者。以二%古加乙涅水。用噴霧器於食前數回向該部散布有效。

歇斯的里性嘔吐。亦可用同樣之療法。然其他種種之暗示、胃洗滌、胃內平流電氣療法(不用强度)感傳電氣療法、胃部平流電氣療法、(陽極導子貼於上腹部、陰極導子貼於脊部) 迷走神經電氣療法、迷走神經壓迫法等。亦可試之。

船暈之嘔吐。於出帆前使服用貌羅謨拉兒錠兩個。其後經二三時間服一錠。夜間再服一錠。可預防之。

單甯酸亞列規聖有特效。卽於出帆前二時間。使服用○、三乃至○、五。其後每日一○三回分服。持續用之。

此外在種種腹膜炎、蟲樣突起炎、腸閉塞、腦膜炎、偏頭痛、尿毒症等之際。所來之嘔吐。對原病之治療爲第一。有時行對症的療法。可就上記種種藥劑之中。選其適當者使用之。

在尿毒症之嘔吐。致患者之體力著減弱。務努力除去之。普通所用之處方列左。

蓚酸攝僧謨　一、○

乳糖　二、○

爲散藥六包一日三回每回一包容於阿布拉篤服用。

結麗阿曹篤（每回一乃至二滴）沃度丁幾（每回二乃至三滴）滴於一食匙水內使內服之或用哥囉仿謨爲滴劑或用哥囉仿謨水。（哥囉仿謨一、〇淨水一〇〇、〇每二時用一食匙）

法國常使用次之處方。

乳糖 三至五、〇

淨水 一五〇、〇

單舍 三〇、〇

每二時服用一食匙。

此等藥劑之外。行胃洗滌有見效者在極輕度者。惟使飲用多量微溫湯。亦可輕減。

由種種腹膜炎等反射的來者。局部貼冰囊。阿片丁幾。莨菪丁幾。怕列利安丁幾各五、〇。一日三回每回使服用五乃至十滴。不能內服時。處左方。

阿片越幾斯

莨菪越幾斯 各〇、〇三

柯柯阿脂　　　三、〇

右爲坐藥一日三個。

最宜注意者。蓋此等藥劑使用時。特在神經性患者。併用臭素劑。就中使內服臭素曹達。則其效力尤大。然嘔吐劇甚時無論何物。概難入口而阿片劑又因有心臟衰弱之危險。不能使用此際宜將臭素曹達加入灌腸水中。使吸收後。乘其藥力作用時再與內服藥。

嘔吐之臟器療法

阿篤列那林療法　本品有制止胃運動之功。用於胃運動興奮性亢進時。最有確效。對姙娠時之嘔吐。尤爲顯著。用法先一日用十五乃至二十滴。若無效時。每日可增加二十五滴至五十乃至八十滴。雖已奏效。亦須持續服用二三日。

此外在腸窒扶斯恢復期患者所發頑强之嘔吐。安實遜氏病患者及百日咳患兒之嘔吐等。用之亦有效。而此劑運用之。亦決不來不快之副作用。

痳彼里苦氏謂船暈時之嘔吐。由於迷走神經反射性興奮。用交感神經興奮劑之阿篤列那林有效。或用副腎越幾斯皮下注射。或一日用〇、〇〇六以三十分間之間隔三回分服。亦頗著效云。實際迷走神經緊張者。易來船暈。然阿篤列那林奏效之眞因。去胃黏膜之充血。除惡心之感。因影響於反射弓之知覺部（嘔吐刺戟）故也。

甲狀腺製劑　季古孟幾氏謂對姙娠時之嘔吐。用甲狀腺之越斯林里斯或奇列阿乙金（〇、三乃至〇、五）有效云。

卵巢製劑　姙娠時之嘔吐。爲一種中毒作用。有推稱使一日內服〇、三乃至〇、四美爾克製窩巴林之人。

又最近美國筠苦克喜爾斯突氏之報告。謂攷姙娠嘔吐。常至卵巢黃體之發育。達於極點。則行消失。因製卵巢黃體越幾斯。試行注射療法。成績甚良云。

胃鹽酸減却症之療法

郭雲霄

對胃鹽酸減却症而不伴疼痛者。可應用催進胃液分泌及運動之藥物。適於此目的者。爲蕃木鼈、健質亞那、括矢亞、古倫檏、昆需蘭護、必羅加爾比涅、吐根、規那等。食前三十分。與以過硫酸曹達（本品一分水一五〇分）一食匙亦可。但此藥在胃粘膜鋭敏者。常起疼痛。又須連用一週。餘格魯兒痲倔涅曳謨。催進胃及腸之收縮。有治便秘之作用。

處方
格魯兒麻偓涅叟謨　一、〇
餾水　一五〇、〇
右於食前或食後。每回内用一食匙。

對風氣用左方
處方
臭素曹達　七、〇
燐酸曹達　五、〇
硫酸曹達　一五、〇
餾水　二五〇、〇
右食後直服一食匙。

右之處方。若於食前十分時與之。有催進食慾之作用。在伴疼痛之胃作用不全。避與蕃木鼈及過硫酸曹達。用前揭之最後處方亦可。

疑。殊熱度高雷古奇天之數增加時。(二萬乃至四萬卽八〇乃至九〇%多核雷古奇天) 縱膣內診檢。不見特徵。亦可確定爲本病。

卵巢囊腫之莖捻捩

卵巢囊腫之莖捻捩。與急性或再發蟲樣突起炎徵證殆同。

長莖卵巢囊腫之診斷

有長莖之卵巢囊腫。無論腹腔內何部均能存在。但莖捻捩而發疼痛者。與腎水腫之類症鑑別困難。此際須就腫瘍之移動性注意。

子宮外妊娠之認定

由雙合診骨盤內無抵抗。可認爲子宮外妊娠。

喇叭管妊娠之疑徵

月經閉止之婦。於膣穹窿側部。見搏動血管時。有喇叭管妊娠之疑。

喇叭管妊娠之破裂

喇叭管妊娠破裂時。在心窩部覺疼痛。有誤爲膽石者。故須詳探既往歷。注意行雙合診。參照腹腔出血之諸徵。以鑑別之。

與卵巢囊腫相似者

與卵巢囊腫甚相似者。爲腹膜後部腫瘍。殊與生殖器全無關係之肉腫爲然。

右卵巢之膿瘍

右卵巢之膿瘍。與急性蟲樣突起炎。現同一之徵候。行手術時、其腹壁切開線。亦與蟲樣突起切除術同。但在卵巢。稍將此線向下方延長爲佳。

第三十一章　背部

背部之皮樣囊腫

尾閭骨與肛門之間。有稍深之瘻孔者。通常爲皮樣囊腫。瘻孔內有見毛髮者。

坐骨肛門附近之膿瘍

坐骨肛門附近之膿瘍。有與脊椎終端部皮樣囊腫之化膿有關係者。

腰椎一側之腫瘍

腰椎之一側有腫瘍少膨隆。脊椎呈側彎者。先認爲腎臟周圍膿瘍。然脊髓之病徵偏倚時。須就脊椎肉腫考之。

內脊椎破裂

下肢之先天性痲痺。多由薦骨部或尾閭骨部之內脊椎破裂。由肛門內檢之。診斷容易。施手術則可見輕快。

椎骨骨折或脊髓損傷

有椎骨骨折或脊髓損傷之懸念者。須全然安靜。

慢性之腰痛

腰痛經過爲慢性者。須檢薦腸關節壓痛之有無。若有壓痛時。貼寬絆創膏。由一側之腸骨前上棘。通背部、而至他側之腸骨前上棘。可見輕快。

第三十二章　四肢

動脈瘤之疑似

當一動脈之經路。見廣搏動之部時。勿直以爲動脈瘤。因在大血管上之腫瘍及血管甚多之骨肉腫。甚與動脈瘤相似故也。

大血管經路之腫瘤

大血管經路之腫瘤。非確定非動脈瘤之後。不可切開。

靜脈結紮法

結紮靜脈。先由近於軀幹之部。否則血管空虛而難認識。

急性及慢性骨髓炎

在長管狀骨之急性、及慢性骨髓炎。X放射線映像。爲手術者之嚮導。價値甚大。由之可知疾病之部位廣狹、及種類。得避無益之鑿除等。

骨發育痛

小兒之有所謂骨發育痛者。往往不外爲重骨髓炎。

黏液囊之擴張

關節附近有慢性囊狀腫脹者。多爲黏液囊之擴張。

指趾之壞疽

就指趾之壞疽。須問先曾行石炭酸療法否。

四肢之肉腫

四肢之肉腫。非證明尚未轉移於肺及縱隔膜之後。則不可行切斷術等。有繼續之咳嗽、少量之略血、呼吸促迫等之證候。則爲肉腫已轉移者。

大切斷手術後之注意

行大切斷術之後。患者之病牀附近。須預備護謨管或彈力帶。對不時之出血。便於看護婦臨機止血。

滑液膜炎

滑液膜炎。行適當之療法。依然不愈者。有結核之疑、

慢性滑液膜炎

慢性滑液膜炎。原因不明而頑固者。屢因接軟骨面之骨。有小部分之骨髓炎故也。

化膿性關節炎

化膿性關節炎。不可行廣切開、洗滌關節腔、排膿管插入等之處置。如斯却有混合傳染之處。而遺留强剛。膿稀薄時。是因分裂菌。由數回之吸引法及關節之固定。即可完全治愈。在小兒之急性發疹病併發之化膿性關節炎及關節周圍炎。殊外來診療。行穿刺及吸引或洗滌排膿管插入後副子繃帶等。却爲有效。

四肢大手術之靜脈麻醉法

四肢之大手術。能由靜脈麻醉法行之。其方法即用畚斯麻爾喜氏驅血帶。從肢之末端纏絡環行上昇。越手術領域而至其上部。將一條薄護謨帶。於近驅血帶之上

端。密纏絡數行以紐縛之。後除去驅血帶。而經所要之距離。於手術領域之下方。纏絡第二之薄護謨帶如前。而後於二條護謨帶之中間。接於第一護謨帶之處。由皮膚浸潤麻醉。縱切皮膚。搜索皮下靜脈。（上肢之膊頭靜脈、貴要靜脈、正中靜脈、下肢之大小薔薇靜脈等）使約露出一、五乃至二仙米。以動脈瘤針於靜脈下。通二條結紮絲。以其一結紮靜脈之中樞部。將其以下之靜脈。由周圍組織剝離之。而切靜脈壁。向末梢部插入注射鍼。以第二之結紮絲與血管俱緊縛定。次用大注射器。向靜脈末梢部。注入等於體溫之乙號液。（〇、五%）約六〇〇乃至八〇〇、〇。

四肢大損傷之救急處置

四肢受大損傷者。不可遽行切斷。宜先治緩枯。止出血。清潔創口之後。始可着手行手術。

第三十三章　上肢

頸部肋骨

上肢訴持續性疼痛者。往往由頸部肋骨存在。

腋窩深部之瘻孔

腋窩深部之瘻孔。而漏透明液時。先察與有關係之肩胛關節。次肋膜。

手指之無痛性蜂窩織炎

手腕或指發生之無痛性蜂窩織炎。爲脊髓空洞症之徵。

急性腱鞘炎

非化膿性之急性腱鞘炎。用絆創膏固定之。

肘關節內側之膿瘍

切肘關節內側之膿瘍時。須銘記該部之淺處有尺骨神經。

上肢驅血帶

用驅血帶於上肢。卷手巾於其下部時。能免直接壓迫神經。可妨麻痺。

腕關節部之結節樣腫

腕關節部之結節樣腫。Ganglion 將石炭酸樟腦液（純石炭酸三〇、〇樟腦六〇、〇無水酒精一〇、〇）二滴乃至十滴。分一回或二回注入。卽愈。

腱切離之手術

腱之切離者。用全身麻醉法。而行手術時。殊於腕關節。於嗅用麻醉藥前。檢腱之斷端。用挾子或絲固定之。否則於痲醉興奮期。牽引腱之終端。藏匿於深處。撮出治之。有傷害腱鞘之處。

腕關節囊狀靱帶之切斷

切斷腕關節囊狀靱帶時。甚有礙於關節機能。務須愛惜之。

前膊切斷術之局所痲醉法

前膊切斷術，能應用局所痲醉法。此際注射液。因要大量。用甲號液（〇、二五）層層注射。更向神經本幹注射。全軟部切開完時。特注入於骨膜下。

指之局所痲醉法

指之局所痲醉法。於前膊下三分一。用護謨帶纏絡。以殆不感疼痛爲度。後注入丙號液於神經之周圍。卽接於指之根部。於背面正中線兩側。將鍼尖向掌面刺入注射半筒於背側橈骨神經之周圍。次將注射鍼沿骨而前進。注入殘餘之半筒於掌側神經之周圍。於尺骨側亦同樣注射。又欲痲醉確實。以少量之液。行周圍注射。此際不必向深部注射也。

腱縫合術

萬國演義　近世學者。莫不研求西史以攷其政教代興之機。富強競存之界。然而譯本叢雜。非詳於地志而短於事實。卽備於工藝而略於政律。抉擇綦難。誠憾事也。頃有友人急於遠遊。貽有萬國演義三部。屬爲代售。書凡六十卷。五十餘萬言。上自太古地質物迹之始。五洲剖別之由。諸國遞興之槪。下迄近世種族盛衰、政體異同、宗教迭嬗、藝學改良之崖略。莫不疏次年紀。聯綴事類而演說之。誠洋洋乎大觀也。每部原價五元。今改售一元四角。郵力在內。書存僅三部。購者幸從速。

南洋勸業會超等獎賞 **精製補血丸**　功效。一治貧血諸症。二治萎黃病。三治急性病後之衰弱。四治大出血後之衰弱。五治色慾過度。六治慢性下痢之衰弱。七治患瘰癧之衰弱者。八可爲患瘧疾者之第一補品。此丸與精製半夏消痰丸。皆屢試屢驗。頗有特效。前經南洋勸業會用化學法分析。知此二藥之功用。確爲各藥房之冠。性又和平。人人可以試服。　每瓶大洋一元

函授新醫學講習社廣告　本社定學額一百名。講義僅印百份。今已足額。而報名者尙源源而來。本社再擴充學額五十名。講義已囑印刷所添印矣。此次額滿。再不增添。因添印講義頗不容易故也。凡社員試習一二月。或有事故。不能專心學習者。請函知本社退學。實爲兩便。